Report on Intelligent Development of
China's Urban Environmental Sanitation Industry
2021

中国城市环卫行业
智慧化发展报告
2021

中国城市环境卫生协会 编

中国建筑工业出版社

图书在版编目（CIP）数据

中国城市环卫行业智慧化发展报告 . 2021 = Report
on Intelligent Development of China's Urban
Environmental Sanitation Industry 2021 / 中国城市
环境卫生协会编 . —北京：中国建筑工业出版社，
2022.9
ISBN 978-7-112-27900-5

Ⅰ. ①中… Ⅱ. ①中… Ⅲ. ①智能技术—应用—城市
环境—环境卫生—卫生管理—研究报告—中国—2021
Ⅳ. ① R126.2-39

中国版本图书馆CIP数据核字（2022）第164632号

责任编辑：兰丽婷
责任校对：张 颖

中国城市环卫行业智慧化发展报告2021
Report on Intelligent Development of China's Urban Environmental Sanitation Industry 2021
中国城市环境卫生协会　编
*
中国建筑工业出版社出版、发行（北京海淀三里河路9号）
各地新华书店、建筑书店经销
北京海视强森文化传媒有限公司制版
北京富诚彩色印刷有限公司印刷
*
开本：880 毫米 × 1230 毫米　1/16　印张：13¾　字数：289 千字
2022 年 10 月第一版　2022 年 10 月第一次印刷
定价：**158.00** 元
ISBN 978-7-112-27900-5
（39915）

版权声明

Copyright Notice

参与单位

Participating Units

主编单位（排名不分先后）

中国城市环境卫生协会智慧环卫专业委员会

青岛国真智慧科技有限公司

升禾城市环保科技股份有限公司

参编单位（排名不分先后）

中国城市建设研究院有限公司	山东省城乡环境卫生协会
苏州市环境卫生管理处	西安市环境卫生科学研究所
青岛市环境卫生发展中心	青岛西海岸新区城市管理局（水务局）
安徽同新源科技有限公司	长沙玉诚环境景观工程有限公司
福建名盛美洁环境工程有限公司	广州市粤峰高新技术股份有限公司
江苏中讯通物联网技术有限公司	龙马互联（海南）科技有限公司
美欣达欣环卫科技有限公司	侨银城市管理股份有限公司
深圳市洁亚环保产业有限公司	中环洁集团股份有限公司

发布单位

中国城市环境卫生协会

参与人员
Participants

专家指导组

徐文龙　刘晶昊　杜欢政　高立新　童　琳　陈海滨　翟力新　果　敢

李广乾　王克磊　闵　锐　刘建国　皮　猛　李向前　王秀腾　邵长恒

主　编

曹　曼

执行主编

张景跃　吴健敏　王淑宝　全知音

编写人员（排名不分先后）

程　旭　陈林钦　蔡　雷　陈　峰　陈　冰　段美军　宫渤海　葛涵涛

古海宁　黄爱武　何　晟　洪　毅　金　灿　李　亮　刘传国　陆春梅

刘　波　黎　藜　李文明　门永奎　全馥闻　覃文恋　秦　方　齐文静

孙华德　史　超　司学芹　孙步荣　王　琼　吴伟忠　吴恩光　王敬民

修晓丽　夏战军　袁晓彤　杨　祺　杨金英　杨益杰　杨海平　姚凤根

袁一丹　赵元强　周　凡　朱向阳　赵栋梁　张家臻　张莫愁　朱兰龙

朱晓芬　张　笑　周　晓

序 言
Preface

环卫与每个人的生活息息相关，无论古今，不管中外，在城市发展过程中都发挥着重要的作用。环卫直接关系到人民群众的生活质量，关系到公共利益与社会和谐，关系到经济、社会和环境的可持续发展。在万物互联的今天，信息化、数字化、智能化和智慧化已成为各行各业的重要推力，环卫行业亦是如此。

东方欲晓，莫道君行早。我国早在2012年开始智慧城市建设，2015年"两会"上提出了"互联网+"战略。在政策和技术红利持续加持下，很多城市和各行各业都在积极响应，随着智慧城市建设的逐步推进，作为智慧城市重要组成部分的环卫和环保（统称环境）行业受到了高度重视。

当时，中国城市环境卫生协会肖家保理事长果断做出决定，成立中国城市环境卫生协会智慧环卫专业委员会，委派我担任主任并负责组建专委会，共同推动"互联网+环卫"的智慧化进程。一时间，智慧环卫的平台建设及其运营模式和技术创新成为"重头戏"。该平台建设属于工业互联网的范畴，2012年提出的工业互联网的概念，没有方法学和成功经验可参考，心想只要初心和大方向正确，坚持不懈地付出总会有收获。

做人做事原则使然，受人所托，忠人之事。我把此委任视为受信任之举，从此在我心里智慧环卫的推进工作比自己的事更重要，驱使我一直为行业发展做力所能及的工作，尤其是在促进行业智慧化进程的网络平台建设方面，不遗余力。刚开始，想整合行业内几家优秀的网络企业，来共同组建环卫行业的网络平台，受当时技术和人才等因素所限，整合工作有始无终。

石可破也，而不可夺坚。"不做则已，做就做好"的个性，促使我深刻反思，打铁还需自身硬，无论是站在个人不负所托，还是站在企业抓住风口的角度，想要乘势而上，就一定要把技术做扎实，把产品做好。于是，利用我在青岛天人环境股份有限公司（以下简称"天人环境"）的便利条件，开始了环境产业互联网平台建设的攻坚战。

随后，国家工业和信息化部印发了《工业互联网发展行动计划（2018～2020年）》，公示了十大国家级"跨行业跨领域工业互联网平台"（双跨平台），有意进行跨越式发展赶超发达国家。若把工业互联网平台开发模式分成"从上向下"和"从下向上"两种的话，环境产业互联网平台的开发走的是一条从下向上的"野蛮生长"道路，锁定发展工业互联网的目的是提质、增效、降本、绿色和安全（即可持续增效），用"置之死地而后生"的决心和信心，制定平台建设运营者与平台用户分享新增收益的商业模式（简称"分增效"）。坚信行业平台建设需要行业内各细分行业优秀代表的共同努力，才能建成能反映行业综合水平、满足行业发展需要的行业平台（即生态共建模式）。

石以砥焉，化钝为利。在各级领导鼓励、专家指导以及20多家细分行业头部企业的支持下，天人环境的小伙伴们历经9年艰苦奋斗，功夫不负有心人，Eiiplat环境产业互联网平台（简称"E平台"）终于在2020年成功上线，并被工业和信息化部认定为环境行业特色示范平台。对此，天人环境专门成立了"青岛国真智慧科技有限公司"（以下简称"国真智慧"）进行独立运营。

同年，带领国真智慧作为主编单位，协同升禾城市环保科技股份有限公司等为代表的十余家编制单位，完成了《环卫产业互联网平台白皮书（2020）》（简称《平台白皮书（2020）》），并在住房和城乡建设部、中国城市环境卫生协会（以下简称"中环协"）领导以及行业专家和编制单位代表的见证下，于北京西苑饭店成功发布，几十家媒体同时转发。

甘瓜抱苦蒂，美枣生荆棘。任何一项新技术或新概念从萌发走向成熟的过程，一定是异常复杂、曲折和艰辛的。所建平台是典型的工业互联网平台，环境产业生产过程既有物理反应也有化学和生物反应，建设难度远超想象，历时周期远超预期。行业的智慧化发展需要有行业互联网平台的支撑，"E平台"的诞生无疑是我国环卫行业智慧化发展的一个里程碑。这也是先发布《平台白皮书（2020）》，后发布《中国城市环卫行业智慧化发展报告（2021）》（简称《环卫智慧化发展报告（2021）》）的一个重要原因。另一个原因是《平台白皮书（2020）》发布后，有关领导和专家给予了高度的认可和评价，并希望我们尽快做出环卫行业的智慧化发展规划。

好风凭借力，借助国家2020年至今"一网统管""双碳"战略以及"无废城市"的东风，环顾全国，多地已经把发展智慧城市作为城市高质量可持续发展的重要抓手，各行各业都在开展智慧化制高点网络平台建设的竞争。智慧环卫是智慧城市的一个重要组成部分，如何实现环卫的智慧化转型，协同"无废城市"融入"一网统管"体系，并处理好现有设施和软件系统及与各有关部门之间的关系，急需要一个明确的意见。

新技术发展速度之快，往往会超出我们的想象。网络平台及其配套技术产品，包括数据标准、标识解析、测试技术（如测试床）和边缘服务器（如微平台）等，可称之为环卫产业智慧化的新基建。各行各业出现以传统专业技术人员（如环境专业）为主导，与IT人员组成跨界团队的网络公司，适合从事垂直行业网络平台及其软硬件产品的开发经营，这里称之为行业专业化网络公司（如国真智慧是环境行业专业化网络平台公司），以区别由IT人员经营的传统信息化公司（适合从事网络基础设施软硬件产品的开发和经营）。"一网统管"的建设和运营需要这两类网络公司的密切合作，以避免走新的弯路、造成新的浪费。

弄潮儿向涛头立，手把红旗旗不湿。2021年，国真智慧又开启了智慧环卫基础数据标准的制定工作。与《环卫智慧化发展报告（2021）》的编写同步进行，投入了更大的人力和物力。报告在行业内广泛征集参编单位和案例提供单位，共收到80多家单位报名响应，有政府、企业和事业单位，很多企业是细分行业的优秀代表，为避免重复，根据行业准入标准（参选单位有一定工作基础、单位领导重视），从中选出20家作为编制单位，并对案例进行分类筛选，对工作要求严格程度和难度都超出了预期。

四万万人齐蹈厉，同心同德一戎衣。在面临行业发展问题时，大家积极踊跃参加的精神，值得铭记。特别是以升禾城市环保科技股份有限公司全知音董事长为代表的编制单位领导，多次亲自参加编制研讨会，并提出很多宝贵意见，其重视程度所表现的行业情怀和责任担当，值得称赞。志合者，不以山海为远，感谢国真智慧与各编制单位的小伙伴，克服疫情影响，多次进行线上、线下交流研讨和不厌其烦的反复斟酌修改。

路漫漫其修远兮，吾将上下而求索。为了保证本报告的大方向和核心内容不偏离，2021年底做了初审，与行业内专家领导达成了共识，广泛征求修改意见，并对意见逐条进行研究完善。到2022年4月底进行了正式评审，针对更细一轮的专家修改意见，编制组再次进行逐条修改。对专家意见不一致的观点，进一步查权威资料论证，直至找到统一思想的依据后定稿；实在找不到权威依据的，在不成熟的初期，本着"百花齐放春满园"的原则，抛出来请大家批评指正。

特别是现任中国城市环境卫生协会会长徐文龙博士，对《环卫智慧化发展报告（2021）》的编写给予了很大的信任和支持，高瞻远瞩地给指明了方向和总体架构；刘晶昊秘书长亲自审核把关，他的认真负责精神让我们敬佩；国务院发展研究中心研究员李广乾博士，不但给了很多指导和鼓励认可，而且提供了很多有价值的参考资料；评审专家组组长、同济大学杜欢政教授在会上明确指出：我们环卫如何在这一轮改革中，通过智慧环卫和产业互联网理念，来提升环卫行业的数字化水平，实现跨越式发展具有重要意义，报告出得很及时，非常有高度、有前瞻性。这是我们中环协对环卫行业的贡献，也是对国家数字化改革发展的一个贡献，并对数字化改革和数字经济的发展有一定的引领作用。

本《环卫智慧化发展报告（2021）》编制工作的时间跨度比较大，长达一年，不但承载了中环协领导、评审专家和所有编制单位领导和小伙伴们的智慧与辛苦付出，还有天人环境小伙伴们30余年的行业积累，与近十年在"互联网＋环境"方面敢为人先的攻坚克难。这里毫无保留呈献的每一个阶段性技术创新成果和实践中感悟出来的认知经验，都是小伙伴们踩了无数个坑、经历 N 次失败打击后换来的。这份难得的经历，颠覆了我对一些传统科学技术的认识，也深刻感悟了亲身经历与认知的关系。

《环卫智慧化发展报告（2021）》谨慎研究了国家和地方的政策法规、市场、产品、标准、企业、模式与方案等方面的信息，对市场发展现状和发展趋势进行了分析预测，对智慧化需要的平台建设和运营模式及有关技术进行了深度解析，并给出了环卫智慧化与无废城市协同融入"一网统管"的意见，同时列举了各类型模式的应用案例。作为亮点内容，本报告系统地分析了行业政策，给出了智慧化必需的网络平台建设和运维模式及有关技术，并提出了可操作性的实施方案和前瞻性的发展规划。

虽然本人在从大学到硕士（两次）和博士跨专业的学习，以及不间断的进修过程中，学过包括网络专业在内的 5 个专业，可以说拥有了跨界的知识，但因《环卫智慧化发展报告（2021）》涉及政策之多、专业跨度之大、研判角度之深，整合 70 余编制和指导人员的意见和智慧，仍感力不从心，甚至求助亲朋好友加入帮忙。由于 2022 年的报告编写工作即将启动，限于能力、眼界和时间因素，其中或有疏漏、不当和不对之处，请大家批评指正。

智慧环卫发展其势已成、其时已至。热行业，冷思考，产业发展要靠大家共同努力，大家都是网络平台生态系统中的一员，都有各自的生态位，愿与大家一起，当乘其势，勿失其时，共同推动智慧环卫的健康蓬勃发展！

收笔之时，内心是澎湃的和感恩的！衷心感谢为环卫行业智慧化发展和该报告的编制作出贡献的各位领导、专家和编制人员，以及我亲爱的同事和亲朋好友！

中国城市环境卫生协会智慧环卫专业委员会主任：曹曼

2022 年 6 月 12 日

前　言
Foreword

1. 背景分析

随着第四次工业革命蓬勃兴起，新一代信息技术迅速发展，其引发的产业转型升级正逐渐影响我国环卫行业。环卫行业是面向社会、服务社会的公共事业，在劳动供需、安全保障、生产效益、监督管理等方面都亟需进一步提高。同时，在新冠肺炎疫情防控常态化的冲击下，环卫行业也面临新的挑战和更高的要求，环卫智慧化是驱动环卫行业转型升级的重要手段，符合国家发展战略规划，推动环卫智慧化发展，势在必行。

2021 年，恰逢"两个一百年"奋斗目标的历史交汇点，习近平总书记接连强调"高质量发展"，意义重大。在新的历史机遇面前，环卫行业发展必须紧紧围绕习近平生态文明思想，朝着"建立健全绿色低碳循环发展的经济体系"的目标迈进。近年来，围绕城乡居民的环境改善和降碳减排绿色环保的战略目标，国家出台了多项推进环卫行业发展的政策和要求。

2020 年 3 月，中共中央办公厅、国务院办公厅印发《关于构建现代环境治理体系的指导意见》，提出到 2025 年形成导向清晰、决策科学、执行有力、激励有效、多元参与、良性互动的环境治理体系。监管方面重视推进信息化建设，形成生态环境数据一本台账、一张网络、一个窗口。

2020 年 9 月，第七十五届联合国大会一般性辩论上，我国首次明确提出碳达峰和碳中和的目标。"双碳"目标的落地，加速了环卫行业向节能降耗、绿色低碳方向发展，进一步推动实施垃圾分类制度，加速垃圾减量化、资源化和无害化，推进新能源环卫车辆市场的快速发展。

2021 年 3 月，《中华人民共和国国民经济和社会发展第十四个五年规划和 2035 年远景目标纲要》正式公布。"十四五"规划纲要指出：要推进新型城市建设，顺应城市发展新理念新趋势，开展城市现代化试点示范，建设宜居、创新、智慧、绿色、人文、韧性城市。提升城市智慧化水平，推行城市楼宇、公共空间、地下管网等"一张图"数字化管理和城市运行一网统管[1]。

2021 年 5 月，国家发展改革委、住房城乡建设部印发《"十四五"城镇生活垃圾分类和处理设施发展规划》。该规划要求以提高城镇生态环境质量为核心，以保障人民健康为出发点，以推进生活垃圾减量化、资源化、无害化为着力点，补短板强弱项，着力解决城镇生活垃圾分类和处理设施存在的突出问题。依托大数据、物联网、云计算等新兴技术，加快建设全过程管理信息共享平台，通过智能终端感知设备进行数据采集，进一步提升垃圾分类处理全过程的监控能力、预警能力、溯源能力[2]。

2021 年 6 月，《中华人民共和国安全生产法》第三次修正（以下简称"《安全生产法》"），要求"安全生产工作实行管行业必须管安全，管业务必须管安全、管生产经营必须管安全，强化和落实生产经营单位主体责任与政府监管责任，建立生产经营单位负责、职工参与、政府监管、行业自律和社会监督的机制[3]。"新修正的《安全生产法》对环卫行业的安全生产提出了更高的要求，迫切需要实现对环卫工作全流程、全时段进行过程监管和提前预警，边缘设备的智慧化升级至关重要。

2021 年 11 月，中共中央 国务院印发《关于深入打好污染防治攻坚战的意见》，明确提出要稳步推进"无废城市"建设。推进 100 个左右地级及以上城市开展"无废城市"建设，到 2025 年"无废城市"固体废物产生强度较快下降，综合利用水平显著提升，无害化处置能力有效保障，减污降碳协同增效作用充分发挥，基本实现固体废物管理信息"一张网"[4]，这对环境卫生行业与环境治理行业的融合互通也提出了更高的要求。

在新一代信息技术蓬勃发展与我国环卫行业智慧化发展相关利好政策持续颁布的大背景下，智慧环卫迎来了市场的第一个爆发期，传统环卫运营企业积极转型，新生信息技术企业纷纷涉足，垃圾分类收运和焚烧监管等环卫信息化软件系统在越来越多城市落地，大大推动了环卫智慧化进程。

相比之下，国外在智慧环卫方面早有探索和创新。2007 年，美国通过射频识别（Radio Frequency Identification， RFID）技术，为社区居民创造了一种应对废物收集成本上升的环保方案，实行垃圾回收奖励计划，激励消费者积极参与废品的回收；2008 年，IBM 提出"智慧地球"的理念，并于 2009 年参与建设了美国第一个智慧城市；针对欧洲一些国家地广人稀，对垃圾箱的管理尤为耗时耗力的问题，芬兰一家公司开发出一个基于超声波传感器的废物回收系统远程监视垃圾箱……总体上国外很多国家（如美国、日本、瑞典、加拿大等）走在前列，以先进的计算机技术、AI技术、物联网技术及大数据技术为依托，构建完整的环卫产业链，使资源得到有效的利用[5]。

我国在一系列政策的扶持下，智慧环卫将迎来新的发展契机。但我国智慧环卫建设的统一标准还有待完善，各地建设水平参差不齐，并且"一网统管"行业标准尚不明确。因此，亟需对行业的现状进行梳理，理清行业发展存在的问题，整合环卫行业内专业化平台公司，针对性提出解决方案，指明行业未来发展趋势，推动行业技术革命，引导行业有序发展。

2020年，中国城市环境卫生协会组织编制的《环卫产业互联网平台白皮书（2020）》，规划设计了环卫产业的工业互联网平台，为环卫行业实现智慧化平台化提供了顶层规划和技术支撑。为进一步推动各地智慧环卫平台建设落地，促进我国环卫行业智慧化发展，实现"一网统管"，2021年中国城市环境卫生协会组织国内相关单位的专家，聚焦中国城市环卫行业智慧化发展问题，对发展现状进行广泛调研，在2020年白皮书基础上，共同编制形成了《中国城市环卫行业智慧化发展报告（2021）》，致力于为行业智慧化发展提供建设性意见和建议。

2. 目标意义

《中国城市环卫行业智慧化发展报告（2021）》是中国城市环境卫生协会在国家数字化转型之际，立足于环卫行业智慧化发展现状发布的专题性研究报告，旨在反映行业发展现状，呼吁社会各界共同关注智慧环卫的政策研究、建设模式与技术应用，助力业界对智慧环卫发展趋势达成共识，推动并引领智慧环卫的发展。

立足国家战略规划，包括《新一代人工智能发展规划》，2030年相关技术与应用总体达到世界领先水平的战略目标，以及为推动新型城市高质量发展，加快建设城市运行管理服务平台，实现城市"一网统管"的目标。作为城市治理重要一环的环卫行业，推动行业人工智能水平的提升和"一张网"布局，促进行业过程管控和生产安全，保障智慧环卫的落地与应用，实现提质、增效、降本、绿色和安全（可持续增效）目标，具有必要性。

本报告通过研究环卫行业智慧化发展现状，梳理了智慧环卫与其他行业的关系，针对智慧环卫的政策、标准、产品、技术、市场、企业进行研究分析，并对现存问题提出了解决方案，描述了智慧环卫发展的宏伟蓝图，为智慧环卫的下一步发展提供建设性意见与建议，以期引领行业发展。

本报告对推动环卫智慧化发展具有重要意义，主要体现在以下三个方面：

（1）社会方面，报告厘清当前行业发展存在问题，针对政府监管和企业管理提出相应的数字化转型方案，有利于提升政府对环卫行业的治理能力，提升环卫企业运营管理效率，保障环卫生产安全、生态安全、城市运营安全和人民群众健康安全，促进安全、生态、文明的城市管理体系进一步完善，助力我国"数字城管"与"智慧城市"建设，提升城市科学化、精细化、智慧化管理水平。

（2）经济方面，报告针对智慧环卫项目建设、运营和监管模式存在的问题，提出解决思路，有利于减少重复建设，避免资源浪费，提升项目建设、运营与监管效率；同时报告针对政策、市场、企业、技术、产品等存在的问题，提出建议与解决方案，加速环卫行业数字化转型落地，为行业企业发展指明方向。

（3）环境方面，报告描述了智慧环卫发展的未来蓝图，引导行业有序发展，一方面促进环卫行业实现全生命周期管理、全流程监管和全业务协同，助力建成良好的行业环境；另一方面强化安全生产与达标排放，实现节能减排和废弃物可追溯，推进生态文明、绿色城市建设，为公众提供优质公共服务和良好生态、生活环境。

目 录

Contents

第 1 章

概 述

1.1　概念

1.1.1　基本概念

不同的专家与环卫企业对"智慧环卫"有不同概念和解释，其中百度百科的定义被引用较多。智慧环卫是指，依托物联网技术与移动互联网技术，对环卫管理所涉及的人、车、物、事进行全过程实时管理，合理设计规划环卫管理模式，提升环卫作业质量，降低环卫运营成本，用数字评估推动垃圾分类管理实效。智慧环卫服务部署在智慧城市管理云端，对接智慧城市网络，以云服务方式随时为管理者及作业人员提供所需的服务。

另外，有专家提出，智慧环卫依托物联网技术，实现了对环卫工人、环卫车辆、设备的实时监控，通过对数据的挖掘和分析，系统可以自动分配任务，不仅能够提高突发事件应急能力，还大大提高了企业管理效率，有效降低了管理成本，提升了作业效果[6]。

有企业提出，智慧环卫是基于5G、物联网、云计算、移动互联网、大数据等技术手段，对环卫作业中所涉及的人、车、物、事进行全过程实时管理，专注为环卫业务打造软、硬一体化产品解决方案，实现环卫业务链全流程的信息化、流程化、精细化和智能化管理，让环卫工作可查、可感、可见[7]。

通过行业专家的多方探讨，可对智慧环卫的概念进行简要总结：智慧环卫是依托物联网、云计算、大数据、人工智能、区块链等新一代信息技术，对传统环卫进行智慧化赋能，以全面提升环卫行业运行效率与服务质量为目标，以环卫业务的智慧化、综合化、精益化、绿色化为核心，以智慧决策和创新协同为特点，对环卫管理所涉及的人、车、物、事进行全过程实时管理和系统优化，实现提质、增效、降本、绿色和安全（即可持续增效）之目的。

智慧环卫是对传统环卫行业的升级，包括环卫装备智能化和管理系统智慧化等方面内容。它以创新科技和管理为动力、以智慧决策为根本，推动环境卫生管理工作、环卫企业运营活动由被动向主动、由低效向高效、由粗放向精细、由滞后向实时的转型。鉴于智慧环卫的发展尚处于初级阶段，对其内涵的理解和概念的把握还需要在实践中深化、丰富和完善，这里不做过多阐述。

1.1.2 框架体系

城市环境卫生管理与国家体制有关，各国城市环境卫生管理体制、机构设置不一，归属不同，框架体系也不同 [8]。因此，本报告仅针对国内智慧环卫框架体系的现状和发展进行研究。

对于国内智慧环卫框架体系，首先按照国家发展人工智能和工业互联网战略规划，与城市运行管理"一网统管"及有关政策做顶层设计，同无废城市协同融入"一网统管"体系；其次利用 DT 时代新技术红利和网络基础设施，构建服务于环卫行业的工业互联网平台和有关配套通用技术产品，如环卫数据中心、数据标识、测试床、微平台等；第三按照分层设计、模块构建的原则规划设计和系统建设平台架构，借鉴国际通用做法，由物联感知层、网络通信层、数据及服务支撑层和应用层组成，现阶段较先进的智慧环卫系统架构如图 1-1 所示。

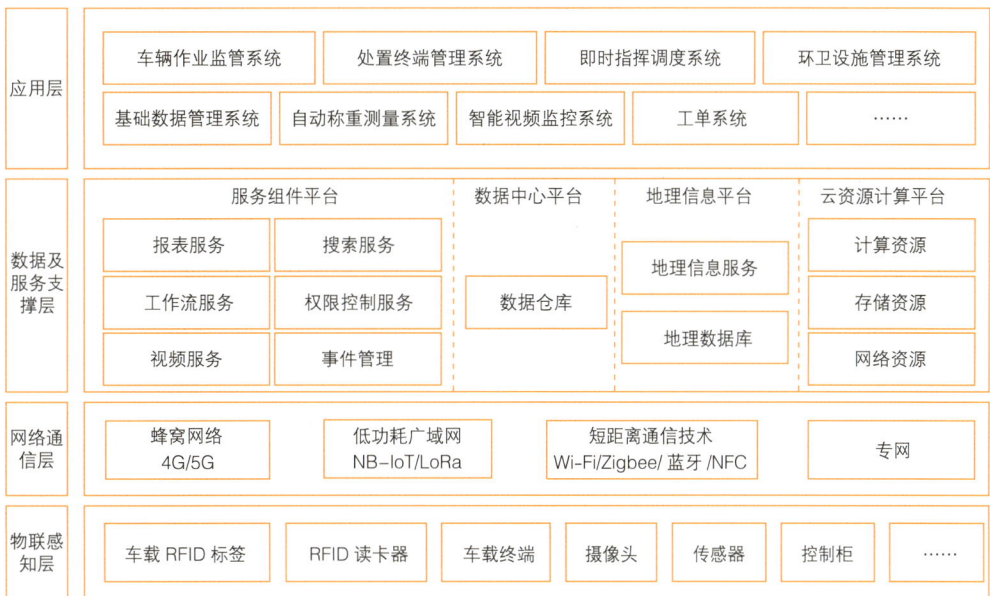

图 1-1　智慧环卫系统架构示意图

智慧环卫的物联感知层主要提供对环境、设施设备的智能感知能力，以物联网技术为核心，通过芯片、传感器、RFID、摄像头等手段实现对环卫范围内基础设施、环境、安全等方面的识别、信息采集、监测和控制，为智慧环卫提供数据层面支撑。其中主要的技术为：射频识别、传感技术、智能嵌入技术等。

智慧环卫的网络通信层主要目标是通过普适、共享、便捷、高速的网络通信基础设施，为城市级信息的流动、共享和共用提供基础，实现环境卫生业务各类信息的传输，为智慧环卫提供传输层面的支撑。从技术角度，智慧城市网络通信层要求具有融合、移动、协调、宽带、泛在的特性，其中主要的技术为：IPv6、窄带物联网、4G/5G 等。

智慧环卫的数据及服务支撑层是智慧城市建设的核心内容，本层实现城市级各类信息资源的聚合、共享、共用，并为各类智慧应用提供支撑。其中，数据融合和信息共享是支撑环卫系统更加"智慧"的关键，主要的技术为：SOA、微服务、云计算、大数据等。

智慧环卫的应用层主要是指在物联感知层、网络通信层、数据和服务支撑层基础上建立的各种智慧应用。智慧应用是数据具体领域的业务需求，对及时掌握的各类感知信息进行综合加工（智能分析，辅助统计、研判、预测、仿真等手段），从而构建的智慧应用体。应用层通过整合各种渠道，为市民、企业、管理服务者、管理决策者四类服务对象提供统一的访问和交互入口。通过发展支撑性智慧产业，促进环卫行业实现智慧化运行、高效的业务管理和普适的公共服务，为城市管理提供更加精细化、智慧化的服务。

1.1.3 支撑体系

智慧环卫的支撑体系是为了保障系统平稳安全地运行，包括了标准规范体系、安全保障体系、运维保障体系 3 个体系。

标准规范体系应指导和规范智慧环卫的整体建设。制定中远期规划，系统布局、分步实施，从标准角度提供过程、方法和管理类规范，确保智慧环卫建设的开放性、柔性和可扩展性。标准规范体系主要包括建设管理标准、工程质量保障体系、资质审查评定标准、信息数据标准体系、通信技术标准等。

运维保障体系应满足智慧环卫日常运行和应对突发应急情况需求，确保智慧环卫稳定运行。特别的，对于应急处置，智慧环卫需要按照法律法规、政策文件和网络安全标准，制定智慧环卫的安全应急预案，对不同级别的事件，明确启动条件、处理流程、恢复流程。运维保障体系主要包括硬件维护、软件维护、安全维护、数据维护、容灾备份和日常应急演练等。

安全保障体系应确保智慧环卫安全运行，主要包括构建符合信息系统等级保护要求的安全体系结构、建立科学实用的全程访问控制机制、加强基础核心层的纵深防御、构建安全应用支撑平台等。重点是构建统一的信息安全保障平台，实现统一入口、统一认证，以提升城市基础信息网络、核心要害信息及系统的安全可控水平，为智慧环卫建设提供可靠的信息安全保障环境。

1.1.4 目标导向

智慧环卫的建设应以下列目标为导向：

1. 国家战略目标

（1）智慧环卫的建设必须紧紧围绕习近平生态文明思想，坚定高质量发展理念，坚持安全第一，效益优先，切实转变环卫行业发展方式，推动环卫行业变革，提升人民生活环境质量。

（2）智慧环卫建设应满足"碳中和、碳达峰"国家发展重要目标，引入绿色环卫的概念，响应国家节能减排号召。通过智慧环卫统筹规划，完成产业链循环发展，促进"无废城市"及"双碳"目标的达成，提高资源利用率，降低碳排放。

2. 行业发展目标

（1）智慧环卫建设应符合《工业互联网创新发展行动计划（2021 ～ 2023 年）》，紧紧围绕"提质、增效、降本、绿色、安全"之目的，降低环卫管理与运营的成本，提升环卫服务质量，增加环卫运营企业效益，促进环境绿色发展，保障环卫运营安全。

（2）智慧环卫建设应符合"一网统管"要求，按照"一套标准、一个市场、统一管理"的方法建设智慧环卫，加强顶层设计，高水平编制发展规划，一张蓝图绘到底，有序开展项目建设，避免无序和重复建设。

（3）智慧环卫建设应满足"无废城市"建设目标，实现固体废物统一信息化管理，降低固体废物产生强度，促进综合利用水平的提升，充分发挥减污降碳协同增效作用。

3. 业务建设目标

（1）监管考核科学化。建立科学考核体系，出台信息化考核办法，以考核促发展，推动市、区、县、街道一体化发展。通过监管考核信息化，提高考核的透明性和合理性，完善考核机制，促进各考核模块（业务板块）良性发展，保障垃圾分类质量和环卫作业质量。

（2）应急处置实时化。应对特殊突发情况，建立与各单位部门的快速响应机制，通过视频融合和通信融合等智慧化手段实现智慧应急。增强城市综合管理的监控预警、应急响应和跨领域协同能力，实现高效处置"一件事"。

（3）分析研判常态化。加强业务数据的分析应用和业务研判，引入大数据分析，形成综合查询报表与大屏指挥分析系统，进行灵活、多样、精准的数据分析与考核评价，满足城市管理各业务部门、各区域的大数据统计分析需求。

（4）管理服务人性化。智慧化离不开以人为本的理念，依托智慧环卫，环卫管理将从由上而下的单向管理逐步转向政府和居民相互沟通的双向管理方式。

（5）数据共享规范化。智慧环卫将通过物联网、互联网等新兴技术打破信息壁垒，建立"横向联动、纵向贯通"的智慧环卫。通过统一数据标准和通用技术产品（如数据标识），实现数据的互联互通，推动数据共享开放、融合应用等。

1.1.5 原则约束

政府引导,市场推动。发挥政府在顶层设计、规范标准、统筹协调等方面的引导作用,聚焦信息资源管理和信息基础设施等公共领域重点项目建设,积极引入市场机制,科学量化效能目标,形成政府、企业、社会合力推进的格局。

需求导向,创新服务。立足居民生活、企业生产和运营、政府管理和服务的实际需求,积极探索信息化条件下高效配置物质、信息和智力资源的有效途径,促进服务创新、技术创新、模式创新、业态创新等各类创新。

以人为本,惠民优先。把保障和改善民生作为智慧环卫建设的出发点,以满足终端用户需求为落脚点,充分应用智慧手段提供多样化、普惠化、均等化的公共服务,让居民共享智慧化建设成果。

保障安全,促进发展。牢牢把握网络安全和信息技术发展应用的辩证关系,强化数据安全和个人信息安全保护,坚持依法管理,完善制度规范,提升技术能力,形成与智慧环卫发展相协调的网络安全保障体系。

1.2 边界

1.2.1 业务边界

城市运行管理包含市政公用、市容环卫、园林绿化及城市管理执法等内容,市容环卫是城市管理的重要组成部分,以城市环境卫生管理为基础,同时协调城市规划、建设和管理,对直接影响城市外观的各种因素实施综合筹划、组织和控制,达到城市清洁和优美的目的 [8]。智慧环卫是对传统环卫的升级,主要升级内容涵盖生活垃圾、建筑垃圾、垃圾分类、清扫保洁、公厕、环卫设施、城市容貌和户外广告(招牌)等,如图 1-2 所示。

智慧环卫在涵盖的工作业务边界上与传统环卫一致,但是在涉及的产业业务上,又新增了制造业与信息化业务,主要包括环卫装备智能化和管理系统智慧化。一方面环卫装备与互联网、人工智能等相结合,推动行业技术变革,同时也可以大幅削减成本;另一方面智慧化管理系统改变传统环卫组织管理模式,采用新一代信息技术,将各种硬件设备应用到环卫管控对象中,使物与物、人与物、人与人互联互通,实现自动、智能、远程的控制与管理,以更加精细和智能的方式实现环境管理和决策的智慧化。

此外,智慧环卫主体包括政府、企业、公众。政府侧,从纵向上构成市—区(县)—

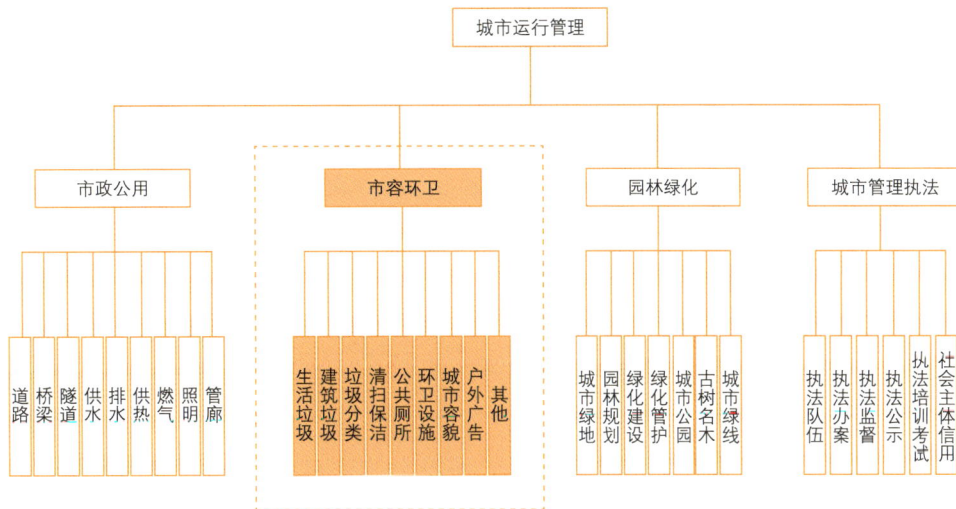

图 1-2　环卫业务边界

街道一体化业务管理体系，为"一网统管"省级平台及国家平台提供数据支撑；企业侧，涉及所有业务版块的相关运营单位，进行环卫设施及管理模式的智慧化升级，提高生产效率，为政府监管提供数据来源；公众侧，享受环卫智慧化带来的便捷服务，同时也可对环境健康数据进行监督，从而提高人居环境质量及居民满意度。

1.2.2　数据权属界定

管行业也要管行业数字化转型，对于转型过程中的数据管理也要有明确的界定。环卫行业数据包括基础数据、监测数据、运行数据等，在第四次工业革命的背景下，大量行业数据通过汇聚、分析将产生更多新的价值。如何界定数据权属、如何分配数据带来的新价值，是智慧环卫发展面临的新问题。近年来，随着《中华人民共和国个人信息保护法》《中华人民共和国数据安全法》等法律的制定、实施，法律对数据有了更加明确的界定，在这种条件下，对数据权属、数据权益进行讨论更加有助于对数据这种特殊资产进行保护。此外，国家制定的工业互联网三年快速发展计划中，也涉及了数据权属界定，提前设计好利益分配机制，必将提高利用数据创造价值的积极性。结合大量调研，参考多位专家的建议，提出"数据由谁生产，权利就归谁"的原则，承建单位、运营单位在授权情况下可以进行数据的使用管理。

知识产权属于企业的技术和由企业产生的数据归企业所有，可提供给政府管理和日常统计使用，政府有责任和义务为企业涉及商业和技术机密的数据保密，数据使用者需获得数据拥有者的授权才能使用数据，使用数据获得的利益要按照授权约定进行分配。

1.3 关系

1.3.1 智慧环卫与智慧城市

智慧城市是以"智慧"的理念规划城市，以"智慧"的方式建设、发展城市，以"智慧"的手段管理城市，尤其是应用信息技术手段改善城市状况，提高城市空间的可达性，使城市生活更便捷，使城市更加具有活力，从而获得长足的发展。

"智慧城市"可分为智慧民生、智慧产业、智慧政务三大类，其中智慧环卫是智慧产业的重要组成部分，是智慧城市场景之一，如图1-3所示。从主管单位层面来看，环卫是城市管理不可或缺的一部分，可融入"智慧城管"建设，与"智慧交通""智慧环保"等其他版块协同，为"一网统管"奠定基础；"智慧城市"发展的一大重点就是"如何用智慧化的技术改善我们的城市环境"，智慧环卫作为智慧城市的一个重要组成部分，是用智慧的方法和新一代的信息技术，来改进政府、企业和公众各参与方交互的方式，并提高环卫工作的质量和效率，使废弃物的收集、运输、加工和利用全过程成本更低、效益更高，并能实现可视、可控、可互动和可循环，为智慧城市的发展奠定行业基础。

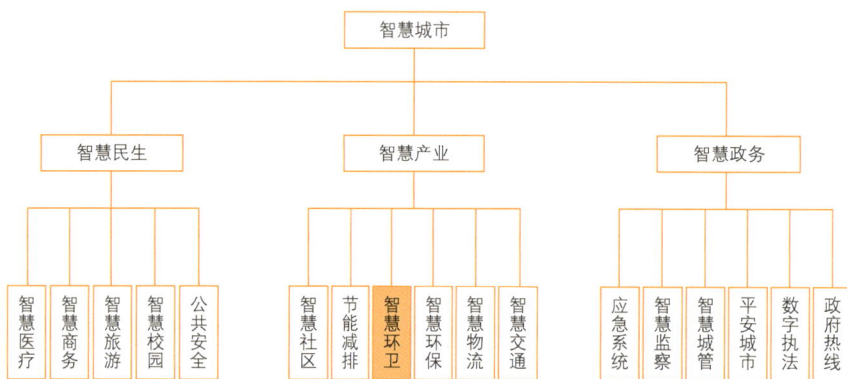

图1-3   智慧环卫与智慧城市的关系

智慧城市的建设和部署蓝图对于智慧环卫具有指导意义，能够引导智慧环卫的发展。智慧城市的布局理应从"一盘棋"的思想出发，梳理各主体之间的协同配套。在智慧化的过程中，可通过建立政府数据统一共享开放平台，形成国家、省、市三级互联互通的信息资源共享交换平台体系。引导企业、行业协会、科研机构、社会组织等主动采集并开放数据，打破各部门之间的信息壁垒，加强政府数据与社会大数据的汇聚整合和关联分析。

智慧环卫的发展应遵循智慧城市建设的政策方针，在满足环卫行业需求的基础上，逐步与公安、环保、应急等其他相关业务系统协同对接。需要注意的是，各地方信息化水平和智慧化程度参差不齐，在建设智慧环卫时，应结合自身情况，不可盲目照搬，也不要各自为政再建信息孤岛。

1.3.2 智慧环卫与传统环卫行业

智慧环卫是对传统环卫的智慧化升级，运用云计算、大数据、物联网、互联网、区块链、数字标识和工业控制等相关技术，通过智能终端感知设备进行数据采集、挖掘、分析及处理，通过互联网或移动互联网，再造一个数字孪生系统，实现线上与线下互动，对传统环卫管理所涉及的人、车、物、事件进行全过程实时监督，提升环卫作业质量，降低环卫运营成本。

智慧环卫通过网络平台对传统环卫作业全过程实现"可视化、精细化、智慧化"管理，进一步优化对各环卫元素的全过程系统化掌控，环卫作业质量进一步提高，过程管控更规范、更透明、更高效。例如，利用 3D 可视化技术与物联网、大数据等技术结合，建设智慧环卫末端处置数字孪生平台，对末端处置业务进行全方位管理，如图 1-4 所示。

在环卫智慧化的过程中，需与各参与方做好沟通，宣读讲解相关政策理念与智慧化的目的意义，适时引导、支持各参与方进行智慧化的升级，促进传统环卫行业基础设施升级改造与组织机构和管理理念变革。各相关方也应顺应时代发展大趋势，积极参与、逐步推进、有序发展。

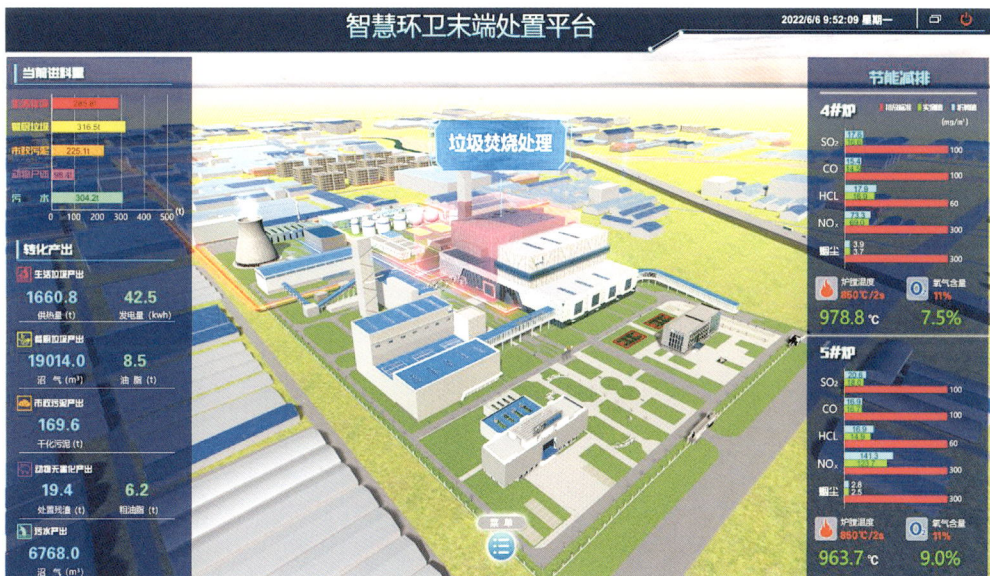

图 1-4　智慧环卫末端处置平台

1.3.3 智慧环卫与高新技术产业

高新技术产业是以高新技术为基础，从事高新技术及其产品的研究、开发、生产和技术服务。这种产业所拥有的关键技术往往开发难度很大，但一旦开发成功，却具有高于一般的经济效益和社会效益。

随着传统环卫行业的智慧化转型升级，智慧环卫对比传统环卫行业具备较强的知识密集、技术密集属性，包含多种前沿的工艺及技术突破，具备高新技术产业的特点。从这个角度讲，环卫产业的智慧化过程，也是向高新技术产业升级转化的过程。

借鉴其他产业向高新技术方向发展的经验，环卫产业的智慧化要利用物联网、大数据、机器学习、人工智能等高新技术红利。从企业层面，有条件的相关企业应积极顺应时代发展方向，研究推动传感设备、云平台等领域的技术创新，同时建立行业共享互赢的合作模式，为环卫的智慧化提供技术支撑，积极参与智慧环卫的建设；从政府层面，要推进实施"数动未来"专项行动，遴选一批优秀智慧环卫示范项目，尝试创建大数据开放共享与应用试验区，推出相关政策吸引企业参与，加快云计算、大数据领域关键技术产品研制和应用推广。

环卫行业具备鲜明的公共属性，高新技术的使用可加速环卫与其他产业的融合，使各产业间实现数据采集与交互，并可达到互联、互通与互动。进入产业融合阶段，智慧环卫将发挥绿色低碳引导作用，与其他产业协同发展。

第
2
章

现
状
与
问
题

2.1 政策法律

2.1.1 国家政策

为推动环卫行业智慧化升级、实现"一网统管",近几年国家频繁出台了一系列相关政策,特别是对规范管理、行业发展、新技术应用、企业安全生产、产业链上下游驱动等提出了具体要求。通过国家自上而下的政策驱动,我国智慧环卫市场蓄力待发,未来发展前景广阔。

1. 城市运行管理"一网统管"

"一网统管"是对国家数字化发展战略和"互联网 + 监管"政策的响应,是城市运行管理的必由之路,也是行业发展、转型升级的必然选择。

国家治理体系和治理能力现代化目标的确立,推动政务服务从政府供给导向,向群众需求导向转变,从"线下跑"向"网上办"、"分头办"向"协同办"转变,从而不断提升建设集约化、管理规范化、服务便利化水平。

2018 年 7 月 31 日,国务院印发《关于加快推进全国一体化在线政务服务平台建设的指导意见》(国发〔2018〕27 号),旨在进一步强化顶层设计、强化整体联动、强化规范管理,加快建设全国一体化在线政务服务平台。

2020 年 3 月 3 日,中共中央办公厅 国务院办公厅印发《关于构建现代环境治理体系的指导意见》(中办发〔2020〕6 号),意见要求健全环境治理监管体系,推进信息化建设,形成生态环境数据一本台账、一张网络、一个窗口。我国环境领域将率先实现一张网络统管全局,即一网统管。

2021 年 3 月 11 日,十三届全国人大四次会议表决通过《中华人民共和国国民经济和社会发展第十四个五年规划和 2035 年远景目标纲要》,提出将数字技术广泛应用于政府管理服务,推动政府治理流程再造和模式优化,不断提高决策科学性和服务效率。要推进新型城市建设,顺应城市发展新理念新趋势,开展城市现代化试点示范,建设宜居、创新、智慧、绿色、人文、韧性城市。提升城市智慧化水平，推行城市楼宇、公共空间、地下管网等"一张图"数字化管理和城市运行一网统管。

2021 年 12 月 17 日，住房和城乡建设部办公厅印发《关于全面加快建设城市运行管理服务平台的通知》（建办督〔2021〕54 号），决定在开展城市综合管理服务平台建设和联网工作的基础上，全面加快建设城市运行管理服务平台（简称"城市运管服平台"），推动城市运行管理"一网统管"。

相关政策的出台，标志着国家对治理体系的认识上升到一个新的高度，数字技术将广泛应用于国家及各级政府的治理体系中，政府的服务及城市治理模式将迎来新变革，城市运行管理"一网统管"成为必然，环卫行业升级也应与"一网统管"相协调。"一网统管"不是政府工作形式的转变，由各部门的条块管理变成统一管理，而是体制和制度的"阳光化"变革，是政府管理和企业生产效率的升级创新，是社会实现公平、公正与和谐发展的有效手段。

2. 智慧环卫顶层设计稳步发展

伴随物联网、大数据、云计算等新兴技术的发展，智慧环卫领域的发展也备受关注。国家先后出台了相关政策，加强顶层规划，引导行业发展方向。

2015 年 12 月，中国城市环境卫生协会成立专业分支机构——智慧环卫专业委员会，主要负责组织智慧环卫行业调研，举办智慧环卫行业交流活动，构建互联网 + 环卫产业平台，牵头制定互联网 + 环卫产业发展规划，编制互联网 + 环卫产业标准体系，承担政府委托的智慧环卫相关国家标准、行业标准、行业规范、发展报告等工作。

2017 年 3 月 18 日，国务院办公厅转发国家发展改革委、住房城乡建设部联合发布的《生活垃圾分类制度实施方案》（国办发〔2017〕26 号），提出加强垃圾分类收集、运输、资源化利用和终端处置等环节的衔接，形成统一完整、能力适应、协同高效的全过程运行系统。加快城市智慧环卫系统研发和建设，通过"互联网 +"等模式促进垃圾分类回收系统线上平台与线下物流实体相结合。

2018 ~ 2020 年，国家重点研发计划"固废资源化"重点专项中均有提出"智能化回收与分类技术"方面的研发任务。重点围绕着"生活垃圾分类回收模式与智慧环卫关键装备""基于大数据的互联网 + 典型城市再生资源回收技术"等方向，研发城市环卫数据采集传输与人工智能分类收运集成技术，开发基于物联网、大数据与云计算技术的城镇环卫作业智能耦合系统化平台。

2019 年 6 月 11 日，住房和城乡建设部、发展和改革委员会、生态环境部等九部门联合印发《住房和城乡建设部等部门关于在全国地级及以上城市全面开展生活垃圾分类工作的通知》（建城〔2019〕56 号），提出到 2020 年 46 个重点城市基本建成生活垃圾分类处理系统；到 2025 年全国地级及以上城市基本建成生活垃圾分类处理系统。垃圾分类战略的提出推动了环卫产业的升级，不仅对分类投放设备、收集车与垃圾处置厂等提出更高的要求，环卫产业体制与商业模式的变革也迫在眉睫。

2020年3月4日，中共中央政治局常务委员会召开会议，强调"要加大公共卫生服务、应急物资保障领域投入，加快5G网络、数据中心等新型基础设施建设进度"。不同于铁路、公路等"旧基建"，"新基建"是服务于数字经济的新型基础建设，包括七大领域：5G基站建设、特高压、城际高速铁路/城市轨道交通、新能源汽车充电桩、工业互联网、大数据中心、人工智能，这将给智慧城市发展提供重要支持。作为智慧城市中的重要内容，环卫产业也将享受"新基建"的红利，但是如何抓住机遇将"新基建"与环卫线下业务结合进行产业升级，也是环卫产业面临的新挑战。

2021年5月6日，国家发展改革委、住房城乡建设部印发《"十四五"城镇生活垃圾分类和处理设施发展规划》（发改环资〔2021〕642号）。要求以提高城镇生态环境质量为核心，以保障人民健康为出发点，以推进生活垃圾减量化、资源化、无害化为着力点，补短板强弱项，着力解决城镇生活垃圾分类和处理设施存在的突出问题。依托大数据、物联网、云计算等新兴技术，加快建设全过程管理信息共享平台，通过智能终端感知设备进行数据采集，进一步提升垃圾分类处理全过程的监控能力、预警能力、溯源能力。

智慧环卫相关标准、规范及产业平台的搭建，以前瞻性的视角，作为顶层设计，为智慧环卫行业的发展指明了方向。智慧环卫相关政策的出台，对环卫产业提出了更高的要求，也为智慧环卫的发展提供了重要支撑。

3. "互联网＋监管"赋能政府精准决策

2013年以来，国务院以行政审批制度改革为抓手，加快推进政府职能转变。随着政府监管方式由"事前审批"向"事中事后监管"的转变，审批制度改革也逐渐进入了"深水区"，加强事中事后监管越来越成为深化"放管服"改革和推进政府职能转变的关键环节。

2017年7月，国务院印发《新一代人工智能发展规划》（国发〔2017〕35号），确定了"三步走"战略目标，加快建设创新型国家和世界科技强国。在这种形势下，人工智能已然上升为国家战略，为促进"互联网＋监管"提供了技术支撑。

2018年10月，国务院常务会议上确定建设国家"互联网＋监管"系统，促进政府监管规范化、精准化、智能化。为完善事中事后监管，加强和创新"双随机、一公开"等监管方式，会议决定，依托国家政务服务平台建设"互联网＋监管"系统。

2018年11月，《国务院办公厅关于加快"互联网＋监管"系统建设和对接工作的通知》（国办函〔2018〕73号）中，要求加快各地区各有关部门"互联网＋监管"系统建设，并做好与国家"互联网＋监管"系统对接工作。这标志着我国政府监管进入"互联网"时代。

2019年3月，《国务院办公厅电子政务办公室关于印发各省（自治区、直辖市）"互联网＋监管"系统建设方案要点的通知》（国办电政函〔2019〕56 号），指出各省（自治区、直辖市）在参考国务院办公厅印发的建设方案要点的基础上，建设本地区"互联网＋监管"系统，满足本地区开展监管业务的需要，并与国家"互联网＋监管"系统互联互通。

2020 年 5 月 22 日，第十三届全国人大三次会议上《政府工作报告》中提出，要加快制定"互联网＋监管"事项清单，不断完善全国信用信息共享平台功能和服务，构建以信用为基础的新型监管机制。自此，利用互联网进行政府监管进入具体实施阶段，并制定了机制保障。

2021 年 3 月 5 日，第十三届全国人大四次会议上《政府工作报告》中指出，健全跨部门综合监管制度，大力推行"互联网＋监管"，提升监管能力，加大失信惩处力度，以公正监管促进优胜劣汰。说明我国网络监管到了跨部门进行阶段，并需要实现一网统管。

通过"互联网＋监管"系统，将强化对地方和部门监管工作的监督，实现对监管的"监管"，并通过归集共享各类相关数据，及早发现防范苗头性和跨行业跨区域风险，促进政府监管规范化、精准化、智能化。相关政策的密集出台，为互联网＋、人工智能创造了良好的孕育环境，互联网＋、人工智能将与实体产业相融合，成为我国科技、经济、国力发展的重要主题，在智慧环卫行业中也将发挥重要的作用。

4. "双碳"政策打造绿色和谐环境

2020 年 9 月 22 日，第七十五届联合国大会上，我国首次明确提出 2030 年前碳排放达到峰值、2060 年前实现碳中和的宏远目标。"双碳"目标的提出是中国主动承担应对全球气候变化责任的大国担当，也意味着实现"双碳"目标成为一项长期国家战略。

2020 年 12 月 29 日，生态环境部印发《2019 ~ 2020 年全国碳排放权交易配额总量设定与分配实施方案（发电行业）》和《纳入 2019 ~ 2020 年全国碳排放交易配额管理的重点排放单位名单》（环规气候〔2020〕3 号），共计 2225 家发电行业重点排放单位纳入国家碳市场，获得碳交易资格。2021 年 1 月 5 日，生态环境部公布《碳排放权交易管理办法（试行）》（生态环境部令第 19 号）并于 2021 年 2 月 1 日起施行，我国碳交易发电行业第一个履约周期正式启动。建设全国碳排放权交易市场是利用市场机制控制和减少温室气体排放、推动绿色低碳发展的重大制度创新，也是落实我国二氧化碳排放达标目标与碳中和意愿的重要抓手。系列举措彰显了中国积极应对气候变化、走绿色低碳发展道路的雄心和决心。

2021 年 9 月 22 日，中共中央　国务院印发《关于完整准确全面贯彻新发展理念做好碳达峰碳中和工作的意见》，把碳达峰、碳中和纳入经济社会发展全局，以经济社会发展全面绿色转型为引领，以能源绿色低碳发展为关键，加快形成节约资源和保护环境的产业结构、生产方式、生活方式、空间格局，坚定不移走生态优先、绿色低碳的高质量发展道路。同日，国务院印发《2030年前碳达峰行动方案》（国发〔2021〕23号），指出要实施"循环经济助力降碳行动"，充分发挥减少资源消耗和降碳的协同作用，推进产业园区循环化发展，大力推进生活垃圾减量化、资源化。

实现碳达峰、碳中和是一场广泛而深刻的经济社会系统性变革，是着力解决资源环境约束突出问题、实现中华民族永续发展的必然选择，是构建人类命运共同体的庄严承诺。环卫产业是循环经济产业体系中的重要组成部分，生活垃圾处理与每个人息息相关，聚焦环卫领域从垃圾产生到处置的全生命周期管理，是践行双碳战略的一个有效措施。

5. 智能汽车助力环卫行业高质量发展

2018年3月27日，工业和信息化部装备工业司发布《2018年智能网联汽车标准化工作要点》，主要围绕标准修订、组织构建和国际标准合作3个方面的工作进行，提出要加快推进先进驾驶辅助系统（ADAS）标准的制定、积极开展自动驾驶相关标准的研究与制定、协同推进汽车信息安全标准的制定、尽快启动汽车网联标准的研究与制定。此《要点》的发布，从技术与安全等方面为无人驾驶车的发展提供了有力保障。

2020年2月24日，国家发展改革委、科技部、工业和信息化部等11个部委联合发布《智能汽车创新发展战略》（发改产业〔2020〕202号），提出智能汽车已成为汽车强国战略选择，且有利于加快建设制造强国、科技强国、智慧社会，增强国家综合实力。

2020年10月20日，国务院办公厅印发《新能源汽车产业发展规划（2021~2035年）》（国办发〔2020〕39号），指出力争经过15年持续努力，公共领域用车全面电动化，高度自动驾驶汽车实现规模化应用，有效促进节能减排水平和社会运行效率的提升。同时实施智慧城市新能源汽车应用示范行动。开展智能有序充电、新能源汽车与可再生能源融合发展、城市基础设施与城际智能交通、异构多模式通信网络融合等综合示范，支持以智能网联汽车为载体的城市无人驾驶物流配送、市政环卫、快速公共系统（BRT）、自动代客泊车和特定场景示范应用。

2021年7月30日，工业和信息化部发布《关于加强智能网联汽车生产企业及产品准入管理的意见》（工信部通装〔2021〕103号），压实企业主体责任，加强汽车数据安全、网络安全、软件升级、功能安全和预期功能安全管理，保证产品质量和生产一致性。

环卫行业是公共领域的重要组成部分，环卫车辆作为公共服务领域的主要车型，实现环卫车的自动化、智能化转型成为环卫产业转型升级、自动驾驶应用场景落地的关键。系列相关政策发布不仅推动了环卫车辆自动化、无人化转型升级，也意味着国家通过一系列政策驱动环卫行业上下游智慧化转型升级，推动行业高质量发展。

6. 安全管理智慧化，贯穿生产全过程

安全是生产的命脉，安全生产任何时候都不容忽视。"互联网+"新时代，要适应现代化的生产，安全生产标准化及信息化建设是关键一环。

2016 年 11 月 7 日，第十二届全国人民代表大会常务委员会第二十四次会议通过《中华人民共和国网络安全法》。明确国家坚持网络安全与信息化发展并重，推进网络基础设施建设和互联互通，建立健全网络安全保障体系，提高网络安全保护能力。国家建立和完善网络安全标准体系，国务院标准化行政主管部门和国务院其他有关部门根据各自的职责，组织制定并适时修订有关网络安全管理以及网络产品、服务和运行安全的国家标准、行业标准。

2016 年 12 月 9 日，《中共中央 国务院关于推进安全生产领域改革发展的意见》（中发〔2016〕32 号）中提出，要建立安全科技支撑体系，提升现代信息技术与安全生产融合度，统一标准规范，加快安全生产信息化建设，构建安全生产与职业健康信息化全国"一张网"。

2017 年 1 月，国务院办公厅印发《安全生产"十三五"规划》（国办发〔2017〕3 号），推进信息技术与安全生产的深度融合，统一安全生产信息化标准，依托国家电子政务网络平台，完善安全生产信息基础设施和网络系统，建设全国安全生产信息大数据平台，提升信息预警监控能力。

2020 年 10 月 10 日，工业和信息化部、应急管理部联合印发《"工业互联网+安全生产"行动计划（2021～2023 年）》（工信部联信发〔2020〕157 号），指出"工业互联网+安全生产"是通过工业互联网在安全生产中的融合应用，增强工业安全生产的感知、监测、预警、处置和评估能力，加速安全生产从静态分析向动态感知、事后应急向事前预防、单点防控向全局联防的转变，提升工业生产本质安全水平。说明政府监管与企业管理须深入生产全过程，实现安全预警与智能管控排险。

2021 年 6 月 10 日，第十三届全国人民代表大会常务委员会第二十九次会议通过《中华人民共和国数据安全法》。明确维护数据安全，建立健全数据安全治理体系，提高数据安全保障能力，推进数据开发利用技术和数据安全标准体系建设。国家保护个人、组织与数据有关的权益，鼓励数据依法合理有效利用，保障数据依法有序自由流动，促进以数据为关键要素的数字经济发展。

2021 年 6 月 10 日，第十三届全国人民代表大会常务委员会第二十九次会议通过《关于修改〈中华人民共和国安全生产法〉的决定》，自 2021 年 9 月 1 日起施行。明确建立全国统一的生产安全事故应急救援信息系统，实现互联互通、信息共享，通过推行网上安全信息采集、安全监管和检测预警，提升监管的精准化、智能化水平。

《中华人民共和国安全生产法》的修改是对"互联网+监管"政策的响应。要"推行网上安全信息采集、安全监管和检测预警"，就涉及生产过程的安全数据，即与安全

生产、监管和预警有关的数据，需向政府公开或允许政府采集。这意味着自 2021 年 9 月 1 日起，生产经营单位有责任和义务将其生产过程的安全数据向政府公开，或政府有权力获取生产经营单位的生产过程安全数据（生产过程中与安全有关的数据）。

各项政策中提出了安全生产信息大数据平台的建设目标，要求生产经营单位也必须加强安全生产标准化、信息化建设。共享的信息化资源，是对建立安全生产体系的重要支持，也为实现网络监管打好了基础。

7. 无废城市建设持续推进，需要融入"一网统管"

"无废城市"是以创新、协调、绿色、开放、共享的新发展理念为引领，通过推动形成绿色发展方式和生活方式，持续推进固体废物源头减量和资源化利用，最大限度减少填埋量，将固体废物环境影响降至最低的城市发展模式。"无废城市"建设对环卫行业转型升级与智慧化发展提出了更高的要求。

2018 年 12 月 29 日，国务院办公厅印发《"无废城市"建设试点工作方案》（国办发〔2018〕128 号），明确要求发展"互联网＋"固体废物处理产业，充分利用物联网、全球定位系统等信息技术，实现固体废物收集、转移、处置环节信息化、可视化，提高监督管理效率和水平。

2021 年 11 月 2 日，《中共中央　国务院关于深入打好污染防治攻坚战的意见》印发实施，指出稳步推进"无废城市"建设，"十四五"时期，推进 100 个左右地级及以上城市开展"无废城市"建设，鼓励有条件的省份全域推进"无废城市"建设；提高生态环境治理现代化水平，构建服务型科技创新体系，组织开展生态环境领域科技攻关和技术创新，规范布局建设各类创新平台，构建智慧高效的生态环境管理信息化体系。

2021 年 12 月，生态环境部等 18 部门联合印发《"十四五"时期"无废城市"建设工作方案》（环固体〔2021〕114 号），到 2025 年"无废城市"固体废物产生强度较快下降，综合利用水平显著提升，无害化处置能力有效保障，减污降碳协同增效作用充分发挥，基本实现固体废物信息管理"一张网"。

伴随"无废城市"建设进程加快，环卫行业智慧化升级迫在眉睫，需运用工业互联网、大数据、云计算、智能设备和网络平台等技术手段尽快实现环卫行业"一网统管"，紧跟时代发展步伐。

2.1.2 地方政策

随着国家对环卫行业智慧化发展的政策扶持和推广力度加大，各地方政府也相继出台各项政策，阶段性部署提升环卫行业科学化、精细化、智慧化水平。对环卫行业规范管理、新技术应用、企业安全生产、产业链上下游驱动等方面提出了具体要求。

1. "一网统管"建设持续推进

"一网统管"理念的提出和落地，是对国家政府监管大政方针的积极响应和务实行动，上海和广州走在了全国的前列，分别从行政管辖范围内的区和省域开展试点，通过成功的试点和企业的加盟助力，很快获得了其他省市的认可并紧随其后。"一网统管"时代的到来，是国家政策推动的结果，也是时代发展的必然。

2020 年 3 月 11 日，重庆市人民政府办公厅印发《关于加快线上业态线上服务线上管理发展的意见》（渝府办发〔2020〕25 号），指出要加快构建"一网统管、一网通办、一网调度、一网治理"线上管理新体系，补齐发展短板，破除数据共享壁垒，强化新型基础设施建设，建立政府与企业、网上与网下、网络与网格统筹机制，推进数据大融合业务大协同社会大合作，更高效率提高城市管理和社会治理水平。

2020 年 4 月 16 日，《上海市城市运行"一网统管"建设三年行动计划》审议通过，上海"一网统管"的落实有了具体实施计划和组织创新保障。指出"一网统管"是超大城市治理的"牛鼻子"工作，必须高度重视、统一思想、合力建设，坚持顶层设计与需求导向相结合，聚焦重点领域重要场景，围绕"高效处置一件事"，加快系统整合，强化数据赋能，夯实信息安全，切实做到实战中管用、基层干部爱用、群众感到受用。

2021 年 1 月 18 日，河南省《政府工作报告》指出，要提升数字化治理水平，建成省市数字政府云，全面实现政务服务"一网通办"、社会治理"一网通管"、政务数据"一网通享"，打造指尖上的政务、屏幕上的民生。

2021 年 1 月 20 日，山西省《政府工作报告》中规划了智慧城市建设工程，推动城市管理智能化，促进城市运行"一网统管"，建设省、市两级城市综合管理服务平台，实现县级数据城管平台全覆盖。

2021 年 1 月 30 日，青海省《政府工作报告》指出，要实施城市更新行动，加强环卫、停车场、无障碍设施等建设，推进垃圾分类和资源化利用，加快智慧城市、海绵城市、韧性城市建设，推进城市治理"一网统管"，让城市更美丽、生活更美好。

2021 年 2 月 5 日，江西省人民政府印发《江西省国民经济和社会发展第十四个五年规划和二〇三五年远景目标纲要》（赣府发〔2021〕5 号），将统筹建设"城市大脑"，推进城市空间"一张图"数字化管理和城市运行"一网统管"。

2021 年 2 月 26 日，安徽省住房和城乡建设厅印发《2021 年全省城市管理监督执法工作要点》（建督函〔2021〕157 号），提出推进城市治理效能提升，加强智慧城管"一个平台"建设，充分发挥城市管理委员会作用，强化城市运行管理平台建设的顶层设计和统筹规划，创造条件推进城市治理"一网统管"。

2021 年 3 月 5 日，北京市大数据工作推进小组印发《北京市"十四五"时期智慧城市发展行动纲要》（京大数据发〔2021〕1 号），指出要推动城市运行"一网统管"，构建"横到边、纵到底"的城市运行"一网统管"应用体系，推动城市管理、应急指挥、综合执法等领域的"一网统管"，提高城市公共资源配置优化能力，促进城市治理体系创新，提高城市治理现代化水平。

2021年6月22日，广东省人民政府办公厅印发《广东省数字政府省域治理"一网统管"三年行动计划》（粤府办〔2021〕15号），指出要完善数字基础支撑体系，加速数据的融合、共享和利用，推进政务服务"一网通办"、社会治理"一网统管"、政府运行"一网协管"。

2021年12月28日，天津市人民政府办公厅印发《天津市智慧城市建设"十四五规划"》，指出要加快建设智慧天津"一网统管"城市治理体系，建设50个数字治理典型应用场景，形成一体化社会治理新格局。

以上提到的省市，除了河南省提出的"一网通管"，其他省市均提到了"一网统管"。不论是"一网通管"还是"一网统管"，都是以数字化的方式，推动城市管理智慧化，提高城市治理现代化水平。从2021年各省、市、区"两会"政策部署及重点任务来看，2021年绝大多数省份均涉及数字治理相关建设任务，"一网统管"等成为越来越多地方政府提升数字化治理能力的新选择、新抓手，加快推进城市治理"一网统管"逐渐成为越来越多省市政府的普遍共识[9]。

2. 智慧环卫成为智慧城市的一个重要组成部分

2017年3月18日，国务院办公厅转发国家发展改革委、住房城乡建设部《生活垃圾分类制度实施方案》（国办发〔2017〕26号），要求在46个城市先行实施生活垃圾强制分类。2020年7月31日，国家发展改革委、住房城乡建设部、生态环境部联合印发《城镇生活垃圾分类和处理设施补短板强弱项实施方案》（发改环资〔2020〕1257号），明确要求46个重点城市全面建成生活垃圾分类收集和分类运输体系。

经统计，46个重点城市的垃圾分类政策（见附录1）中，提到"互联网+""智能化""信息化"等相关内容的城市占比高达95%，均强调信息数据的采集与传输，逐步提升生活垃圾收集车辆装备、中转设施、资源化利用设施、末端处置设施的技术水平和科技含量，对垃圾分类运输车辆作业信息、行驶轨迹实时监控，加强生活垃圾分类运输过程监管。

从各市的"互联网+环卫"政策可以看出，几乎所有城市的生活垃圾政策中都提到智能化、信息化方面的技术政策，大部分城市的垃圾分类收集、运输、处置全流程都要求实行智能化或信息化管理，并在环卫系统中使用"互联网+"的技术。越来越多的城市加快了城市智慧环卫系统的研发和建设，综合运用大数据、人工智能等新一代信息技术，提高城市环境卫生现代化水平。

对比分析各城市的垃圾分类政策，可以看出，环卫行业智慧化发展成为必然，各地因地制宜，从技术手段、责任主体、目标建立等不同维度推动，以加强分类投放、收集、

运输、处理全过程的生活垃圾分类管理，改善城乡环境，推进生态文明建设和经济社会可持续发展。可概况为以下几点：

一是力度上，越来越多的城市出台了《垃圾分类管理条例》，即以法规的形式规定各类主体的责任，推动环卫行业智慧化发展。

二是管理的环节上，各城市逐步从单一环节的智能化向生活垃圾分类投放、收集、运输、处理全过程智慧化监管转变。

三是发展趋势上，鼓励采用"互联网+回收"、智能回收等方式，增强可回收垃圾投放、交易的便捷性，推动环卫收运系统与再生资源回收系统"两网"深度融合。

四是主体责任上，规定了建立生活垃圾分类全过程信息管理系统的主体为城市管理行政主管部门、市人民政府生活垃圾分类管理主管部门或市容环卫主管部门，规定了从事生活垃圾分类运输处理的单位按照要求建设在线监测系统。

五是区域上，由于经济发展水平、垃圾分类现状上的差异，各地对环卫行业智慧化发展的推动力度有所不同，相比西北部、中部、东北部地区，以一线城市、东部沿海城市、省会城市为主的经济相对发达城市对环卫行业智慧化发展的推动力度更大。

六是目标具体化程度上，部分城市提出了明确的落地目标，如青岛市提出"打造青岛市垃圾分类综合管理平台"、昆明市提出"推进生活垃圾分类智能化信息管理系统"、南宁市与贵阳市提出"加快智慧环卫系统研发和建设"等。

作为智慧城市的重要组成部分，环卫行业智慧化发展已逐渐成为各城市发展的共识，伴随技术进步与政策落地，各地终将实现环卫行业智慧化。

3. "互联网+监管"系统建设稳步推进

"互联网+监管"系统建设是深化党中央、国务院"放管服"改革的重要内容之一，在加快各地区各有关部门"互联网+监管"系统建设，并做好与国家"互联网+监管"系统对接工作的要求下，各地政府相继出台有关政策。

2019年2月22日，江苏省人民政府办公厅印发《江苏省"互联网+监管"系统建设方案》（苏政办发〔2019〕21号），提出要依托全省一体化在线政务服务平台，加快实现省市场监管信息平台、省公共资源交易服务平台、省投资项目在线审批监管平台、省公共信用信息系统等综合监管平台监管数据的归集共享，集约化、规范化推进省"互联网+监管"系统建设，形成全省联网、全面对接、依法监管、多方联动的监管"一张网"。

2019年4月19日，安徽省人民政府办公厅印发《安徽省"互联网+监管"系统建设实施方案》（皖政办〔2019〕11号），提出要全面梳理全省监管业务事项，依托安徽省网上政务服务平台，统筹构建安徽省"互联网+监管"系统，推动监管事项全覆盖、监管过程全记录和监管数据可共享、可分析、可预警，为强化和创新监管提供强有力的平台支撑，不断提升监管能力和水平。

2019 年 5 月 21 日，河北省人民政府办公厅印发《河北省"互联网 + 监管"系统建设实施方案》，提出要充分运用互联网、大数据等信息技术手段，汇聚我省有关监管数据，与国家"互联网 + 监管"系统联通对接和数据共享，实现监管事项全覆盖、监管过程全记录、监管数据可共享，为"双随机、一公开"监管、信用监管、联合监管等提供支撑，实现规范监管、精准监管、联合监管。

2019 年 6 月 28 日，山西省人民政府办公厅印发《山西省"互联网 + 监管"系统建设实施方案》（晋政办发〔2019〕49 号），提出要深化简政放权，创新和完善事中事后监管，构建规范统一、数据共享、协同联动的"互联网 + 监管"体系，推动实现"一个平台管监管"目标。2020 年 9 月 30 日，山西省人民政府办公厅印发《山西省"互联网 + 监管"系统运行管理办法》（晋政办发〔2020〕83 号），切实规范山西省"互联网 + 监管"系统建设、使用、运行和管理，加强事中事后监管、推动监管责任落实、提升监管能力水平。

2019 年 8 月 8 日，上海市人民政府办公厅印发《上海市"互联网 + 监管"工作实施方案》（沪府办发〔2019〕21 号），提出建设上海市"互联网 + 监管"系统，与国家"互联网 + 监管"系统、本市各有关部门监管业务系统互联互通，全面归集各类监管数据，建设完善行政执法监管、风险预警、分析评价等子系统，为开展"双随机、一公开"监管、联合监管、信用监管等提供支撑，推动实现规范监管、精准监管、联合监管。

2020 年 7 月 19 日，陕西省人民政府办公厅印发《加快推进"互联网 + 监管"系统建设工作方案》（陕政办函〔2020〕67 号），提出依托"互联网 + 监管"系统，充分运用大数据等技术，加强风险跟踪预警，实现跨地区跨部门跨层级监管业务协同联动，提升监管精准化、智能化水平。

2020 年 12 月 17 日，湖北省人民政府办公厅印发《湖北省"互联网 + 监管"工作推进方案》（鄂政办发〔2020〕60 号），要求依托省"互联网 + 监管"系统，健全监管工作规范体系，逐步实现全省监管事项全统一、监管系统全联通、监管数据全共享、监管业务全覆盖、监管行为全留痕，探索推进联合监管、风险预警、移动监管，提升监管规范化、精准化、智能化水平。

2021 年 3 月 3 日，江西省安全生产委员会印发《江西省 2021 年安全生产工作要点》（赣安〔2021〕3 号），提出要提升安全监管执法能力水平，深入推进"互联网 + 监管""互联网 + 执法"，切实提高执法精准化、规范化、智能化水平。

"互联网 + 监管"政策的实施，不仅实现了政府履职的规范和高效，更重要的是在减少了企业经营成本的同时，规范了企业的经营行为，并可实现产品的全寿命周期管控，与废弃物全生命周期可追溯管理。

4. 无人环卫车未来可期

随着智能汽车深入研究，地方政策的出台加快了智能汽车的创新发展，纷纷指出要加大环卫车辆中新能源汽车的比例，推进了智能汽车的商业化进程。

2018 年 7 月 3 日，上海市人民政府办公厅印发《上海市清洁空气行动计划（2018 ~ 2022 年）》（沪府办发〔2018〕25 号），指出要加大出租、物流、环卫、邮政等行业新能源环卫车推广力度，建成区新增和更新的环卫、邮政、出租、通勤、轻型物流配送车中新能源车或者清洁能源汽车比例达到 80% 以上，到 2022 年力争全面实现电动化。

2020 年 7 月 2 日，杭州市城市管理局发布《关于强化保洁管理的若干意见（征求意见稿）》，指出要提升清洁能源占比，推广新能源车辆，各区、县（市）每年新增或更换环卫车辆中，新能源车或清洁能源车辆不得低于总量的 80%。

2020 年 8 月 10 日，深圳市交通运输局、市发展和改革委员会、市工业和信息化局、市公安交通警察局联合印发《深圳市关于推进智能网联汽车应用示范的指导意见》（深交规〔2020〕6 号）。在推动技术持续验证和积累优化的基础上，由点及面逐步开放更多更复杂道路环境，开展多场景多模式示范应用，包括载人应用示范、城市环卫作业应用示范、载货及其他特种作业应用示范。

2020 年 9 月，《广州市人民政府办公厅关于促进汽车产业加快发展的意见》（穗府办规〔2020〕25 号）提出，要加紧布局智能网联汽车应用示范，抢占产业发展制高点。从组织领导、用地政策、扶持政策、法治保障等方面为汽车产业发展创新提供坚强后盾。

2020 年 9 月 29 日，四川省人民政府印发《四川省支持新能源与智能汽车产业发展若干政策措施》（川府发〔2020〕16 号），鼓励新能源汽车在公路客运、出租、环卫、邮政快递、城市物流配送、机场、港口等领域的应用，党政机关更新公务用车的，除特殊情况外，应优先选用新能源汽车。

2021 年 4 月 19 日，北京市经济和信息化局印发《北京市智能网联汽车政策先行区总体实施方案》，指出要探索针对智能网联新技术、新产品、新模式应用推广的创新性监管措施，加大政策先行先试力度，抢抓产业发展战略机遇，加快推进智能网联汽车创新发展。

2021 年 10 月 22 日，上海市经济和信息化委员会、上海市公安局、上海市交通委员会联合印发《上海市智能网联汽车测试与示范实施办法》（沪经信规范〔2021〕3 号），推进智能网联汽车产业和技术发展，并且逐步实现商业化落地。

从国家政策到地方政策，都在大力支持智能汽车的发展，在此基础上无人环卫车作为智能汽车的一种类型，可以显著降低人工成本，减少环卫安全事故的发生。随着政策及技术的不断完善，无人环卫车的应用前景未来可期。

5. 响应国家战略，落实地方"双碳"政策

随着国家"双碳"政策的日益完善，各地政府积极响应国家战略部署，纷纷出台政

策助力"双碳"目标。据不完全统计，2021年以来，各地政府下发的与"双碳"目标相关的政策有70余项。各地都在全面绿色转型的引领下推动产业结构升级，全国碳市场相关工作也在政策规范中健康稳定运行，"双碳"目标正逐渐变成具体的行动。

2021年9月14日，武汉市人民政府办公厅印发《武汉市二氧化碳排放达峰评估工作方案》（武政办〔2021〕104号），明确指出到2022年，武汉市碳排放量基本达到峰值，碳排放量控制在1.73亿吨，为全国最早一批明确提出碳排放峰值量化目标的城市。

2021年9月27日，天津市第十七届人大常委会第二十九次会议审议通过了《天津市碳达峰碳中和促进条例》，条例明确了生产生活各领域绿色低碳转型要求。在优化调整能源结构方面，完善能源消费强度和总量双控制度，推进煤炭清洁高效利用。

2021年10月8日，上海市人民政府办公厅印发《上海加快打造国际绿色金融枢纽服务碳达峰碳中和目标的实施意见》（沪府办发〔2021〕27号），指出以实现碳达峰、碳中和目标为引领，将绿色发展理念与上海国际金融中心建设紧密结合，到2025年基本建成具有国际影响力的碳交易、定价、创新中心，基本确立国际绿色金融枢纽地位，并提出通过7方面24项举措，助力国家实现碳达峰、碳中和目标。

2021年10月12日，贵州市发展和改革委员会发布《贵州省加快建立健全绿色低碳循环发展经济体系实施方案（征求意见稿）》，指出到2025年主要污染物排放总量持续减少，碳排放强度明显降低，生态环境得到巩固，法律法规政策体系更加有效，绿色低碳循环发展的生产体系、流通体系、消费体系初步形成，绿色经济占地区生产总值比重达到50%。

2021年10月18日，内蒙古自治区人民政府办公厅印发《内蒙古自治区"十四五"应对气候变化规划》（内政办发〔2021〕60号），明确到2025年全区初步形成与生态文明建设相适应、与高质量发展相协调、与生态环境保护相融合、与节能减排相协同、与碳达峰碳中和相统筹的应对气候变化工作新格局，重点行业、重点领域、重点区域碳排放率先达峰，低碳试点示范引领作用显著加强，适应气候变化能力进一步提升，气候变化治理体系和治理能力有效增强。

2021年11月2日，黑龙江省生态环境厅办公室印发《关于2021～2023年度推动碳达峰、碳中和工作滚动实施方案》（黑环办发〔2021〕119号），从参与碳达峰顶层设计，推动重点领域绿色低碳循环发展、建设碳排放监测体系，深化规划政策与技术研究及加强碳达峰碳中和工作保障5个方面，推动减污降碳取得新突破，助力碳达峰目标和碳中和愿景实现。

国家确定双碳目标以来，各地陆续推出碳达峰碳中和相关政策，很多省、市、自治区将实现"双碳"目标列为"十四五"期间的工作重点，对于高碳排放企业进行管控，以鼓励节能、绿色、健康高质量发展为主，引导双碳落地，政策指导层面越来越清晰。

与此同时，"双碳"目标对非控排行业企业的影响逐步显现，环卫行业也应积极响应国家战略，探索行业实现"双碳"目标的发展路径。

6. 地方政策压实安全生产责任

在国家政策的导向作用下，结合省市特点，各地出台了安全生产条例或工作要点，强调通过数字化、信息化、智慧化的手段强化安全生产管控。

2021 年 3 月 3 日，江西省安全生产委员会印发《江西省 2021 年安全生产工作要点》（赣安〔2021〕3 号），提出要加强安全生产科技支撑，结合全国"智慧应急"建设试点，打造具有江西特色的"一朵云、一张图、两张网、三大工程"。

2021 年 10 月 28 日，上海市人民代表大会常务委员会发布《上海市安全生产条例》（上海市人民代表大会常务委员会公告〔十五届〕第八十八号），强化安全生产的数字化管控，推动"一网通办""一网统管"平台融合赋能安全生产，依托大数据资源平台，汇聚涉及安全生产的各类基础信息以及风险管控与隐患排查治理、事故查处、应急救援、行政执法等信息资源，加强数据共享和专业应用开放，提升对安全风险隐患实时动态感知、科学高效研判、快速响应处置的能力和水平。

2021 年 12 月 6 日，山东省第十三届人民代表大会常务委员会第三十二次会议修订的《山东省安全生产条例》，提到县级以上人民政府应当统筹推进安全生产信息化建设，建立健全安全生产监督管理信息系统，实现安全风险分级管控、事故隐患排查治理、重大危险源监控、应急救援、监管执法等信息互联互通，加强事故防范预警，提高安全生产监督管理信息化水平。

各省市陆续发布安全生产信息化政策，说明提高安全生产管理信息化水平已成为共识。

2.1.3　法律法规

1. 国家法律提供保障，支撑智慧环卫有序发展

为了保护和改善生态环境，防治固体废物污染环境，保障公众健康，维护生态安全，推进生态文明建设，促进经济社会可持续发展，我国先后制定及修订了《中华人民共和国环境保护法》（简称《环境保护法》）以及《中华人民共和国固体废物污染环境防治法》（简称《固废法》）。

《环境保护法》致力于保护和改善环境，防治污染和其他公害，保障公众健康，推进生态文明建设，促进经济社会可持续发展。《固废法》提到，国家推行绿色发展方式，促进清洁生产和循环经济发展，并倡导简约适度、绿色低碳的生活方式，引导公众积极参与固体废物污染环境防治。这两项法律的制定和实施，为智慧环卫的有序发展提供了法律层面的保障和支撑。

2.《安全生产法》精准发力，筑牢安全生产根基

2021 年 9 月 1 日，新修正的《安全生产法》开始施行，要求：安全生产工作实行管行业必须管安全、管业务必须管安全、管生产经营必须管安全，强化和落实生产经营单位主体责任与政府监管责任；生产经营单位必须加强安全生产标准化、信息化建设，构建安全风险分级管控和隐患排查治理双重预防机制，健全风险防范化解机制，提高安全生产水平，确保安全生产。

根据《安全生产法》，网络统管必须深入生产过程中。生产经营单位和政府监管部门将共用一张网，既是获取准确数据的需要，也是经济上避免重复投资减少浪费的需要。按照国家制定的工业互联网发展战略，各行各业都在工业互联网化的进程中，所有企业都可通过行业平台进行生产经营管理，企业生产经营的数据都可通过平台采集，并实现全生命周期的可追溯。届时，只需在平台上给政府监管部门预留接口，获取所需的生产安全数据即可。

3. 发展循环经济，推动垃圾综合利用的智慧化

发展循环经济是国家经济社会发展的一项重大战略，循环经济能够有效提高资源利用效率，保护和改善环境，实现可持续发展并建设成资源节约型、环境友好型社会。

《中华人民共和国循环经济促进法》提出，发展循环经济应当在技术可行、经济合理和有利于节约资源、保护环境的前提下，按照减量化优先的原则实施。在废物再利用和资源化过程中，应当保障生产安全，保证产品质量符合国家规定的标准，并防止产生再次污染。

循环经济促进法为垃圾综合利用提供了法律保障，将推动垃圾综合利用的智慧化进程。

4. 信息安全有保障，促进智慧环卫有序发展

保障信息网络安全对维护网络空间主权和国家安全、社会公共利益以及促进经济社会信息化健康发展具有重要意义。

2016 年 11 月 7 日，第十二届全国人民代表大会常务委员会第二十四次会议通过《中华人民共和国网络安全法》。支持与促进网络安全，保障网络运行安全与网络信息安全，进行监测预警与应急处置，明确法律责任。

2021 年 6 月 10 日，第十三届全国人民代表大会常务委员会第二十九次会议通过《中华人民共和国数据安全法》。规范数据处理活动，保障数据安全，促进数据开发利用，保护个人、组织的合法权益，维护国家主权、安全和发展利益。

2021 年 7 月 30 日，《关键信息基础设施安全保护条例》（中华人民共和国国务院令第 745 号）公布。规定保障公共通信和信息服务、能源、交通、水利、金融、公共服务、

电子政务、国防科技工业等重要行业和领域的重要网络设施、信息系统安全，维护网络安全。

国家制定的信息安全相关法律法规为环卫行业智慧化发展提供了安全保障，可打消数据所有者对数据泄密的顾虑，包括政府的监管数据、企业的商业数据以及个人隐私数据等，推动智慧环卫的平台建设和运营。

2.1.4　完善政策法规建议

1. 国家出台推进环卫产业发展的优惠政策，加速智慧环卫高速发展

目前，环卫行业存在的普遍问题有两点，一是传统环卫作业人员老龄化严重，亟需智能化机械设备补足劳动力；二是传统环卫企业缺乏转型升级所需的资金、技术及人才，智慧化发展进程缓慢。为促进环卫行业健康发展，保障环卫智慧化发展进程持续推进，建议政府在应用场景建设上出台鼓励政策和实施方案，为无人设施和行业平台的推广应用创造条件；在财政上加大智慧环卫建设投入力度，扶持新生行业平台公司和中小型环卫企业转型；在人才和技术上出台环卫行业从业人才吸引政策，鼓励实力雄厚的软、硬件设备服务商与传统环卫企业共建智慧化产品，助力传统环卫企业智慧化转型。

2. 完善智慧环卫指导性文件，融入城市"一网统管"体系

从宏观层面来看，国家需要完善智慧环卫方面指导性文件和统筹规划。地方性政策虽提到了"互联网 + 环卫"，但是配套"智能 +""互联网 +"落地的详细政策与实施方案尚未发布。为此，建议国家和地方出台专项指导文件和可操作性的实施方案，加大环卫企业智慧化转型的推动力度，特别是环卫一体化的智慧化升级和平台化运维，制定与智慧环卫融入城市运行管理"一网统管"的实施方案，进一步细化相关指南和标准达到能实时落地程度，并深入生产的全过程，保障智慧环卫发展质量和速度。

3. 落实城市智慧环卫标准化建设，提升全民参与意识

城市环卫智慧化建设产品的供应商、质量和价格等参差不齐，传统行业决策者对智慧化产品的认知经验和判断力有待提高，市场亟须标准来衡量智慧化产品质量以及供应商的服务能力。国家及地方政府需落实测试认证和标准的建设，推动市场良性发展。另外，城市治理的主体应该是多元的，政府协调牵头的同时，鼓励细分行业头部企业等市场主体协同参与，普及城市智慧环卫相关知识，号召社会公众共同参与。

2.2 标准

为推动国家"一网统管""《安全生产法》"和"双碳"的战略部署,实现环卫行业向"提质、增效、降本、绿色、安全"的智慧化方向发展,报告系统梳理了国家标准、行业标准、团体标准、地方标准和企业标准,构建了以"基础标准——通用标准——专用标准"为基础的环境卫生数字化标准体系,为环卫行业数字化标准提供顶层设计支撑,推动环卫行业高质量发展。

按照环卫数字化与环卫行业的发展趋势,可将各类标准分为四类,具体为:A——专门的环卫数字化标准;A_0——基础性数字化标准;B——部分章节或内容涉及环卫数字化;C——虽无环卫数字化具体条款,但其内容是智慧环卫数字化的切入点。现将智慧环卫相关标准研究编制现状介绍如下。

2.2.1 国家标准

随着信息化和工业化深度融合以及物联网的蓬勃发展,以互联网为核心的新一代信息技术向传统环卫行业快速渗透,大数据、人工智能、工业互联网等技术与环卫行业相互结合,加速智慧环卫发展。相关标准如表2-1所示。

环卫行业相关国家标准

表 2-1

序号	标准名称	标准号	内容	标准类型 (相关条款)
1	环境卫生技术规范	GB 51260—2017	规范了包括环境卫生设施的规划、设计、施工以及运行管理中涉及的安全、卫生、环境保护、资源节约和社会公共利益等方面的相关技术要求	C
2	餐厨废油资源回收和深加工技术要求	GB/T 40133—2021	规定了餐厨废油的分离回收技术、深加工技术与产品、环境保护和劳动卫生要求	C
3	信息安全技术智慧城市安全体系框架	GB/T 37971—2019	针对智慧城市保护对象和安全目标,从安全角色和安全要素的视角提出了体现智慧城市特点、具有可操作性的安全体系框架	A_0
4	数字化城市管理信息系统 第1部分:单元网格	GB/T 30428.1—2013	规定了数字化城市管理单元网格的划分原则、编码规则、数据要求和图示表达等	A_0

续表

序号	标准名称	标准号	内容	标准类型（相关条款）
5	数字化城市管理信息系统　第 2 部分：管理部件和事件	GB/T 30428.2—2016	规定了数字化城市管理信息系统管理部件和事件的分类、编码及数据要求、专业部门编码规则，以及管理部件和事件类型扩展规则	A_0
6	数字化城市管理信息系统　第 3 部分：地理编码	GB/T 30428.3—2017	规定了数字化城市管理信息系统地理编码的一般要求、基本地点数据内容、地理编码规则和数据质量要求	A_0
7	数字化城市管理信息系统　第 4 部分：绩效评价	GB/T 30428.4—2016	规定了数字化城市管理绩效评价的基本规定、评价周期、评价指标、评价方法、评价实施与保障和外部评价	A_0
8	数字化城市管理信息系统　第 5 部分：监管信息采集设备	GB/T 30428.5—2017	规定了数字化城市管理信息系统中监管信息采集设备的要求，应用软件功能、性能要求和其他要求等	A_0
9	数字化城市管理信息系统　第 6 部分：验收	GB/T 30428.6—2017	规定了数字化城市管理信息系统模式建设和运行效果验收的一般规定、验收内容、验收指标与评分以及验收结论等	A_0
10	数字化城市管理信息系统　第 7 部分：监管信息采集	GB/T 30428.7—2017	规定了数字化城市管理信息系统监管信息采集一般规定、流程与要求	A_0
11	数字化城市管理信息系统　第 8 部分：立案、处置和结案	GB/T 30428.8—2020	规定了数字化城市管理信息系统监管案件立案、处置和结案的案件分类依据和工作时限、管理要求、应用要求及智能化拓展应用	A_0
12	数字化城市管理信息系统　第 9 部分：系统设置（正在征求意见中）	GB/T 30428.9	规定了数字化城市管理信息系统的建设与运行模式、地理空间数据、数据库、系统功能与性能、系统运行环境、系统建设与验收和系统维护等	A_0
13	数字化城市管理信息系统　第 10 部分：社会监督信息受理（正在征求意见中）	GB/T 30428.10	规定了数字化城市管理信息系统社会监督信息受理的一般规定、流程、要求以及满意度调查等	A_0

2.2.2 行业标准

为引导环卫行业健康、绿色和可持续发展，逐步完善环境卫生标准体系，住房和城乡建设部制定了环境卫生设施设置标准、餐厨垃圾处理技术规范、城市公共厕所设计标准等一系列行业标准，指导生产实践，实现环卫行业技术、管理和服务标准化和规范化。相关标准如表 2-2 所示。

环卫行业相关行业标准　　　　　　　　　　　　　　　　表 2-2

序号	标准名称	标准号	内容	标准类型（相关条款）
1	城市运行管理服务平台数据标准	CJ/T 545—2021	7.4.3.3 c)环境卫生数据包括垃圾收集设施、垃圾转运站、生活垃圾焚烧厂、生活垃圾卫生填埋场、厨余垃圾处理厂、粪便处理厂、公共厕所、清扫保洁路段、清扫保洁作业等数据	B
2	城市运行管理服务平台技术标准	CJJ/T 312—2021	规定了城市运行管理服务平台数据的总体要求，以及国家平台、省级平台和市级平台数据的内容和数据项等	A_0
3	生活垃圾收集运输技术规程	CJJ 205—2013	适用于城乡生活垃圾收集运输系统 / 分类收集运输系统的规划、建设和运行。包含第 4 章生活垃圾收集 / 分类收集和第 5 章生活垃圾运输分类运输 (含转运) 等	B（3.0.3）
4	环境卫生设施设置标准	CJJ 27—2012	适用于城乡环境卫生设施的设置。内容包括：总则、基本规定、垃圾收集设施、垃圾转运设施和码头、垃圾处理设施、其他环境卫生设施	C
5	餐厨垃圾处理技术规范	CJJ 184—2012	适用于餐厨垃圾的设计、建设和运行管理。内容：厨余垃圾收集运输技术要求；调整餐厨垃圾的规模分类；对厌氧、好氧和饲料化等工艺参数要求进行适当调整；增加餐厨垃圾处理厂运行管理方面的技术要求	C
6	生活垃圾产生量计算及预测方法	CJ/T 106—2016	适用于生活垃圾产生量的计算及预测。内容包括生活垃圾产生量的计算、预测方法及其应用等	C
7	生活垃圾卫生填埋气体收集处理及利用工程运行维护技术规程	CJJ 175—2012	适用于垃圾填埋场沼气收集和发电工程。在"填埋气体收集系统"中增加膜下采集法和垃圾分类对收集系统运行的新要求等相关内容	C
8	生活垃圾转运站技术规范	CJJ/T 47—2016	适用于新建、扩建和改建的生活垃圾转运站规划、设计、建设、验收、运行及维护	B（6.0.7）
9	城市公共厕所设计标准	CJJ 14—2016	适用于城市公共厕所的新建、改建设计。内容包括室内外地坪标高、台阶踏步及相应的安全和防滑要求等；增加中小城市或乡镇公厕设计、建设的条文等	C

2.2.3 团体标准

由于国家标准、行业标准制定周期长，为满足环卫行业市场现实需求、弥补市场标准的空缺、促进行业发展，中国城市环境卫生协会等社会团体，积极联合环卫生态系统中的合作伙伴，陆续制定并发布环卫行业团体标准 40 多项，其中智慧环卫相关标准如表 2-3 所示。

环卫行业相关团体标准　　　　　　　　　　　　　　　　　表 2-3

序号	标准名称	标准号	内容	标准类型（相关条款）
1	垃圾分类智慧系统技术规定	T/HW 00033—2021	以构建科学、实用、系统、全面、可扩展的垃圾分类智慧系统为总体思路，内容包括系统架构、数据管理、系统功能、运行环境、系统验收等	A
2	垃圾分类投放／收集容器技术要求	T/HW 00021—2021	内容包括分类容器类型与规格、地面分类容器技术要求、地埋分类容器技术要求、智能化分类容器技术要求、产品质量要求等	A
3	生活垃圾分类投放操作规程	T/HW 00001—2018	不同产生源及不同类别垃圾分类投放及管理的规定与要求	B（3.0.9）
4	生活垃圾收集运输作业规程	T/HW 00003—2019	生活垃圾收集运输作业环节规范化作业的各项规定	B（3.0.4-3）
5	生活垃圾收集运输质量标准	T/HW 00004—2019	生活垃圾收集运输各环节的质量考评要求	B（3.0.18）
6	大件垃圾处理技术规程	T/HW 00007—2020	大件垃圾处理设施选址设计、设备配置与资源化处理的相关规定或要求	B（3.0.6）
7	餐厨垃圾收运技术规程	T/HW 00008—2020	餐厨垃圾收集、运输环节及车辆设备配置等方面的规定或要求	B（3.0.20）
8	分类收运车辆／容器技术要求	T/HW 00012—2020	厨余／大件／装修／园林等各类收运车辆／容器的基本技术规定	B（3.1.14）
9	农村垃圾分类操作规程	T/HW 00013—2020	农村垃圾分类投放、收集、运输及处理各环节的操作要求	B（3.0.21）
10	道路及附属设施机械清洗作业规程	T/HW 00028—2021	道路及护栏、桥隧等附属设施机械清洗作业的相关要求	B（3.0.1）
11	农村垃圾分类操作规程	T/HW 00013—2020	农村垃圾分类涉及的设施容器设置以及运维管理等方面的规定要求	B（3.0.7）

2.2.4 地方标准

为全面贯彻环卫行业"一网统管"的战略需求，推动国家标准、行业标准落地实施，地方（省、自治区、直辖市）标准化主管机构或专业主管部门因地制宜，制定环卫行业地方标准，对城市智慧环卫建设、管理与服务起支撑作用，从而不断提高标准化工作的有效性和总体水平。相关标准如表2-4所示。

环卫行业相关地方标准　　　　　　　　　　　　　　　　　　　　　表2-4

序号	标准名称	标准号	内容	标准类型（相关条款）
1	成都市智慧城市 市政设施 城市环境卫生基础数据规范	DB5101/T 66—2020	《规范》适用于成都市行政区划内环卫设施设备、生活垃圾分类（含生活垃圾收运、处理及监测）、建筑垃圾收运及处理、环卫清扫保洁、环卫监督检查以及环卫检测等城市环境卫生管理的信息化建设	A
2	山东省智慧化城市管理平台建设标准	2020年征集意见稿	适用于城市智慧化城市管理平台的设计、建设、运行、验收和维护	A
3	江苏省环卫信息化系统建设技术规范	2020年征集意见稿	规范江苏省生活垃圾收运的信息化管理，提高效率与效益。环卫信息化系统符合环境卫生管理的需求，支持环境卫生基础数据类管理、环卫作业监管、垃圾分类管理、生活垃圾焚烧管理、生活垃圾填埋管理、餐厨垃圾管理、建筑垃圾管理、公厕管理等	A
4	湖南省智慧环卫信息化系统建设指导规范	2021年征集意见稿	促进智慧环卫信息化系统的规范应用，统一建设标准，推进不同地区、不同单位、不同系统之间环卫信息流转，实现行业大数据的整合和共享，提高环卫综合服务与监管水平	A
5	数字化环卫收运运维信息系统管理规范	DB34/T 3428—2019	适用于数字化环卫运维系统运维管理。规定了数字化环卫运维信息系统管理、信息系统建设管理、安全管理等要求	A
6	建筑垃圾运输车辆密闭运输智慧应用通用技术条件	DB37/T 4117—2020	规定了建筑垃圾运输车辆密闭智慧应用系统的要求、系统架构、数据传输协议、管控系统、车厢密闭装置、车辆标识等要求	A_0
7	城镇生活垃圾分类监督管理信息系统技术标准	DB33/T 1235—2021	规范城镇生活垃圾分类管理系统的建设和管理，对推动城镇生活垃圾分类监督管理信息化具有重要意义	A

续表

序号	标准名称	标准号	内容	标准类型（相关条款）
8	农村生活污水处理设施物联网管理技术规范	DB32/T 4024—2021	适用于基于物联网技术对农村生活污水处理设施的远程监控管理。规定了农村生活污水处理设施物联网管理的总体要求、设施分类与配置、物联网平台建设、数据要求及平台管理等内容	A
9	城市公共厕所智慧化建设规范	DB3306/T 044—2022	规定了城市公共厕所的基本要求、设施设备建设、智慧化要求和运行管理等内容	A

2.2.5　企业标准

为适应市场竞争，环卫企业不断提高智能化产品质量，加强自我规范，不少环卫企业开始建立内部使用的信息化标准，个别智能化发展水平较高的企业已形成企业标准，并积极参与环卫行业信息化标准的编制。

2.2.6　实施路径

环卫行业智慧化发展专用标准相对较少，随着工业 4.0 新一代信息技术不断涌入环卫行业，与之配套的信息技术标准严重滞后，导致环卫行业信息孤岛现象严重，数据融合共享步履维艰，造成数据资源浪费，亟需构建一套规范的环卫行业数据标准体系，引领环卫行业高质量发展。

为保障环卫行业数据标准体系的系统性、科学性和可扩展性，2021 年中国城市环境卫生协会智慧环卫专业委员会启动《环卫行业信息数据标准》编制工作，初步框架体系如图 2-1 所示。该框架体系包括标识编码规范、基础数据标准、数据共享标准、数据价值标准、数据安全标准 5 个部分。《住房和城乡建设部关于全面加快建设城市运行管理服务平台的通知》强调，全面加快建设城市运管服平台，推动城市运行管理"一网统管"，提升环卫行业精细化治理水平，实现基础数据交换和资源共享，满足环卫企业持续增效的需求，环卫行业基础数据标准的编制迫在眉睫。

环卫行业基础数据标准编制计划分步实施，采用 1+N 编制模式。当前，整套基础数据标准已启动以下 12 个模块，即：总则、通用基础数据、生活垃圾分类、生活垃圾收集运输、生活垃圾卫生填埋、生活垃圾焚烧处理、餐厨垃圾处理、渗滤液处理、粪便收运与处理、公共厕所、清扫保洁作业、建筑垃圾收运与处理。接下来根据行业发展情况补充其他新模块，例如园林 / 大件 / 装修等，不断完善整个环卫行业基础数据标准体系。

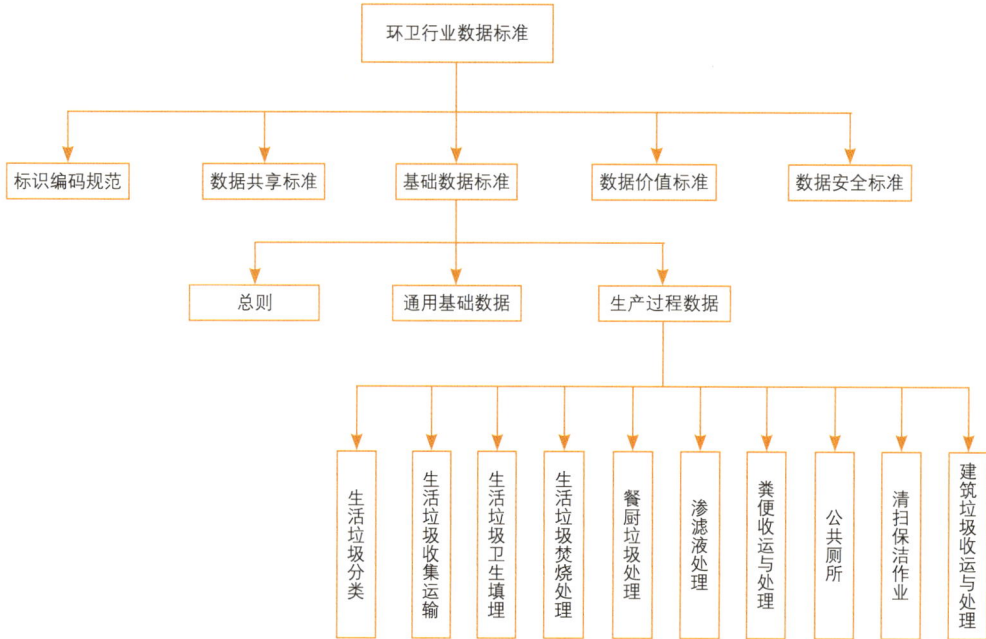

图 2-1   环卫行业数据标准体系架构

2.3 产品

无论政府层面还是企业层面，近年来都在智慧环卫产品建设方面进行了大量尝试，也投入了大量人力物力进行相关产品研发，城市智慧环卫项目也在持续增加，呈现多样化的发展趋势。

当前社会对智慧环卫没有形成统一认知，国内外现有指标或侧重传统环卫行业，或侧重信息化，缺乏对"环卫＋智慧"的总体衡量体系。从环卫行业发展的角度看，环卫行业的智慧化发展需求从低到高，大致可分为4个层次：第一层是部署ICT基础设施，构建智慧环卫的基础，没有联接的设备、企业、行业是孤岛，智慧环卫首先需要的是无所不在的联接；第二层是安全，既包括物理世界也包括网络世界的安全，这是发展的保障；第三层是推动环卫各领域实现数字化；第四层是实现环卫行业统筹智慧管理，即实现"一网统管"。

由于环卫行业管理的复杂性和服务需求的多元化，智慧环卫产品建设过程中，面临业务协同难、产品技术不完善、数据挖掘价值低、数据安全难保障、供需结构性冲突等问题与挑战。

2.3.1　业务协同

当前，投资建设的大量智慧环卫产品，因为数据分散、缺少业务关联、系统不兼容，只支持简单应用，甚至建起即闲置，导致资源利用率低；信息处理局限于单个部门需求，信息孤岛现象普遍存在；业务处理相对孤立，各应用场景在数据融合、业务贯通、智能决策等方面欠缺较大，协同处理困难；跨行业、跨领域、跨部门综合性问题和难点的解决处理能力有限，未能充分发挥智慧环卫产品价值。

智慧环卫产品普遍根据环卫业务架构划分，仅考虑了单个条线、单项技术的解决方案，但在实际应用中，环卫一体化趋势越来越明显，各种业务相互交叉、跨界与协同。特别是在一些环境园区，存在技术交叉、资源共享、物质流和能量流的变化、二次污染物防治措施的共享等问题。因此，除了提出针对单一技术的智慧环卫产品解决方案，还需要考虑在园区层面提出多种技术协同处理的系统的智慧环卫产品解决方案。

大多数城市的智慧环卫仍处于初步建设阶段，智慧环卫产品系统间兼容问题突出。有的城市虽然已经构建了环卫管控平台，但环卫企业与政府部门之间，各业务子系统与总指挥系统之间，仍未能实现信息和数据资源的共享。企业无法通过系统接收环卫事件处理任务，处理的过程和结果也无法通过企业智慧环卫平台同步上传到政府智慧环卫平台。这些由于政府和企业之间、政府各部门间的产品系统兼容性问题，给环卫事件处理工作的及时响应和有效监管造成极大困扰。

各地城市智慧环卫建设运营多注重运行指挥中心建设、系统和业务功能扩展，在顶层规划、业务重塑、流程再造、统筹调度等方面仍需加强。

2.3.2　产品技术

现有的智慧环卫产品大多还停留在满足可视化、数据上报、车辆导航等基础功能需求层面，忽视了工业互联网平台的核心目标——为企业实现"提质 + 增效 + 降本 + 绿色 + 安全"。由行业内头部企业主导的平台建设模式，同行企业基于数据保密的考虑，不愿上平台和用平台，导致"平台"重复建设现象严重，缺少企业与企业之间交互的"媒介"，造成很多信息孤岛，制约了智慧化的进程、大数据的挖掘和产业的融合。

智慧环卫产品涉及的业务包括垃圾分类、环卫作业、垃圾收运、垃圾中转、公厕管理、垃圾处置、建筑垃圾等，随着业务的增长，存在功能模块越来越多、数据量及业务复杂度指数增长、基数不明、流向及流量不清等问题，导致智慧环卫产品的业务拓展、功能延伸困难重重，很多之前建设的平台产品面临不得不推倒重来的风险。

结合政府及企业的规划发展需要，在不同阶段可能会筹备智慧环卫的部分业务，如某城市第一期规划上线了智慧公厕管理子系统，第二期规划需要上线垃圾分类和中转站的管理子系统，如何让第一期和第二期的产品无缝衔接，整合到一个平台上，如何去中心化，是产品业务模块拓展时需要考虑的问题。

解决智慧环卫产品的业务延伸功能拓展问题，需建设统一共享的智慧环卫平台产品，取代分散的应用软件产品，以真正满足环卫行业"一网统管"需求。

建设统一共享的智慧环卫平台离不开多种核心能力要素的支撑：

（1）采用容器、微服务与应用开发技术不断推动平台基础架构加速成熟，大幅提高平台功能解耦和集成的效率，加速应用开发与创新。

（2）充分利用物联网、云平台等技术，通过增加虚拟服务器或云空间资源，保障系统具备快速扩容实施的优势，同时将业务进行统一规划接入，采用分层技术，便于后期系统拓展、维护。

（3）各类行业模型的沉淀、面向行业特点的数据管理和分析，以及平台产品功能向行业现场的不断下沉，构建环卫行业模型池与数据湖，持续提升平台行业服务能力。

（4）充分利用现有的城市资源如交通监控系统、环保系统、城管系统等进行合作，接入全国统一的城市运行管理服务平台，全面提升"科技管理"水平，推动环卫管理"一张网、一本账"的有效落地。

专栏 1　模型池（Model Pool）

模型池（Model Pool）是指基于工业机理构建各类算法模型，实现分析应用，将机理模型、数据模型和业务模型等快速在智慧环卫平台中沉淀，为用户提供从数据预处理、模型构建、模型训练、模型部署、模型评估到模型监控等功能的全生命周期管理服务，助力企业降本增效的一体化模型管理平台。

主要功能包括：

（1）全方位管理。模型池覆盖上线模型管理的各个方面，包括评估、测试、监控以及版本管理等，实现对模型的精准管理和监控，防止模型上线混乱，提升了企业管理模型的效率。

（2）云边协同。支持云端／边缘端两种快捷部署升级方式，赋能智慧环卫云平台和微平台，同时保障数据安全；与微平台实现数据互通互联，可以将智慧环卫平台在云端训练成熟的最新模型下沉到微平台，使微平台始终保持先进性，实现智慧环卫平台与微平台之间的云边协同。

（3）评估指标标准化。模型池基于大量的实际案例，在系统稳定性指数、变量稳定性指数、转移矩阵、SVD、Somers' D 等监控指标和验证指标的基础上，梳理出了模型评估监控的常用指标，支持 KS、AUC、ROC、F1、AR、准确率、稳定性指数等指标自定义配置，实现模型评估监控的标准化。

（4）智能监控预警。模型池以自动化的方式计算各种评估指标，根据模型衰退和数据变化自动预警，可查看模型的评价指标值和对应的图表数据。

（5）全新系统架构。模型池引入了微服务的架构思想，以"专题—数据集—模型"分层管理为思路，按照分区治理的理念，划分不同功能区，极大地简化了模型上、下线的审核流程，降低了系统操作的复杂度，提升了系统的可拓展性。

专栏 2 数据湖（Data Lake）

数据湖（Data Lake）是一个以原始格式存储海量的、多个来源、多种类型数据的存储库或系统。它按原样存储数据，而无需事先对数据进行结构化处理。一个数据湖可以存储结构化数据（如关系型数据库中的表）、半结构化数据（如 CSV、日志、XML、JSON）、非结构化数据（如电子邮件、文档、PDF）和二进制数据（如图形、音频、视频）。

随着大数据技术的融合发展，数据湖不断演变，汇集了各种技术，包括数据仓库、实时和高速数据流技术、数据挖掘、深度学习、分布式存储和其他技术，从而逐渐发展成为一个可以存储所有结构化和非结构化任意规模数据，并可以运行不同类型的大数据工具，对数据进行大数据处理、实时分析和机器学习等操作的统一数据管理平台。

数据湖的核心价值在于为企业提供数据平台化运营机制。进入 DT 时代，企业急需变革，需要利用信息化、数字化、新技术的利器形成平台化系统，赋能企业的人员和业务，快速应对挑战，而这一切的数据基础，正是数据湖所能提供的。

针对我国智慧环卫发展的现状，为加快企业侧的推广应用，满足企业数据保密方面的需求，强化边缘侧处理能力，急需行业通用产品。业内信息化领军企业已成功研发出微平台产品，微平台产品是将平台内核分别下沉到 PC 端和上浮到移动端，是从智慧环卫平台上生长出来的新物种，既拥有平台的功能，又能脱离平台使用，可以实现企业与平台随时有选择性对接，不定期进行升级、扩展和个性化开发，能提供持续增效支撑。它类似于消费互联网中的微信，很好地解决了设备之间的方便和高效连接，具有先进性、私密性和灵活性，值得业内大力推广。

专栏 3　微平台（Micro Platform）

微平台（Micro Platform）是智慧环卫平台功能的延伸或分布式平台，是工业互联网生态系统的细胞或最小单元，可实现设备之间的方便连接。类似"微信"是消费互联网生态系统的细胞，实现人与人之间的方便连接。微平台可本地化部署，也可一手在握，解决企业上平台、用平台难的问题。微平台的主要功能包括：

（1）边缘侧智能管控。满足企业数据和管控私有化部署需求，将平台功能下沉进行智慧化生产管控，实现提质、增效、降本、绿色和安全。

（2）功能升级。根据用户所需不定期与平台连接，将平台新模型封装，通过预留接口下沉实现自动升级，提供持续技术支撑。

（3）与平台随时连接。可设置与智慧环卫平台的连接与断开，并可选择开放或关闭的功能，保障微平台的先进性与私密性。

（4）满足个性化需求。技术的发展越先进，平台的颗粒度越小，选择的自由度越大，自主的开发越容易实现，满足的个性化需求越到位，获得的服务越灵活方便。

另外，面对智慧环卫产品良莠不齐、鱼龙混杂的现状，需要以测试认证为抓手提高行业准入条件、规范行业产品市场。测试床是产品及服务进入市场前的效益和可行性的验证平台，是软硬件产品测试认证的有力工具。相比于传统人工测试，测试床在测试环境中加入仿真软件、仿真硬件、仿真管理控制软硬件，通过有限的物理资源模拟仿真出所需的物理环境、应用场景等，更加科学、高效地验证产品及服务在各类应用环境下的输出效果，保障测试认证通过的智慧环卫产品顺利上线，并准许接入"一网统管"城市运行管理服务平台。

专栏 4　测试床（Test Bed）

测试床（Test Bed）是指支持大规模开发计划的试验框架或支持小规模技术测试和开发的基础设施平台。测试床是模拟仿真技术的一种应用，为科学理论验证、新技术开发、新产品验证等提供了测试与实验环境，是新产品和服务的"中试场"。在工业和信息化部发布的《工业互联网发展行动计划（2018～2020年）》中，就将建设一批工业互联网创新技术测试床作为工作重点之一。

环卫行业测试床利用数字孪生技术搭建虚拟仿真测试环境，对环境产业各应用场景关键点设备、工艺生产线仿真推演，通过模拟被测对象所面临的各方面的条件，验证各类应用环境下的反应结果，为不同用户提供测试服务。

主要测试内容包括：

（1）硬件产品测试。重点测试与设计参数或与同类同等规模项目比较，关键设备的降耗增效、工艺生产线的降耗增效、整个厂区的降本增效。

（2）软件产品测试。自动测试软件功能与性能，包括功能完整性、实用性、易用性、稳定性、可拓展性、应用实效等。

2.3.3　数据挖掘

满足行业大数据深度挖掘的智慧环卫产品建设需要大量人力物力，一家企业无法承担整个系统的建设及运营，《环卫产业互联网平台白皮书（2020）》中提出了"大平台＋多中心"共建思路，即行业头部企业担当"大平台"建设重任，负责底层共享平台的设计、建设、运营和维护等工作；借助行业协会力量召集行业内每个细分领域优秀企业作为多中心主导者共建平台。经过一年多的实践，行业的智慧化发展取得了较大提升，平台建设模式得到了进一步发展完善，提出了"大平台＋子平台＋微平台"分增效共赢模式。"微平台"将设备连接起来构成"子平台"，"子平台"连接在"大平台"上，形成完整的协同生态系统，由每个细分领域优秀企业主导，动态机制，优胜劣汰，确保每个模块持续领先。"分增效"指在所有参与者间，包括用户和其他共建者，按贡献大小，分发利用该模式后新增的收益，不动原收益。"共赢"指在平台上创造的新价值和获得的新收益，在贡献者之间按贡献大小进行分配，分配机制需提前同参与者约定达成共识，并由第三方监督和保障措施。"大平台＋子平台＋微平台"分增效共赢模式为环卫行业的智慧化发展建设提供了新的方案，也为工业互联网平台建设提供了一个成功范例。

利用深耕环境行业数十年的经验、DT 时代的基础设施和技术红利，构建了基于全生命周期的海量数据采集、汇聚、分析的全产业链服务体系，在行业协会的大力支持下，汇聚各个细分领域和单元模块的优势资源，支撑资源泛在连接、弹性供给、高效配置的云平台，服务于行业内外企业用平台，实现智慧化升级和平台化运营管控，达到可持续增效的目的。通过合作共建、分享增效，在产业链和生态系统上持续进行数据挖掘，竞争和增效边界被打破，最终进入增效无边界的持续发展状态，成为支撑"三生"——生活、生产、生态发展的保障，实现产业融合与"企业＋政府＋公众"共赢。数据挖掘在推动实现可持续增效中的作用将越来越突出。

智慧环卫产品以数据汇聚和共享为前提，然而垃圾分类、环卫作业、垃圾收运、公厕管理等各细分领域数据管理模式不同、数据内容质量不一，导致各领域数据难以汇聚、关联和匹配。虽然国家和地方层面已出台了数据治理和共享交换相关政策，但依旧面临数据治理责任主体不明确、治理流程不规范、质量标准不清晰、产权归属不明确、数据共享交换难等问题，导致数据资源难以赋能行业发展。需加强环卫行业数据治理制度建设，促进数据要素高效配置，发挥环卫数据价值。

从政府方面来思考，政府需要通过智慧环卫解决城市的环境卫生问题，发现问题、解决问题、预防问题是需要重点考虑的。从发现问题来说，大多是通过人工巡检来排查问题，如何通过技术化手段取代人力；从解决问题来说，如何实现环卫作业的自动化进度和质量监管；从预防问题来说，如何通过大数据和人工智能进行分析研判。从企业方面来思考，企业不仅需要通过智慧环卫满足政府的监管目的，同时还需要通过智慧环卫来降低企业的运营成本和提升企业运行效率。因此，智慧环卫需要从"感知智能"向"认知智能"和"决策智能"迈进。需要借助国家工业互联网标识解析二级节点（环卫），整合信息资源，完善数据收集工作。人员、车辆、工作状况、环境状况、设备状态、垃圾处理状态，这些数据的收集都来自城市的各个子管理系统，大多数城市的环卫设备都交由环卫企业承包，各种环卫设备的信息数据由不同承包企业掌握，各企业应履行自身义务，配合提供政府监管和统计所需要的数据。政府部门应出台数据权属相关政策，切实保护好企业利益，与环卫企业积极沟通与合作，共同打造行业大数据平台。只有将城市各环卫子系统连接起来，才能更有效地对人、事、车、物等进行合理的调度和安排，实现实时监督、实时调度、实时决策的环卫目标，以及业务全流程、全生命周期管理。

专栏 5　标识解析（Identification Resolution）

生活中每个人都有一个身份证，公安系统可通过身份证调取个人的全部信息。同样，在环卫作业生产中，每台设备想要得到独一无二的"身份证"，明确其产品归属，并实现其所有信息记录与调取，就需要标识解析来实现。

标识解析（Identification Resolution）是指在产业互联网体系中，通过给每一个对象（机器、产品等物理资源和算法、工艺等虚拟资源）赋予唯一"身份证"标识，并借助产业互联网标识解析系统，实现跨地域、跨行业、跨企业的信息查询和共享，其是支撑万物互联的神经枢纽。

青岛国真智慧科技有限公司承担了环境行业国家工业互联网标识解析二级节点建设工作，通过对接国家顶级节点、企业节点、递归节点、标识注册管理机构，接入到整个国家工业互联网标识解析体系，围绕环卫行业的相关业务，针对多行业上下游相关企业提供灵活的标识编码注册和标识解析服务，构建管理体系、功能体系、安全保障体系基础上的应用体系。标识解析二级节点建成后将为整个环卫行业提供公共标识信息查询及解析服务，实现标识注册、标识解析、标识查询以及基于标识解析的产品溯源、产品全生命周期管理，实现产业链上下游及企业间的信息共享。

存储和管理数据的最终目的是实现数据的价值，数据资产管理将数据作为一项资产，并通过一个持续和动态的全生命周期管理过程，使数据资产能够为政府企业数字化转型提供源源不断的动力。智慧环卫产品同样需要在数据标准管理、数据模型管理、元数据管理、主数据管理、数据质量管理、数据安全管理、数据价值管理以及数据共享管理等方面对环卫数据进行有效管理。另外，通过可视化分析技术，直观地展示数据，让数据说话，让用户听到结果；通过一系列的工具（例如语义引擎等）去解析、提取、分析数据；通过集群、分割、孤立点分析等算法挖掘数据价值；也可以通过数据挖掘和可视化分析技术的结合做出预测性的分析。随着人工智能各项技术的快速发展，智慧环卫建设将从以识别、比对和展示等"弱人工智能"状态，缺少对于信息的加工、理解和思考等能力为特点的信息化系统转变为"能听见、能看见、能感知"的智慧系统，成长为具备自优化、自学习、自演进能力的未来城市发展基础设施，助力政府部门提升监管效率，为企业提供持续的降本增效服务，让公众获得更好的体验感和参与感。

2.3.4　数据安全

智慧环卫产品中的应用涉及政府的监管数据、企业的商业数据以及个人隐私等数据，一旦遭受攻击，可能不仅影响到系统的正常使用，也会导致政府、企业和公众的隐私数据泄漏，造成极其恶劣的公众舆论影响和法律方面的危害。

面对上云和上平台，很多企业对数据的安全有顾虑，担心数据被云服务提供商和平台主"偷窥"。如果把企业数据共享给竞争对手，核心数据被同行知晓，或者把企业数据开放给一些广告商等第三方，将对上云和上平台的企业造成危险、形成威胁。"微平台"具有数据保密与开放自由选择的功能，进行企业数据和管控的私有化部署，自由设置与"一网统管"平台的断连、功能与数据的开关，能化解数据开放与保密之间的矛盾，具有相对的独立性，在保证数据安全的前提下获得平台的功效，作为行业通用产品方便实现"一网统管"。

智慧环卫产品涉及的物联感知、通信传输、应用服务、智能分析处理等层面安全风险和脆弱性日益凸显。信息基础设施集约发展，大量智能感知终端接入、系统网络高度共享、大数据的集聚和使用及多源数据融合分析等，加大了设备安全管控、数据破坏、信息丢失和身份窃取等安全风险。目前，具有自主知识产权的软、硬件设备较少，特别是基础操作系统、核心芯片和数据库管理软件多数由国外产品占据或主导，严重威胁智慧环卫产品基础性安全。需建立数据安全管理和风险防控机制，避免安全风险的发生。

智慧环卫产品需要具备健全的网络和数据安全管理体系，能够强化要害信息系统和信息基础设施安全保障，加强建设、运营和服务过程中的个人信息保护，确保城市信息化基础设施、技术和数据资源的自主、安全、可控。智慧环卫产品需构建统一、协同、智能、可信的安全保障体系，支撑网络空间安全和数据要素合规使用。通过防御、检测、响应，以及云、管、端三级智能联动，构建完整的网络安全体系，并利用体系化安全防护手段（包括动态安全认证、精细化授权、安全大数据技术分析、数据隐私保护等）和安全运维手段，围绕安全事件的事前、事中、事后各个阶段，为环卫行业中各个业务系统提供安全咨询、安全防御、安全告警、安全处置、安全应急服务等一系列的安全保障服务，全面解决数据安全问题，持续降低环卫行业面临的安全风险。

参考《工业互联网　安全总体要求》[10]，智慧环卫产品应加强平台各层防护对象的安全水平，保障系统网络安全运营，防范网络攻击。平台安全防护内容具体包括：

（1）设备安全。包括设备及运维用户的身份鉴别、访问控制，以及设备的入侵防范、安全审计等。

（2）控制安全。包括控制协议的完整性保护、控制软件的身份鉴别、访问控制、入侵防范、安全审计等。

（3）网络安全。包括网络与边界的划分隔离、访问控制、机密性与完整性保护、异常监测、入侵防范、安全审计等。

（4）应用安全。包括工业互联网平台及工业应用程序的访问控制、攻击防范、入侵防范、行为管控、来源控制等。

（5）数据安全。包括数据机密性保护、完整性保护、数据备份恢复、数据安全销毁等。

2.3.5　供需结构

智慧环卫产品特别是行业平台的建设比消费互联网复杂得多，涉及各种化学、生物和物理等变化，以及全产业链中的各个环节，需要有行业垂直深耕经验的人（一般超过10年），与IT人员密切配合才能完成。每个人同每个企业一样，都不是万能的，都有自己的局限性，全产业链和整个行业的网络化，是一个企业和一个团队所不能及的，需各个细分行业和产业链各个环节上的企业合作完成。类似没有完美的个人，只有完美的团队。新时代下，缺少"一网统管"落地产品和服务方面的供应，包括软、硬件和跨界人才供应。

基于新时代下智慧环卫建设需求及建设要素分析，智慧环卫建设主体在选择产品供应商及合作伙伴时应综合考虑。智慧环卫平台产品在数据资源建设、创新型业务应用、系统间互联互通方面技术复杂度高，需要拥有跨界知识和技能的跨时代群体来打造。产品供应商团队应同时具备传统专业知识和 IT 专业知识，或者能够整合汇集这样的团队能力，能够在新技术、新模式、新业态方面提供顶层设计、创新性技术咨询和标准化服务（如调研诊断、规划咨询、标准建设、专业培训及运维服务等）。

当前智慧环卫产品供应商（或服务商）大致可分为三大类且均存在着不同程度的智慧环卫应用难题。一是互联网科技头部企业，虽然具备全面的智慧环卫建设信息与通信技术（Information and Communication Technology, ICT）以及咨询能力，但缺乏对环卫行业的深度了解，在业务层面与解决方案落地层面表现疲软，需持续投入战略资源并吸纳行业专家深度参与；二是国资背景环卫行业龙头企业，拥有相对丰厚的资金与项目储备，但其对智慧环卫的切入点多为网络端及边缘侧，对于传感层、行业平台层、应用层等多个层面缺乏专业支撑，项目的整体规划与落地需融合更多的生态伙伴；三是环卫行业信息化企业，大多对环卫行业的某一或某些领域、模块有一定的行业积累，但随着智慧环卫所涉及的范围越来越广，其技术能力与资金实力难以支撑。

因此，为满足"一网统管"背景下的智慧环卫建设要求，不同类型的供应商能力均存在一定的不足，另一方面需求侧特别是政府侧对智慧环卫平台产品需求较高，供需结构性冲突比较严重。产业发展需要进行生态融合，需要充分发挥行业协会监督指导作用，业内拥有跨界团队的信息化领军企业牵头，不断完善智慧环卫行业生态共建机制，为智慧环卫的建设与发展保驾护航。

2.4 市场

我国环卫市场正处于高速发展的黄金期。截至 2021 年 12 月 31 日，全国 2851 个区县（行政区划单位），已有 2010 个区县（城区部分）完成首轮以上环卫市场化改革，城区环卫市场化率突破 70%[11]。据统计，2021 年度全国共近 2 万个（19172）各类环卫服务项目，年化总额 714 亿元，合同总额 2148 亿元。年度开标项目 / 标段总量和年化总额均创历史新高 [12]。

同时，新一代信息技术飞速发展推动环卫行业智慧化发展。5G、物联网、大数据、云计算等技术与制造业进一步融合，制造业向信息化、智能化的方向发展，智慧环卫也获得了更大的发展契机。数以万计的传感器加装到环卫设备上，越来越多的城市落地无人驾驶环卫清扫车队，垃圾处理前、中、后端产业链数据逐步打通，环卫行业智慧化水平逐步提高。

伴随环卫市场化程度和技术水平持续提升，"互联网 + 监管""一网统管""双碳"《安全生产法》" 等市场利好政策法规持续颁布，智慧环卫市场进入爆发期，各城市纷纷落地智慧环卫监管，环卫运营企业也向智慧化运营方向转变。

2021 年 12 月 14 日，国务院印发《"十四五"市场监管现代化规划》（国发〔2021〕30 号），指出要建设科学高效的市场监管体系，全面提高市场综合监管效能，更大激发各类市场主体活力，持续优化营商环境。这为智慧环卫的发展提供了良好的市场环境和政策保障。

智慧环卫的需求主体包括政府、企业和公众，以下针对三类主体的需求进行分析，提出满足需求的实现方式，并进行市场预测。

2.4.1 政府侧

"互联网＋监管"、现代环境治理体系、安全生产法升级、无废城市建设、2030 年前碳达峰行动等政策法规陆续出台，城市"一网统管"纳入国家"十四五"规划，借助网络实现环卫行业安全和生产过程的统一监管成为政府刚需，继而协同支撑无废城市管理体系建设，实现各行各业绿色低碳发展，助力我国碳达峰、碳中和的实现。

1. "一网统管"

在智慧环卫市场激增与"一网统管"国家战略的双向驱动下，作为智慧城市的重要一环，环卫行业的发展面临了新的机遇和挑战，亟需解决数据利益分配和政府执法之间的矛盾。若不能清晰界定环卫数据的权属及其利益分配，政府执法寸步难行；若政府执法不严或不公，更会直接损害企业和公众的利益，导致执法过程恶性循环。通过"一网统管"平台数据标准能清晰界定数据权属，既能保障政府实现环卫行业智能监管和科学执法的数据"真、准、全"，又能实现企业商业、技术等数据的私密性，实现全产业链数据获取，并借助资源优化和行业间的协同，为环卫行业赋能。

2021 年住房和城乡建设部《关于全面加快建设城市运行管理服务平台的通知》要求：2023 年底前所有省、自治区建成省级城市运管服平台，地级以上城市基本建成城市运管服平台；2025 年底前，城市运行管理"一网统管"体制机制基本完善。预计到 2023 年，按照每个省级行政区划"一网统管"平台项目 2.17 亿元（参考荆门智慧城市大脑建设"一网统管"项目数据）计算，我国 34 个省级行政区划，合计市场容量约为 73.78 亿元以上；到 2025 年，我国 333 个地级以上城市建成"一网统管"平台，合计市场容量约为 722 亿元以上。

2. 无废城市

为实现整个城市固体废物资源化利用充分、处置安全和精细化管理，从 2018 年开始国家就陆续开展"无废城市"试点建设。因城市废物种类多、分布碎片化，收集处理利用过程复杂、不易管控，建设关联主体多，无废城市建设任务十分艰巨，需要借助网络技术手段实现"一网统管",既能方便政府监管,又能促进企业生产管控的智慧化升级。针对国务院无废城市试点方案,落实无废城市建设方案的建议如下:第一,完善无废城市建设工作方案,与"一网统管"协同。生态环境部与住房和城乡建设部等部门之间协调一致,做到资源共享,将无废城市的内容纳入"一网统管"范畴。第二,落实无废城市建设工作方案,用数据说话,保证数据从监测到提取、传输、处理和上报全过程"真、准、全、快、新"。第三,打通产业链上、下游,组织不同环节的专家指导建设,特别是兼具一线实战经验和转型跨界经验的人员。第四,平台化运营管理,建设工作完成后,确定建设运营主体平台服务商和运维管理办法。

根据中国环境报信息,2019 年我国无废城市建设"11+5"个试点城市和地区的实施方案中,内容涵盖大宗工业固体废物、主要农业废弃物、生活垃圾、危险废物等固体废弃物的资源化利用,总投资 1237.98 亿元(平均每个试点投资额为 77.37 亿元,含建筑垃圾资源化项目、垃圾焚烧、餐厨垃圾收储运等项目投资),实施"无废城市"建设子项目共计 476 个,其中公益性项目数量 334 个,包括环卫项目、农村工改厕、秸秆还田、分散式养殖粪污处置等。2021 年 11 月 2 日,《中共中央   国务院关于深入打好污染防治攻坚战的意见》指出:"十四五"时期,推进 100 个左右地级及以上城市开展"无废城市"建设。到 2025 年,按照每个无废城市项目总投资 77.37 亿元,以 100 个试点城市投入建设计算,合计市场容量约为 7737 亿元以上,参考《"十四五"国家信息化规划》提出的数字经济核心产业增加值占比要达到 10%,则其中智慧环卫核心产业(指为环卫行业智慧化发展提供数字技术、产品、服务、基础设施及解决方案的各类经济活动)增加值可达 773.7 亿元。

3. 双碳平台

在国家双碳战略目标背景下,国务院印发《2030 年前碳达峰碳中和行动方案》(国发〔2021〕23 号),指出要实施"循环经济助力降碳行动",充分发挥减少资源消耗和降碳的协同作用,推进产业园区循环化发展,大力推进生活垃圾减量化资源化。环卫行业通过循环产业园区的建设也应主动摸清碳家底、明确碳减排手段、推进碳资产管理和参与碳交易的实现。政府可利用智慧环卫中企业的智能化设备实时采集各环节生产运行和安全监管的数据,敦促企业通过行业专用的智能化模型优化工艺参数实现生产过程节能减排,同时实现碳足迹追踪等数据资产化管理,政府全链条跟踪环境产业碳排放,逐步实现双碳战略绿色发展目标。在国家核证自愿减排量申请重新开放后,对 CCER 碳资产的获取、签发、交易过程进行政府侧管理。在获取碳资产后,将系统与碳交易平台进行对接,实现对碳资产交易的被动管理,并通过碳交易实现额外收益。

据北京环交所预测,未来全国碳市场扩容至八大行业后,纳入配额管理的碳排放总额规模将达到 70 亿 ~ 80 亿吨 / 年,届时国家核证自愿减排量(Chinese Certified

Emission Reduction，CCER）需求将达到 3.5 亿 ~ 4 亿吨 / 年。减排量交易市场方面，运营符合国家 CCER 标准的清洁能源项目（如垃圾焚烧发电、废能利用、生物质等），获得 CCER，在碳市场上出售获得额外的利润增量，企业通过满足碳汇交易实现改造，每年市场容量约 30 亿元以上。配额交易市场方面，待企业被纳入碳排放权市场交易体系后，减少自身的碳排放，将剩余的配额出售给其他碳排放密集型的行业或企业获得利润的增量，每年市场容量约 50 亿元以上。

2.4.2 企业侧

1. 企业需求

2020 年 12 月 22 日，工业和信息化部印发《工业互联网创新发展行动计划（2021 ~ 2023 年）》（工信部信管〔2020〕197 号），指出要实现融合应用成效进一步彰显的目标，实现提质、增效、降本、绿色和安全，重点企业生产效率提高 20% 以上。满足企业侧的需求，需要政府部门、环卫运营企业、专业平台公司、软硬件服务商等多个主体共同努力。企业也需要根据法律法规，履行企业的义务，提供政府监管和统计所需的相关数据，满足政府的监管需求。

提质。提升质量，既包括提升环卫作业的质量，又包括提升生产质量。在道路清扫保洁、垃圾收转运的前端环节，存在作业质量达标难、管理考核跟不上等问题，有效保障作业人员、车辆按照政府监管、企业运营的要求作业是困扰环卫运营企业的难题；而在后端处理企业运营过程中，企业存在进一步提升生产质量的需求。满足"提质"需求，需要借助智能设备采集作业与生产过程的相关数据，建立以质量为导向的算法模型，反作用于前、后端作业生产过程，实现质量提升。

增效。提高效率，即提高环卫运营企业的生产效率和数据利用效率。在道路清扫保洁、垃圾收转运、公厕管理等环节中，存在投入人员与设备量大、作业效率低等问题，如何投入尽量少的人员、资金、时间成本，达到优质的运营效果，是企业迫切需要解决的；而在后端处理企业运营过程中，也存在能耗高、生产效率低等问题。解决企业生产和数据利用效率低的问题，需要在作业质量算法模型基础上，找到最优作业模式，提升生产运营效率；同时打通前、后端及各工艺单元间的数据链，前后协同，提升效率。

降本。降低成本，即降低环卫运营企业的生产、运营、管理成本。环卫运营企业的收入主要来源于政府补贴，与此同时由于能耗、人员等成本的提升，企业运营压力大。因此，环卫运营企业也在寻找降低运营成本、提升企业效益的方法，比如道路清扫保洁根据时段和季节安排清扫车辆和作业路径、垃圾收转运按照优化路径从而减少油耗、垃圾处理进行生产管控降低能耗等，这需要以数据为支撑，并借助大数据、算法模型等技术来实现。

绿色。践行 3R，通过减量化（Reduce）、再利用（Reuse）、再循环（Recycle），推动循环经济发展。在国家"双碳"战略和"无废城市"建设的大背景下，环卫运营企业也积极推动自身运营的减排降耗降碳。以后端垃圾处理企业为例，一方面通过处置减少了垃圾自然分解导致的温室气体逸散，并通过发电等方式替代温室气体效应更强的化石燃料减少温室气体排放，另一方面也在积极寻找通过人员车辆绿色出行、工艺优化等路径实现降碳降耗。企业通过智能化手段提升管理水平，摸清碳家底并对碳资产有效管理，将进一步推动无废城市建设和实现减排降碳。

安全。安全生产，包括人员、车辆、作业、生产的安全。前端道路清扫保洁、垃圾收转运、公厕管理等环节中，涉及大量环卫作业人员及车辆，存在作业过程中人员、车辆安全隐患；在后端垃圾处理过程中，存在甲烷、硫化氢等易燃易爆、有毒气体及其他安全隐患。保障安全生产是企业运营的基础需求，需要通过智能设备实时监测，做到可感知、可预警；同时通过大数据研判，在发生预警时联动相关智能设备或排险方案进行智能排险，将安全隐患消灭于萌芽。

2. 需求实现

获取生产过程中人员、车辆、设备、作业等相关数据是满足企业需求的基础，利用大数据、云计算建立算法模型是满足企业需求的重要手段。无论是寻找最优作业路径、生产工艺的优化、减排降碳，还是实现智能决策、安全预警、智能排险，以及前后端上下游各环节的衔接与优化，都离不开大数据技术，平台能够积累行业的大数据，建立相应的模型，赋能于企业。企业可以借助与提供行业网络平台的公司合作，实现企业应用模型的升级，同时企业的数据也进一步推动行业的发展。这需要通过生产设备的智能化和运行管理的平台化来实现。

生产设备的智能化。在前端道路清扫保洁、垃圾收转运等环节中，越来越多的车辆上加装了车载终端一体机、监控设备、称重设备、油耗仪等终端设备，无人驾驶智能车也逐渐引入环卫作业中，公厕管理环节增设了气体监测、红外感应等传感器设备，后端处置通过相关传感器及自控系统实现自动化和数据上传，这些设备逐步从数据的采集发展到能够进行一定程度的分析和反向控制。

运行管理的平台化。建设企业内部的运营管理应用软件，能够一定程度上帮助企业提升生产运营和管理的效率，但容易导致信息孤岛的问题。要想打通上下游产业链，实现环卫前后端的有效衔接与互通，企业需要有开放的心态，对不涉及内部机密的数据与产业链前后端进行共享，实现联通互动；同时，企业也要满足政府的需求，为政府提供统计与监管所需的数据。因此，企业需要在生产设备和运营管理智能化的基础上，上到行业的工业互联网平台上，既能实现上下游产业链的打通和企业管理效率的提升，又能满足政府监管、"一网统管"的需求。

生产设备的智能化及其应用软件，应由企业负责投入和运维（或委托运维），行业网络平台则由专业化平台公司负责建设运维，环卫运营企业可利用行业网络平台，生产企业只需具备上平台的基本条件（如设备的智能化升级）即可，与专业化行业平台公司或运营企业达成合作。数据的所有权归生产企业，平台公司和运营企业有使用权。

3. 市场预测

企业侧智慧环卫市场主要包括环卫设备智能化升级、平台建设运维和软件系统开发。根据国务院印发的《新一代人工智能发展规划》（国发〔2017〕35号），到2025年人工智能基础理论实现重大突破，部分技术与应用达到世界领先水平；到2030年人工智能理论、技术与应用总体达到世界领先水平。以当前行业智能化率20%为基础，如果在2025年实现智能化率50%，2030年实现智能化率80%，这意味着还有60%以上的装备及服务需要完成智能化升级。

就装备市场而言，主要包括环卫清洁装备、垃圾收转装备、垃圾处理装备等。根据中国银河证券研究院研究报告——《环卫装备业绩承压，环卫服务稳定增长具有可持续性》，福龙马集团股份有限公司2021年环卫装备收入21.14亿元，市场占有率5.91%，环卫创新产品和中高端作业车型市场占有率10.20%，新能源环卫装备市场占有率6.55%[13]，综合测算2021年环卫装备市场规模约为500亿元；根据太平洋证券研究报告——《十四五环卫装备、服务市场空间大，公司一体化优势明显》，预计到2025年环卫装备市场规模将增长至1000亿元以上[14]；按照该增长量测算，2030年将增长至1500亿元以上。对应智能化升级按装备总投资5%计，其市场容量到2025年为25亿元，到2030年为60亿元。

就服务市场而言，主要包括清扫保洁、垃圾收转运、环卫设施维护、垃圾处置等。根据华经产业研究院《2021～2026年中国环卫服务行业发展监测及投资战略规划研究报告》显示，2021年我国环卫服务市场规模测算为2178亿元，2025年预计增长至3748亿元[15]，在环卫市场化率增速放缓的情况下，未来按照10%的市场增速测算，2030年环卫服务市场规模将增长至6036亿元。对应环卫服务市场智能化升级占比投资10%计，其市场容量到2025年为187.4亿元，2030年为482.88亿元。

因此，企业侧环卫装备及服务智能化升级市场空间预计2025年为212.4亿元，2030年为543.88亿元。根据市场调研和应用实践，平台化运维过程中有大量软件迭代开发工作，环卫运营企业软件系统建设与装备及服务智能化升级费用比例通常为4∶6左右，平台化运营企业软件系统建设市场空间预计2025年为141.6亿元，2030年为361.92亿元。总之，由企业侧环卫设备智能化及服务升级与平台化运营软件系统建设共同构成的市场空间2025年为354亿元，2030年为904.8亿元。

2.4.3　公众侧

方便和健康化生活是公众的需求。一方面，公众主要参与了垃圾分类与回收、公厕管理环节。伴随科技水平提升，公众对于垃圾分类投放安全方便、收运及时、居住环境健康卫生、旧物交易与回收便利等方面提出了更高的需求。另一方面，随着国民经济发展，公众对于生活的获得感、幸福感、安全感有了更高的向往，环卫运营安全特别是后端垃圾处置安全及达标排放也是城市运营安全的重要内容。此外，公众也有发挥主人翁作用，配合行业网络平台建设、运维和监管，遵守有关制度规则对环卫工作进行监督的需求。

基于环卫的公共属性，现阶段公众需求的满足主要依托政府"一网统管"平台建设和环卫运营企业作业过程中提供的服务。例如，公众通过智能回收 APP 下单预约大件垃圾回收，相关企业上门服务提供便利；社区设置智能垃圾回收箱，智能识别提醒正确分类，并通过积分兑换的形式激励公众垃圾分类行为；城市公厕通过加装气体监测、红外感应设备并与相关找厕 APP 相配合，方便公众找厕，并提供良好如厕环境。

随着政府和企业对智慧环卫供给的不断优化完善，未来公众侧的需求将呈现出更为多元的态势。结合当下可预见的场景，列举如下：

一是回收交易。伴随"两网融合"发展，居民可回收生活垃圾、大件垃圾逐渐从原来的回收难向"变废为宝"的方向转变，借助智能化的回收交易产品实现 C2C（消费者对消费者的电子商务模式）、C2B（消费者对企业的电子商务模式）的废物利用及变现，这是环卫领域公众侧的一个重要需求。

二是代丢垃圾。随着垃圾分类的普及和深化，垃圾分类投放成为必然，在定点定时投放的要求下，伴随着居民出行、工作的需求，类似快递、外卖行业的"最后一公里"问题，衍生出"垃圾代投"的需求，有需求的居民通过智能 APP、小程序等终端发布代投需求，新增"代投小哥"工种，或"快递小哥"增加一项新业务，减少回程"空载"，提高投递效率，或请有闲置时间的亲朋好友或邻居帮忙代劳，到指定地点收取垃圾并投放，是环卫领域公众侧将可能出现的一种需求。

三是人居环境质量监测。伴随经济水平发展，公众对生活质量的追求不断提升。借助相关智能终端采集居住环境，如空气质量数据，通过平台数据模型和有关智能产品，为居住微环境质量提升提供支持和舆情分析，并可对设备进行反向控制，而且数据是真实的和即时的，分析控制准确到位，可取代通过间接数据对大环境进行的舆情分析，有可能成为公众侧对智慧环卫的一大需求。

公众需求的满足与企业追求效益一样，永无止境。而且，每个人的需求千差万别，在个性化需求满足方面，有着巨大的可挖掘空间。公众需求的满足可以说是最难的，也是我们一切工作的落脚点，有无限的市场空间。

总结智慧环卫的市场需求，政府侧需要借助网络实现环卫行业安全和生产过程统一监管，继而协同支撑无废城市管理体系建设，助力碳达峰、碳中和的实现，这将驱动行业平台进一步升级，通过专业化的平台服务团队，整合各行各业的网络平台共建网络生态系统服务于各地项目；企业侧以提质、增效、降本、绿色、安全和满足政府监管为主要需求，驱动环卫运营企业装备与服务智能化升级，促进专业平台公司和软硬件服务商进一步提升智慧环卫相关软件系统智能化水平及服务质量；伴随政府和企业对智慧环卫供给持续优化完善，公众侧的需求也逐步呈现出更加多元化、个性化的态势。

政府侧、企业侧、公众侧的需求通过行业平台持续整合与满足，结合国家《新一代人工智能发展规划》和《"十四五"国家信息化规划》，智慧环卫的市场空间（政府侧、企业侧、公众侧需求带来的环卫智慧化发展市场容量）到 2025 年预计超过 8800 亿元，到 2030 年或增至万亿元以上，其中智慧环卫核心产业（指为环卫行业智慧化发展提供数字技术、产品、服务、基础设施及解决方案的各类经济活动）增加值可达 1800 亿元以上。伴随行业网络平台持续升级迭代和行业生态系统建立完善，政府侧、企业侧、公众侧平台将逐渐进入数据融合循环阶段，通过数据挖掘与利用，智慧环卫市场将进入增效无边界的可持续发展状态。

2.5 企业

在"2.4 市场"章节中所涉及的企业侧市场分析与预测，是从需求的角度，基于环卫运营企业智慧化升级过程中的需求进行市场容量测算。本章节中的企业则包含了具有智慧环卫需求和供给智慧环卫产品的企业，将按照不同要素和不同经营范围对企业进行分类，针对不同类别的企业经营情况进行分析，结合未来行业发展趋势目标为企业发展路径提供建议。

2.5.1 企业分类

1. 按要素密集程度分类

按照要素密集程度划分环卫行业企业，主要包括劳动密集型、技术密集型、资本密集型三类，如图 2-2 所示。劳动密集型企业需要大量人工来保障业务运转，以提供环卫作业、垃圾收运、垃圾转运、公厕管理等服务业务的前端环卫运营企业为代表；技术密集型企业在生产运营过程中大量运用高新技术，以智能化设备提供商、软件系统产品提供商及提供算力算法的平台服务商为代表；资本密集型企业具备雄厚的资本，以垃圾处置末端业务的后端环卫运营企业为代表。

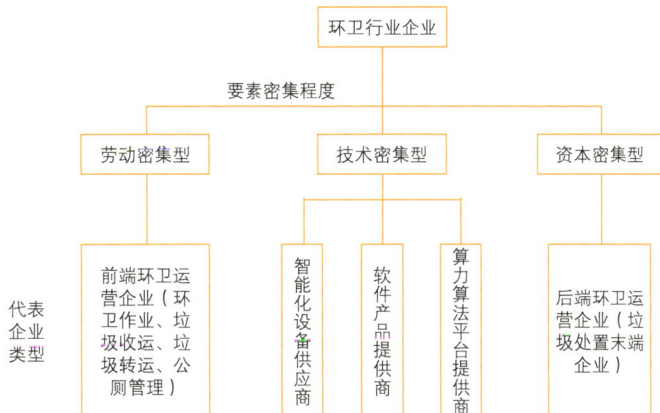

图 2-2　环卫行业按要素密集程度分类图

2. 按经营范围分类

按照所处产业链中的位置以及经营范围划分环卫行业企业，主要包括正在向智慧化转型的环卫运营企业、智慧化环卫设备提供商、智慧环卫系统软件提供商三类，如图 2-3 所示。这三类企业也可按照细分业务分为经营垃圾分类、环卫作业、垃圾收运、垃圾转运、垃圾处置、大件垃圾、建筑垃圾、智慧公厕等不同业务的企业，其中经营垃圾收运业务的企业又细分为生活垃圾收运和餐厨垃圾收运两类，经营垃圾处置业务的企业又细分为经营垃圾填埋处理、垃圾焚烧处理、餐厨厨余垃圾处理、渗滤液处理、粪污处理等不同业务的企业。

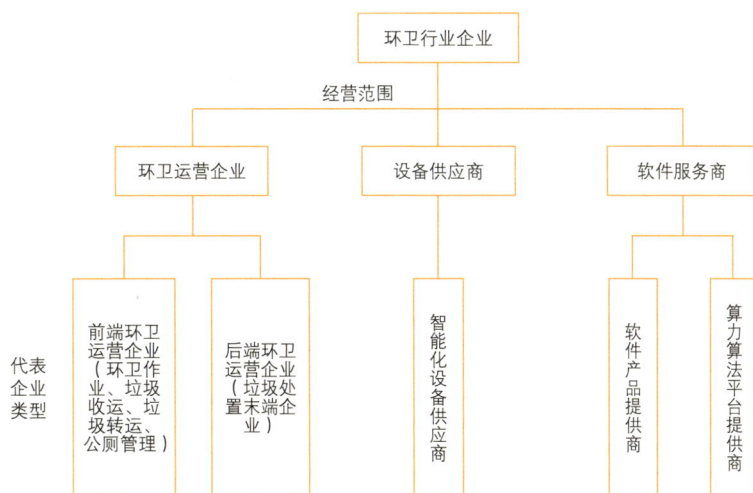

图 2-3　环卫行业按经营范围分类图

2.5.2 企业发展趋势分析

劳动密集型企业中，前端环卫运营企业运营过程中需要大量人工。如环卫作业运营公司，既需要大量环卫工人完成人工作业，也需要司机驾驶环卫车辆完成清扫、洗洒和生活垃圾收运作业，普遍存在作业人员年龄大、作业效率低、人员安全难以保障、工作时间长、单人作业距离有限、清扫工具品类多消耗快、作业过程监管难等问题。按照国家人工智能发展规划，预测劳动密集型环卫企业将通过运用无人清扫车辆等智能设备装备逐步解放劳动力，通过大数据、物联网和人工智能技术远程实现政府监管和企业运营管理。

技术密集型企业中，智能化设备提供商将深入各细分应用场景，提升技术力量，逐渐实现智能设备的升级迭代，为实现平台运维提供硬件基础，研发出能够解决实际业务中设备精准度不够、续航能力限制、数据传输偏差、数据计算效率不高、数据采集、存储、分析等问题的设备，如无人驾驶车辆、车载智能设备、AI 识别摄像头及传感器。

不同软件系统产品提供商在智慧环卫产品供给方面各有其优劣势。其中，由传统环卫运营转型或孵化来的信息技术企业对某类细分领域的业务了解深入，但是技术力量相对欠缺且难以统筹各细分领域；而以 2C 端、2B 端和 2G 端的信息技术企业为代表的科技公司拥有完备的技术力量和人员支撑，但对实际场景的了解不够深入，想真正满足环卫领域的需求存在一定难度。不同类型软件系统产品提供商，将在市场竞争中逐步补齐技术力量欠缺、业务场景了解不深入等短板，强化自身优势，形成自己的"拳头产品"，为平台运维的实现提供软件支撑。

提供算力算法的平台服务提供商，本身具有强大的软、硬件云技术服务能力，一方面在政府智慧城市的吸引下，正从智慧城市向智慧社区、智慧环卫下沉；另一方面通过与前端劳动密集型的环卫行业合作，逐渐丰富平台的业务场景，发展为智慧环卫信息化服务提供商。

焚烧厂、餐厨垃圾处理厂、渗滤液厂等后端环卫运营企业本身具有强大的智能设备商、智慧环卫软件开发商的整合能力，仍存在生产工艺待优化、巡检班组管理依靠人工经验、管理运营效率待提升等问题。伴随厂区自动化设施设备不断完善和企业端管理运营软件的应用，后端环卫运营企业逐渐具备接入平台的基础，企业增效算法模型应用和智慧环卫企业端系统应用，将实现工艺模型优化、智慧化作业排班和人员管理，降低运营成本，提升生产效率和经济效益，最终实现厂区平台化运维，彻底解决信息孤岛、数据权属和全过程生命周期管控三大问题，推动智慧环卫的建设，实现整个环卫产业的智慧化升级，让产业发展上升到一个新的台阶，实现"一网统管"，如图 2-4 所示。

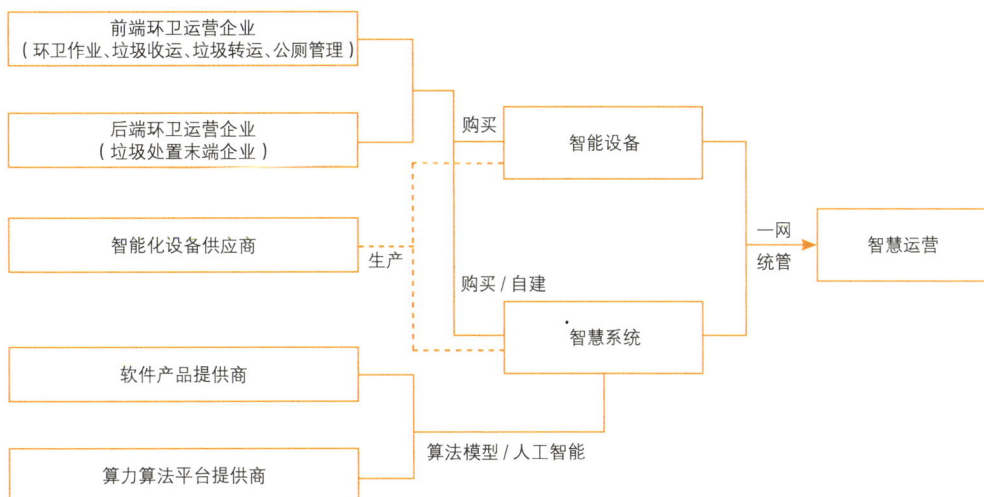

图 2-4　环卫行业企业发展趋势图

2.5.3 企业转型路径

在智慧化转型过程中，传统环卫运营企业亟需按照一网统管的要求进行智慧化升级改造：智能化设备提供商为其提供持续优化升级的智能化设备，使之具备一网统管的基础条件；软件服务企业通过与业务的逐级融合为其实现平台化的跨越升级提供了软件保障；企业升级改造后，权威机构利用测试床等测试认证工具，对其升级改造的成果进行能力评价，使真正满足一网统管要求的环卫运营企业实现智慧化运营。

前端环卫运营企业向智慧化运营的方向转变，可以根据自身特点选择智慧化路径。按照国家一网统管需要，体量庞大、资本相对雄厚的企业依托自身丰富的应用场景，自行组建技术团队，自建管理运营系统，提升自身管理效率的同时满足政府监管要求，并不断深化拓展成为细分平台服务商；而对于体量相对小的企业而言，选择适合自身业务需求的平台服务商能够更快速便捷低成本地实现自身智慧化运营。

智能化设备提供商和软件系统产品提供商在转型过程中，不仅应提升自身包含算法模型、人工智能方面的技术能力，更要深入到实际的业务场景中，挖掘真实的痛点、难点，在此基础上通过技术革命来研发智能化设备和智慧系统，从而满足各细分领域的需求。技术密集型企业借助人工智能技术、大数据服务、5G 技术等技术的广泛应用，也势必带来跨行业的市场冲击。未来 5 年的环卫产业市场仍将持续进行跨界性的行业整合与融合，拥有技术核心竞争力和管理效益、具备良好资源聚集和整合能力的企业，将继续增强壮大。

后端环卫运营企业，在满足国家"一网统管"需要情况下，首选行业平台服务商来实现智能化、智慧化转型升级；其次可利用资金优势，建设细分行业平台，通过硬件智能化和运营平台化的转型升级，既可以适应当前技术发展的需求，又能够通过智能化、平台化的产品和服务满足企业自身多元化需求。

综上，在环卫服务领域，数据赋能、智慧转型将是未来发展的重要路径，从信息化、数字化向智能化、智慧化转型已成为行业发展的趋势，不宜再购买独立运行的软件系统和运维服务。环卫运营企业、智能化设备供应商、软件产品提供商、算力算法平台提供商各自发挥作用，推动行业智能设备与智慧系统升级，良性互动、形成合力，真正实现环卫行业的"一网统管"与平台化运营。

第 3 章

方案与模式

3.1 方案

智慧环卫建设应参考《"十四五"智能制造发展规划》的指导，紧紧围绕提质、增效、降本、绿色和安全之目的，依托政策支持进行业务创新、技术创新、管理创新，满足"一网统管"要求，促进环卫行业智慧化高质量发展。

3.1.1 总体设计

1. 建设要求 [17-18]

城市运行管理服务包括市政公用、市容环卫、园林绿化、城市管理执法及其他行业，作为服务于市容环卫行业的智慧环卫，是城市运行管理服务平台的基础业务系统，能够为平台提供数据和业务支撑。智慧环卫应依据《城市运行管理服务平台技术标准》CJJ/T 312—2021、《城市运行管理服务平台数据标准》CJ/T 545—2021 总体要求，与城市运行管理服务平台建设协调统一、同步发展，也做到国家、省、市三级联动，见图 3-1。

参照城市运行管理服务平台建设要求，国家级智慧环卫平台应汇聚全国智慧环卫数据资源，对全国环卫管理服务工作开展业务指导、监督检查、监测分析和综合评价。省级智慧环卫平台依照省级环卫要求，新建或迭代升级智慧环卫中生活垃圾分类、垃圾收运、垃圾转运、垃圾处置、清扫保洁、公共厕所、建筑垃圾等分析研判功能模块，与省级城市运行管理服务平台对接，为省级市容环卫管理提供决策依据。市级智慧环卫平台应按照要求迭代升级已有平台，建立健全监测预警、分析研判和综合评价功能体系，特别是运行监测模块（包括监测信息管理、风险管理、监测报警、预测预警、巡检巡查、风险防控、决策支持、隐患上报与突发事件推送等），与市级城市运行管理服务平台对接，服务市级市容环卫精细化管理。

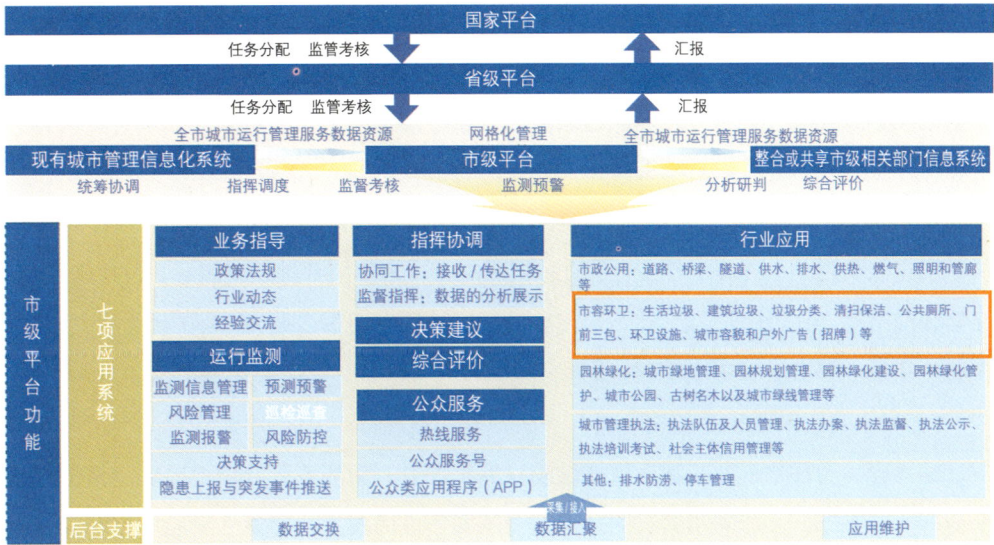

图 3-1　国家、省、市平台三级联动关系图

2. 技术架构

参照城市运行管理服务平台设计和《环卫产业互联网平台白皮书（2020）》中平台架构，智慧环卫平台的参考架构（图 3-2）由边缘层、IaaS 层、PaaS 层和 SaaS 层组成，同时由安全防护体系保驾护航，与城市运行管理服务平台对接。边缘层、IaaS 层和通用 PaaS 平台是整个平台通用的底座；作为支撑前端、灵活构建各类环卫行业工业应用（SaaS）的后台中枢，行业 PaaS 平台建设需要深厚的跨专业知识和领域经验的积累沉淀。

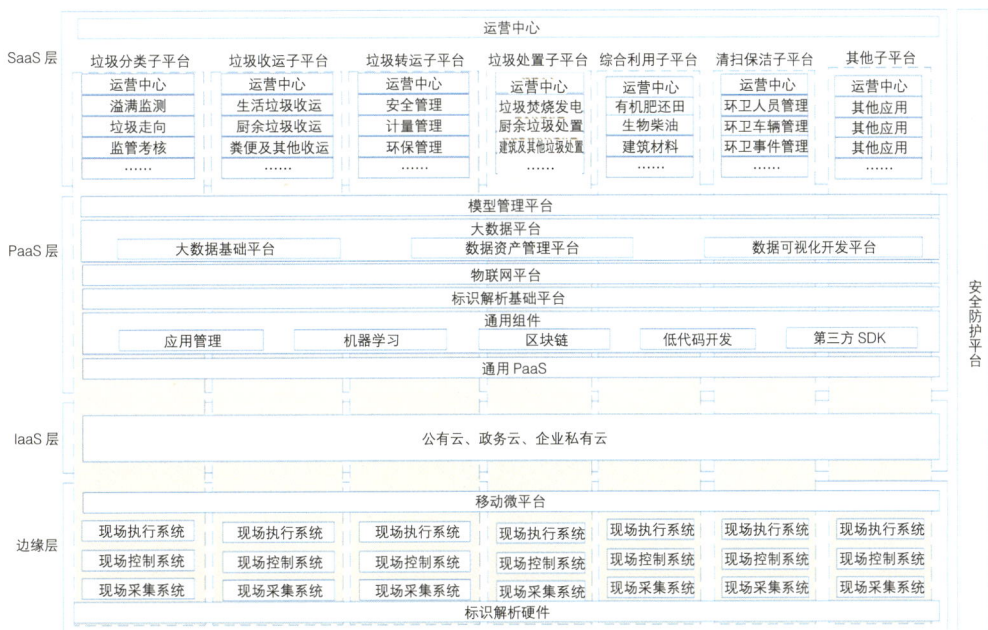

图 3-2　智慧环卫平台架构

边缘层。在平台的边缘层，对海量环卫行业设备进行链接和管理，并利用协议转换实现海量环卫相关数据的互联互通和互操作；同时，通过运用边缘计算技术，实现错误数据剔除、数据缓存等预处理以及边缘实时分析，降低网络传输负载和云端计算压力。可利用微平台技术解决数据私密性和云开放性的矛盾。

IaaS 层。把 IT 基础设施作为一种服务通过网络对外提供。在这种服务模型中，用户不用自己构建一个资源中心，而是通过租用的方式来使用基础设施服务，包括服务器、存储和网络等。在使用模式上，IaaS 与传统的主机托管有相似之处，但是在服务的灵活性、扩展性和成本等方面 IaaS 具有很强的优势。

PaaS 层。在通用 PaaS 架构上进行二次开发，实现行业 PaaS 层的构建，提供标识解析基础平台，为环卫行业基础设施提供统一编码服务，为环卫行业用户提供海量工业数据治理奠定基础，并能够积累沉淀环卫行业不同领域内技术、知识、经验等资源，实现封装、固化和复用，在开放的开发环境中以工业微服务的形式提供给开发者，用于快速构建定制化环卫行业 APP，打造完整、开放的环卫行业操作系统。

SaaS 层。通过自主研发、生态共建或者是引入第三方开发者的方式，平台以云化软件或工业 APP 形式为环卫行业用户提供垃圾分类、垃圾收运、垃圾中转、垃圾末端处置、清扫保洁等一系列创新性应用系统（详见本书 3.1.2 ～ 3.1.10 节），实现价值的挖掘和提升，解决系统延伸扩展问题。

安全防护。涉及数据接入安全、平台安全、访问安全。其中，数据泄露、恶意代码、数据权限等安全问题，都是环卫行业互联网所要防护的问题。

3. 实施方案

在一网统管背景下，智慧环卫平台建设需按国家"一网统管"平台建设方案要求进行，充分考虑利用已有网络平台或应用软件系统。此外，原有城市网络化管理平台多是信息化公司承建，要实现生产过程管理以及智能化与智慧化管控，需要环卫行业专业化网络平台公司参与，与信息化公司分工合作共同完成。

行业协会组织制定智慧环卫"一网统管"的总体规划和实施方案，地方城市政府负责委托环卫行业专业化网络平台公司承建，由政府职能部门接管运营或委托第三方运营（专业化网络平台公司）。需要注意的是该专业化网络平台公司，首先要获得工业和信息化部的认可，有能力代表行业满足国家"一网统管"平台建设三级联动的需要，即能按"一网统管"要求开展环卫行业网络平台的建设和运维，服务越来越多的城市，不断积累壮大成为名副其实的行业平台，同时服务于政府、企业和公众。

由政府主导开展"一网统管"工作，也需要环卫企业配合做智能化升级、上智慧环卫一网统管平台。环卫企业应对现有设备改造，加装传感器等物联设备，一方面满足企业提质、增效、降本、绿色、安全需求，另一方面满足一网统管市级对环卫设施运行监测报警、预测预警、风险防控等要求，才能够将一网统管平台建设真正落到实处，助力"一网统管"平台建设和运行维护。

3.1.2　垃圾分类应用系统

随着全国各省、地市垃圾分类制度的进一步落地，行业在 5～7 年内将呈现快速增长态势，以往通过混合收运的垃圾处理方式将改变。如何利用科技手段培养用户习惯，建立垃圾分类系统，居民区垃圾分类管理网络化、信息化和智能化，实现垃圾追溯是行业发展趋势。

1. 建设目标

遵照城市环卫"一网统管"要求，近期所有城市按照技术规范和建设标准构建垃圾分类系统，做好垃圾源头追溯，并确保能够与其他系统互联互通，实现三级联动。

政府侧。利用大数据监控垃圾走向，可视化展示并满足垃圾可追溯要求；通过垃圾分类智慧化系统，培养居民垃圾分类意识，增强居民投放的规范性，到 2025 年底，全国城市生活垃圾回收利用率达到 35% 以上（依据《关于进一步推进生活垃圾分类工作的若干意见》），全国城市生活垃圾资源化利用率达到 60% 左右（依据《"十四五"城镇生活垃圾分类和处理设施发展规划》）。

企业侧。通过对垃圾分类的环境质量、满溢预警的智慧化监测，提升环卫运营服务效率，改善居民小区整体生态环境，切实提高居民幸福满意度。通过对垃圾分类的智慧化计量称重，实现垃圾分类的实时称重、实时汇总，提升垃圾分类计量数据的及时率、准确率达 95% 以上，为垃圾全生命周期追溯提供保障。

2. 功能介绍

垃圾流向监管。对整个垃圾分类覆盖范围进行网格划分，通过督导员对辖区范围内的居民、区划、基础设施、组织单位等元素进行全面的信息采集并对接地理库电子地图数据，实现基于一张图的分类管理网格化和精细化，让管理部门能够对垃圾分类覆盖情况及不同垃圾流向进行全面掌握。

垃圾满溢监测管理。智能垃圾分类箱设置扫码及垃圾满溢预警设备，管理人员可准确获知箱内垃圾实时满溢情况，及时通知小区保洁工作人员进行清运处理，提高回收率 35%，改善居民生活环境。

督查管理。对于各区域垃圾分类督导员的管理难题，近期可开放工作人员专用移动端，提供上下班签到打卡功能，确保督导员的工作落实到位，监督垃圾分类质量，培养居民分类意识，提高分类的准确率。

大件垃圾预约和定点投放。市民通过 APP、小程序等居民用户端进行大件垃圾投放的预约，设置大件垃圾定点投放处，由垃圾收运车辆统一收走大件垃圾，提高回收率 10%。

监管考核。实现市级督导测评、区市集中互评、第三方现场检查等日常考核线上管理，将问题即时反馈，提高问题反馈效率，减少考核分数统计的工作量，实现考核打分电子化。

成果奖励管理。实现基于分类质量和分类数量的奖励成果计算，对垃圾分类参与单位进行评优。通过对社区（村）、街道（镇）、区（县）以及地区各级垃圾分类成果的统计分析，为垃圾分类工作的开展提供数据指导。

3.1.3 垃圾收运应用系统

我国各省、地市采用传统的垃圾收运模式，每天固定时间、固定车辆到各个地点进行回收，对于每个垃圾桶产生的垃圾量的相关信息及垃圾收集的作业情况掌握少，需要一个集垃圾信息及设施信息搜集、运输车辆调度、垃圾分类回收等的平台，实现集中管理调度，合理分配资源，实现垃圾收集处理效率的最优化。

1. 建设目标

所有城市应按照技术规范和建设标准建设垃圾收运系统，并确保能够与其他系统互联互通，满足三级联动。

政府侧。实现城市垃圾收运作业情况及车辆进出情况的全过程智能化监管，通过可视化展示，满足垃圾可追溯要求。2025 年全国城市生活垃圾资源化利用率达到 60% 左右（依据《"十四五"城镇生活垃圾分类和处理设施发展规划》）。

企业侧。对建筑垃圾收运车辆进行收运线路的科学规划、过程监测，确保收运过程的经济性、规范性，提升垃圾收运效率的同时，降低车辆运营成本 15%；对司机驾驶行为（包括瞌睡、疲劳驾驶、抽烟等）进行分析，及时提醒，减少安全事故，到 2025 年营运车辆万车死亡率下降 10%（依据《"十四五"国家安全生产规划》）。

2. 功能介绍

收运云图。实时查看收运人员、车辆在任意时间段内的作业轨迹，包括作业时长、速度和里程、进入作业区时间、离开作业区时间、离开作业区的次数以及在作业区内的停留时间、车辆油耗、车辆水耗等，分析垃圾走向。

计量称重。对生活垃圾实时计重、智能分析，精确统计单车收运箱数，实时监控生活垃圾箱收运状态，避免混装，确保垃圾分类出的可资源化利用垃圾进入资源化利用处置末端，保障垃圾资源化利用率达到 60% 以上。

作业规划。根据当前路线上各收集点的收集需求和司机可用的作业时间，综合考虑服务质量水平、车辆收运能力等因素，通过多目标优化求解给出最合理的作业规划，降低收运成本 15% 以上。

垃圾收运监管。实现对生活垃圾收运作业全过程监管，包括实时位置（实时定位、实时跟踪、轨迹回放、作业路径偏航）、实时速度（作业超速监管）、装卸过程（对垃圾车停车、推桶、挂桶、翻转装载、摆放空桶、清洁路面全过程进行录像或拍照）、乱倒乱卸、实时视频、违规作业报警（乱倒乱卸、非法收运）、清运次数等数据的监测。同时，对驾驶行为进行分析并及时纠正、提醒司机，减少安全事故，实现营运车辆万车死亡率下降 10%。

3.1.4 垃圾中转应用系统

垃圾中转站是垃圾从社区、单位转运到垃圾填埋厂、焚烧发电厂等垃圾处置点关键的一环。中转站的垃圾计量已经从传统的人工计量转换成通过地磅系统计量，可以快速高效获取垃圾车的垃圾量并进行数据统计。但大多中转站使用的地磅系统往往独立运行，未与其他系统建立关联，造成了数据孤岛，难以进行精细化管理。

1. 建设目标

所有城市应按照技术规范和建设标准建设垃圾中转系统，并确保能够与其他系统互联互通，满足三级联动。建设中转站监管系统，形成有效统一的顶层规划、完整科学的标准体系与合适的运行监管模式。

政府侧。监管人员可查看厂区重点区域的信息，直观监管厂区的生产、安防、处理过程等的整体运行状况，实现中转站生产可视化、满足垃圾追溯要求。加大对运输环节的监管力度，防止生活垃圾"先分后混""混装混运"，至 2025 年全国城市生活垃圾资源化利用率达到 60% 左右（依据《"十四五"城镇生活垃圾分类和处理设施发展规划》）。

企业侧。通过垃圾中转智慧化系统，对中转站设备运行状态进行实时监测、分析、告警，降低 30% 的设备故障事故率。通过垃圾中转的自动计量称重、实时汇总统计，降低 90% 的手工报表工作量，提升 60% 的数据准确率。对臭气监管，保障周边环境。

2. 功能介绍

数据异常。建立垃圾流向模型，对垃圾分类、收运、转运、处置等环节不同类型垃圾数据进行分析，一旦出现异常则报警提示，有效衔接分类投放端和分类处理端，提高垃圾转运精准性，避免混装，保障生活垃圾资源化利用率达到 60% 以上。

统计分析。对地磅实时采集的数据进行监控和展示，并记录所有到厂／出厂车辆数据及垃圾重量等，进行横、纵向分析，便于监管人员了解中转站操作合规状况。同时，对市内各区垃圾量统计报表，以及中转站垃圾转运车统计报表进行显示，以便于监管人员通过数据对城市垃圾处置的及时性和合理性进行了解，对垃圾进行追溯。降低 90% 的手工报表工作量，提升 60% 的数据准确率。

安全监管。厂区的安全监控设施通过数据传输接入监控大屏，在监控大屏上实时显示厂区画面，包括但不限于车辆监控、泊位监控、门禁监控、进出厂监控、厂区监控等，可供监管人员对厂区的情况时刻监管，保证厂区安全无监控死角。同时，实现报警分析，包括但不限于满溢预警、超时提醒、堵车预警，以便于监管人员了解现场异常情况，及时行使监管职能并解决问题。监测设备运行情况，对站内压缩设备、除臭设备、冲洗设备运行状态进行监测，对安全隐患进行声光报警，降低 30% 的设备故障事故率。

环境监管。通过智能化传感设备对各监管单位主要臭源点进行数据采集、指标监控，对臭源点评级，监控其恶臭控制程度，以便于监管人员对恶臭程度进行了解，对城市的气体污染做及时规划。

3.1.5 垃圾末端处置应用系统

垃圾末端处置包括垃圾焚烧厂、厨余垃圾处理厂、填埋场、渗滤液处理厂等。末端处置是实现垃圾全生命周期追溯的重要一环，也是安全隐患最大的环卫设施。从政府侧考虑，《安全生产法》要求管生产、管安全，对于垃圾末端的监管将从单一计量监管扩展到生产过程监管、环保监管、安全监管；从企业侧考虑，末端处置厂更加关注生产过程的优化管控、安全预防和降本增效。

1. 建设目标

所有城市应按照技术规范和建设标准建设垃圾末端处置管控系统，并确保能够与其他系统互联互通，实现三级联动。

政府侧。对厂区地磅数据、生产数据、安全数据与环保数据进行分析，满足环保数据动态预测和监测以及垃圾全生命周期监管需求，保障安全和绿色发展。2025 年全国城市生活垃圾资源化利用率达到 60% 左右（依据《"十四五"城镇生活垃圾分类和处理设施发展规划》）。

企业侧。对厂区进行安全监控，并能够联动排险，实现厂区零事故；对人、财、物进行统筹调配，对各类资源进行集约化、扁平化管理，优化生产工艺条件，提高运营效率，企业生产效率提高 20% 以上（依据《工业互联网创新发展行动计划（2021 ~ 2023 年）》）；生产安全事故死亡人数下降 15%（依据《"十四五"国家安全生产规划》）。

2. 功能介绍

生产管理。系统自动生成日报、月报、年报等综合报表，并可进行相关数据查询，实现横向数据对比报表、历史数据分析报表、辅助决策分析报表。同时，全方位呈现处置厂的地磅数据、安全数据、生产数据、环保数据等，满足厂区数据可视化需要。

环境监管。与垃圾处置厂的 PLC 系统等实时控制系统对接，保证垃圾处置过程中污染气体、废水等排放物的动态预测与实时监测，防止对周边环境的空气、土壤造成污染，保障周边居民的生活环境不受影响，满足垃圾全生命周期管控和可追溯需要。

安全监控。实时采集工艺运行参数、视频、有害气体的监控运行数据，超出指标范围时及时报警提示，并联动排险，确保生产安全和人员安全，使生产安全事故死亡人数下降 15%。

生产优化。实时显示各工艺单元的工艺流程、运行参数，通过横、纵向对比分析和大数据挖掘，利用算法模型，优化生产，使企业生产效率提高 20% 以上，确保垃圾资源化利用率达到 60% 左右。

设备维保。以标识解析为唯一标识，以设备台账为核心，以运行检修为导向，以指标体系为标准，关联智能巡检、缺陷管理、预防性维护、状态检修等业务逻辑于一体，实现对机组设备运行、检修的全业务、全流程闭环管理，保障设备安全。

管理优化。实现对厂区备品备件、物料出入库、合同档案等的线上管理，系统自动设定人员排班，生成人员调度安排计划，提高人员作业效率 5% 以上。

3.1.6　清扫保洁应用系统

城市道路清扫保洁、洒水洗扫的机械作业率和人工作业率是政府环卫监管和运营企业管理的重要内容，现阶段这项工作普遍存在作业效率低、作业率难以保障、作业质量难监管的问题。利用互联网、物联网、GPS、大数据、云平台、移动通信网络等信息技术，对作业过程中的人、车、事、作业进行管理，实时感知环卫人员的作业状态、车辆的实时位置及作业轨迹、作业区域的完成率情况等，促进任务分配的科学性、及时性，提高突发事件应急能力。

1. 建设目标

所有城市应按照技术规范和建设标准建设环卫作业系统，并确保能够与其他系统互联互通，实现三级联动。

政府侧。通过数据采集对环卫作业情况实现不同维度统计分析，并进行可视化展示，达到《城市道路清扫保洁与质量评价标准》CJJ/T 126—2022 的要求。

企业侧。实现对环卫作业任务合理调配、作业监管、量化考核，提升区域环卫作业覆盖率至 100%；制定作业计划，优化作业路线，降低成本 10% 以上；对环卫人员作业状态进行智慧化监测，对人员异常情况及时响应处理，让环卫人员作业更安全；对环卫车辆驾驶行为进行监控，到 2025 年营运车辆万车死亡率下降 10%（依据《"十四五"国家安全生产规划》）。

2. 功能介绍

作业云图。实时查看作业人员、车辆在任意时间段内的作业轨迹，包括作业时长、速度和里程、进入作业区时间、离开作业区时间、离开作业区的次数以及在作业区内的停留时间、车辆油耗、车辆水耗等，确保按照标准执行。

作业计划。根据道路分级及环卫作业要求，生成机扫作业、人工作业、洒水作业等作业计划，降低成本 10% 以上；并在地图上显示总里程、人工覆盖率、机扫覆盖率、洒水覆盖率。同时对机扫、人工作业覆盖率进行监控，对人员和车辆脱岗、违规停留、作业路线异常、人员安全等进行监控报警，保障覆盖率 100%。

人工心率监测。通过智能穿戴设备实时监控检测环卫人工作业时段的健康状态，对异常情况进行及时报警，保障环卫人员作业安全。

驾驶行为分析。对驾驶行为进行分析并及时纠正，提醒司机，减少安全事故，实现营运车辆万车死亡率下降 10%。

全民卫情。督查人员和任意人员可以将有问题的卫生事件拍照上传。后台将有问题的上报自动派发给责任人，并在平台上显示，督办事件处理。

数据统计。通过收集作业人员、车辆的作业工时、平均速度、作业里程以及作业区内的停留时间等指标数据核算出作业人员、车辆的绩效指标。

3.1.7 智慧公厕应用系统

公厕是城市正常运转所必需的基本公共服务设施，它对于维护城市环境卫生、保障市民出行便利具有重要作用，是城市形象和文明水平的镜子。据报道全国可提供公共服务的厕所数量达 37 万余座，但是对于公厕实际运行情况、人员、耗材、用户满意度等方面的管理相对粗放。融合互联网、物联网、云计算、大数据、传感器等技术，是提高公厕运营水平、服务质量和综合利用率的有效手段。

1. 建设目标

所有城市应按照技术规范和建设标准建设智慧公厕系统，并确保能够与其他系统互联互通，满足三级联动。

政府侧。推进全国城镇公共厕所基础数据联网，建立公共厕所档案，构建全国共享的"城市公厕云平台"。各省（区、市）环境卫生主管部门要完成公共厕所数据专项核查，利用全国"城市公厕云平台"做好数据日常维护管理，及时提升城镇公共厕所服务质量，力争达到"四净三无两通一明"（依据《住房和城乡建设部关于做好推进"厕所革命"提升城镇公共厕所服务水平有关工作的通知》）。

企业侧。智慧公厕利用绿色能源，推动节能减排，相比传统公厕可有效节能 30%；提升公厕运营管理水平，为公众提供找厕所等便民服务，同时监测公厕臭气及周边环境，保障安全的同时避免脏乱差状况，提供美好的人居环境。

2. 功能介绍

GIS 一张图。实现公厕定位管理，实现地图在线标注、属性查看、分布查询等。同时对公厕环境监测、客流统计、能耗监测、考核管理进行统计分析，实现可视化的同时支持决策分析，构建全国共享的"城市公厕云平台"。

用水用电管理。实现公厕水电数据的实时采集、存储、传输，对公厕运行进行成本分析，利用大数据挖掘，实现降本增效，有效节能 30% 以上。

便民导航。对厕所的基本属性包括厕所名称、所在位置、管理单位、厕所种类、厕所类别、建设方式、冲洗方式、投资规模、建设日期、运营费用、占地面积、坑位数等进行管理。实现为市民提供便民服务，包含附近公厕查询、目的地导航、使用评价等。

臭气监测。实现现场臭气浓度监测与分析，包含臭气实时监测、数值汇总统计、异常事件汇总等。

安全监控。实现公厕周边视频监控，能够实现实时视频、视频回放、异常抓拍、远程控制等功能。采用传感器技术、GPRS 移动通信技术和计算机网络通信与数据处理技术，实现公厕保洁作业情况的在线管理及动态监控。

考核评价。实现公厕运行过程的监督考核评价，根据公厕人员到岗数据、人流量监测数据、臭气监测数据、运营成本数据进行综合运行评价，根据公众评价数据、检查考核数据等进行考核评价，力争达到"四净三无两通一明"。

3.1.8 建筑垃圾应用系统

我国是当前世界上基本建设量最大的国家，建筑垃圾的数量已占到城市垃圾总量的 30% ~ 40%。大部分城市对建筑垃圾运输缺乏精细化管理，在建筑垃圾清运过程中不仅面临扬尘、噪声等环境污染问题，还要承担大型工程车辆带来的交通压力和隐患。使得传统管理模式已经难以适应当前城市发展需要，需要通过智慧化的手段科学有效地动态管理建筑垃圾从工地到消纳点的全流程。

1. 建设目标

所有城市应按照技术规范和建设标准建设建筑垃圾管控系统，并确保能够与其他系统互联互通，满足三级联动。

政府侧。监控建筑垃圾"出—运—倒"的全过程，实时监控建筑垃圾清运车辆行驶路线，实现可视化并满足建筑垃圾可追溯的要求。至 2025 年底，各地区建筑垃圾减量化工作机制进一步完善，实现新建建筑施工现场建筑垃圾（不包括工程渣土、工程泥浆）排放量每万平方米不高于 300 吨，装配式建筑施工现场建筑垃圾（不包括工程渣土、工程泥浆）排放量每万平方米不高于 200 吨（依据《住房和城乡建设部关于推进建筑垃圾减量化的指导意见》）。

企业侧。通过大数据、物联网、人工智能等技术，对收运车辆进行收运线路的科学规划、过程监测，确保收运过程的经济性、规范性，提升垃圾收运效率的同时，降低车辆运营成本 15%；对司机驾驶行为（包括瞌睡、疲劳驾驶、抽烟等）进行分析，及时提醒，到 2025 年，营运车辆万车死亡率下降 10%（依据《"十四五"国家安全生产规划》）。

2. 功能介绍

工地治理与监测。对工地建筑垃圾地磅计量进行监管，确保建筑垃圾按照要求达标排放。进出工地的车辆进行监管，符合资质要求的车辆能够进出工地，并进行自动记录，避免建筑垃圾违规运输；对工地扬尘和噪声进行实时在线监测，对超标情况报警并自动上传。

作业云图。统计分析工地，实时查看作业人员、车辆在任意时间段内的作业轨迹，包括作业时长、速度和里程、进入作业区时间、离开作业区时间、离开作业区的次数以及在作业区内的停留时间、车辆油耗、车辆水耗等，实现可视化和垃圾追溯。

作业任务规划。综合考虑服务质量水平、车辆收运能力等因素，通过多目标优化求解给出最合理的作业规划，降低收运成本 15% 以上。

主动安全。对运输车辆驾驶司机的不良驾驶行为进行监测识别和声音报警，同时上传报警照片、视频文件至平台；对车辆运输过程的前车碰撞、车道偏离、行人碰撞等进行预警，避免驾驶事故，减少安全事故，实现营运车辆万车死亡率下降 10%。

车辆监管。对车辆运输作业排班、作业轨迹、建筑垃圾计量数据、垃圾去向进行统计监管，对违规作业情况进行报警，便于政府监管、企业管理与事件处理。通过 AI 智能算法，自动识别黑车、套牌车、车辆清洗情况等信息。对核心场地、重要路段、重点卡口进行全天候监督识别。有效捕获黑车信息，显著降低因车身不洁、未关篷布运输造成的城市污染问题。

设备管理。针对处理过程中的主要生产设备从设计、采购、到货、安装、保养、维护到报废各个阶段的设备数据进行采集、清洗、统计、分析，实时监控设备运行状态，建立以设备台账为基础，以工单提交、处理、完成为主线的功能模块，跟踪并管理设备整个生命周期，提高设备运行稳定性及使用价值，降低维护成本及维修成本。

3.1.9 环卫协同应用系统

"十四五"时期，我国加快推进"无废城市"建设，推动生活垃圾源头减量和资源化利用，构建从源头到终端治理的纵向产业链，要求区域协同、统一规划、协调发展。协同是指从产业链、空间等维度考虑，包括环卫一体化协同、园区协同、区域虚拟协同。面对环卫各个业务的复杂性，依托新一代信息技术整合各种资源，搭建环卫协同管控系统，实现服务信息的共享和资源的统一调配，促进业务整体性、互动性、协同性。同时这也为城市"一网统管"平台建设奠定行业应用基础，对促进城市高质量发展、推进城市治理体系和治理能力现代化具有重要意义。

1. 建设目标

所有城市应按照技术规范和建设标准建设环卫协同管控系统，并确保能够与其他系统互联互通，满足三级联动。

政府侧。不仅要对环卫一体化、园区进行全面管控，还要利用大数据手段从空间维度考虑区域虚拟协同的资源调度与调配，实现一网统管、资源共享，充分发挥协同的作用与价值。到 2025 年底，城市生活垃圾资源化利用率达到 60% 左右（依据《"十四五"城镇生活垃圾分类和处理设施发展规划》），对安全风险实时监控并做到分级响应联动管理，从而实现安全零事故。

企业侧。特别是提供一体化服务的企业，更需要利用新一代信息计划从宏观角度指挥调度作业，以最少的环卫设施、设备、人员等资源达到作业的效果，企业生产效率提高 20% 以上（《工业互联网创新发展行动计划（2021～2023 年）》），生产安全事故死亡人数下降 15%（《"十四五"国家安全生产规划》）。

2. 功能介绍

协同指挥。通过对资源现状（环卫人员、设施等）、环卫作业现状等数据的统计和趋势分析，提供环卫一体化以及园区、区域协同工作报告和政策建议等功能，实现区域（全城）垃圾资源化利用率达到 60% 左右。

安全管理。包含责任链条管理、安环在线监测、风险辨识分区、安全生产流程、响应等级管理等。实现对环卫生产作业环境重大危险源的实时数据监控和预警，并对环卫作业生产安全事故分级响应，根据分级响应体系，进行分级响应流程的联动管理，使生产安全事故死亡人数下降 15%。

生产优化。实时显示各工艺单元的工艺流程和运行参数，通过横、纵向对比分析和大数据挖掘，利用算法模型优化生产，使企业生产效率提高 20% 以上。

环卫一张图。对环卫作业实时情况进行监管，包括人员情况、部件情况、事件情况、区域情况、路线情况、作业情况等，实现可视化。

资源管理。针对协同所覆盖区域的所有环卫设施与资源设立台账，包括环卫工人车辆、垃圾投放、中转站及末端处置设施等，做好数据基础服务。

事件管理。包括事件总览、任务分配、任务处理、工作日报、事件类型等，对环卫事件统一管理，协同处置。

3.1.10 双碳应用系统

国务院《2030 年前碳达峰行动方案》指出，要实施"循环经济助力降碳行动"。环卫行业是循环经济产业体系中的重要组成部分，生活垃圾处理与每个人息息相关，聚焦从垃圾产生到处置的全生命周期，是践行双碳战略的一个有效措施。目前缺少实现碳足迹追踪和碳减排优化的工具，CCER 咨询服务费用高、时效短，线下盘查数据采集难、耗时长、人工成本高，需要操作简便、快捷高效的碳减排监测和碳资产变现产品。

1. 建设目标

按照 CCER 要求，开发碳资产管理智慧化系统，积极响应城市"一网统管"技术规范和建设标准，与其他系统互联互通，并满足三级联动。

政府侧。对环卫行业环卫运营企业碳资产数据进行统计分析，2030 年实现碳达峰。

企业侧。帮助企业摸清自身碳家底，指导减排优化并提升效率，获取碳资产并通过交易实现收益；在企业节能降碳的同时促进"双碳"目标在环卫领域的实现，促进绿色低碳循环发展，结合国务院《2030 年前碳达峰行动方案》中"单位国内生产总值二氧化碳排放比 2020 年下降 18%"的目标，环卫行业也应以国家目标为导向。

2. 功能介绍

数据大屏。展示与碳排放量、碳减排量、碳交易相关的数据，以及与碳指标核算相关的企业生产数据，能够一屏了解项目碳排放量等相关的核心数据。

碳资产管理。对企业 CCER 等碳资产的签发量、卖出量、卖出收益、交易状态等进行管理，支持详情查看、编辑、删除、按时间维度查询和导出记录。对 CCER 开发的流程进行线上管理，包括项目信息录入、项目文件设计、项目审定与备案、项目实施与监测、减排量核证、减排量签发，帮助企业获得碳资产，为后续碳交易收益奠定基础。

碳核算及减排优化。主要对项目的碳排放量、碳减排量数据进行核算，展示相关的实时监测和定时监测数据；对项目未来年度减碳的初始预测值和实时预测值通过趋势图对比展示，通过工艺优化实现企业生产运营降碳。建立各生产指标参数与碳排放、碳减排指标的关系，通过大数据分析，确定算法模型，找到碳减排优化的生产指标最优值，从而指导生产，实现碳减排优化 20% 以上。

报表报告。提供碳指标核算及生产相关的报表，便于企业掌握生产、能耗、费用、收益等情况；为 CCER 碳资产管理过程中涉及的企业、审定机构、核证机构提供辅助碳核算的数据材料。用户可对不同类型的报表按照本周、本月、本季、本年及不同时间段进行查询和导出，根据项目情况自动生成项目碳排放、碳减排情况的分析报告。

数据管理。数据采集通过传感器与智能网关进行采集与上传，对于不具备采集 / 上传条件的数据，可通过数据管理功能对相关数据进行录入。支持按照日期查询、导出记录等功能，可进行详情查看、数据编辑和删除。

3.2 模式

依照一网统管"横向到边、纵向到底"的要求，不同的建设运营模式下智慧环卫发展路径不同，从而在平台属性强弱、平台形态等方面也有差异。处于起步阶段的智慧环卫需要引导和培育，应准确把握不同技术的应用特点和发展阶段，探索适合的建设运营模式。智慧环卫平台建设与运营模式从参与主体上有政府、环卫运营单位、智慧环卫平台建设单位；从用户群体维度，项目分为政府项目、企业项目、政企共用项目。不同项目的建设运营模式不同，整体情况如下。

3.2.1 政府项目

常见的政府智慧环卫项目合作模式主要有：政府独资建设模式，政府投资、平台建设单位建设并运营模式，政府和平台建设单位合资建设运营模式，政府牵头、平台建设单位投资建设及运营模式，平台建设单位独资建设运营模式。五大模式各有其特点并适用于不同的情况，现对五大模式具体介绍如下 [16]：

（1）政府独资建设模式。政府可以深入监管智慧环卫的运营并可加强控制。但同时对政府的资金实力及行业技能要求较高，需要政府投入大量资金承担较大的风险，还需要提升智慧环卫运营的行业技能。此种模式适合资金预算充足、有一定技术能力的政府单位。

（2）政府投资、平台建设单位建设并运营模式。平台建设单位可以有效利用现有资源与积累，节约成本。政府投资并且拥有控制权，可以制定有利于市政服务的政策，利国利民。但是这种模式也有其劣势，投资与运营分离，容易出现经营者与投资者背道而驰的窘境。如果采用这种运营模式，必须处理好产权及责任关系，做到各司其职，各尽其能。

（3）政府、平台建设单位合资建设运营模式。政府和平台建设单位共同投资、共同运营可以利用各自的优势，政府可以出台相关扶持政策，平台建设单位利用已有的资源共同建设好、经营好智慧环卫项目。但是这种模式治理比较难，容易引起利益纠纷，最终影响智慧环卫项目的建设。

（4）政府牵头、平台建设单位投资建设及运营模式。其优势为政府投资较少，只需要提供前期建设的少量咨询费用。但这种模式由于政府只起到牵头作用，前期投入资金不多，后期与平台建设单位的监管及控制权平衡问题不好解决，控制权大，对平台建设单位不公平，反而会更加降低其积极性。如果控制权太小，则不利于政府监管。

（5）平台建设单位独资建设运营模式。可以充分发挥平台建设单位的现有优势，调动其积极主动性，政府承担的风险相对较小。但该模式下平台建设单位独资建设运营，不利于政府采取利民性的政策，如免费的公共服务等。

3.2.2 企业项目

针对企业智慧环卫项目主要合作模式分为：环卫运营单位投资、一次性交付建设、自主运营模式；环卫运营单位投资、平台建设单位建设运营模式；环卫运营单位购买服务模式。同样不同模式适合不同的项目情况，环卫运营单位投资、一次性交付建设、自主运营模式与环卫运营单位投资、平台建设单位建设运营模式，都适用于资金雄厚且拥有技术水平较高的运维人员的环卫运营单位。环卫运营单位购买服务模式，适合中小型环卫运行企业。详见表3-1。

企业项目合作模式对比分析 [17]　　　　　　　表 3-1

序号	模式	内容	优点	缺点
1	环卫运营单位投资、一次性交付建设、自主运营模式	环卫运营单位购买智慧环卫产品，将项目的设计、采购、施工和启动服务委托专业的平台建设单位进行组织和实施；平台建设单位负责整个项目的建设工作，完成后一次性交付，由环卫运营单位自主运营	（1）环卫运营单位仅需负责总体原则和目标管控，承担的项目压力较小。 （2）该模式下的平台建设单位可以发挥其主观能动性，充分利用现有技术及经验	（1）环卫运营单位也需要具有专业的负责人员与运维人员，一旦需求把控不对，会造成项目方向偏离，甚至造成重大损失，存在较大风险。 （2）不同的环卫运营单位与不同的智慧平台建设单位进行合作，智慧环卫系统及环卫作业水平很难达到统一标准，从长远角度来看，该模式容易造成分散化，"各自为政"，不便于集中统一管理
2	环卫运营单位投资、平台建设单位建设运营模式	该模式下的环卫运营单位负责投资建设，并委托平台建设单位进行运营，平台建设单位收取投资建设合同额 5% ~ 20% 的费用作为运维服务费	（1）该模式减少了环卫运营单位运维人才的压力，减少了智慧环卫产品烂尾风险。 （2）对于智慧平台建设单位而言，该模式可带来少量的稳定流水，且能够针对业主企业获取产品不足之处，不断提升产品质量	（1）智慧环卫需求处于不断延伸状态，但运维费中并不包含需求变更或新增服务，需要二期、三期建设，甚至更久、更多次的建设，需要不断加大投入。 （2）运维服务费的支付比例范围较大，环卫运营单位与智慧平台建设单位的利益协调会存在较大争议
3	环卫运营单位购买服务建设运营模式	环卫运营单位前期不投资，直接购买智慧环卫产品服务，一般按照 3 年周期签订，由智慧平台建设单位提供服务，环卫运营单位向其支付服务费用	（1）环卫运营单位了解平台建设单位产品，能够满足需求然后购买，产品价格低，无需承担风险。 （2）有专业的团队根据行业痛点不断迭代升级，充分利用智慧平台建设单位积累的产品资源	（1）购买的服务通用化功能比较多，难以保障定制化要求，一但定制化要求多，费用也会比较高。 （2）该模式下的环卫运营单位项目参与度低，仅在环卫作业整体水平的监督管理阶段发挥作用，难以对不同阶段的环卫业务流程进行掌控，因此，项目质量提升受到限制

3.2.3 政企项目

　　"一网统管"推动企业智能化升级，政府实现监管的同时满足企业降本增效需求，需要政企联合建设才能实现。政府侧需要以物联网、大数据、人工智能、5G 移动通信等前沿技术为依托，在现有网格化和综合管理基础上，委托平台建设运营单位（第三方）进行整合，加快现有信息化系统的迭代升级。平台建设运营单位（第三方）利用总的"一网统管"平台，进行各行各业的专业化系统整合，既避免前期资源浪费，又能充分发挥专业化单位优势；企业侧需要依照《安全生产法》、"工业互联网＋安全生产规划"要求，对环卫运营单位内部生产管理智慧化升级，达到提质、增效、降本、绿色、安全目的，同时也为政府输出数据。

平台建设运营单位（第三方）为政府提供监管平台服务，为环卫运营单位提供生产管理平台服务。政府前期不投资，以购买服务方式采购；环卫运营单位负责硬件安装，平台建设运营单位（第三方）负责平台开发，平台为环卫运营单位实现提质、增效、降本、绿色、安全，双方就所创造的新价值进行分配，见图3-3。

优点：①能减少政府、环卫运营单位投资压力，充分利用网络化资源，并创造增效服务；②能够最大限度保障平台数据的真实性和稳定性。

缺点：①参与方较多，对项目组组织协调能力要求较高，一旦有一方不配合便很难实现；②环卫运营项目水平参差不齐，难以标准化，对数据对接、平台建设提出更高要求，需要自上向下、自下向上协同进行。

综上，环卫行业智慧化发展，政府、环卫运营单位与平台建设单位深度共建将成为未来主要的建设与运营模式，是实现"一网统管"的关键，也是贯彻我国《安全生产法》的主要措施。"一网统管"模式用系统思维、全局思维和战略思维统领全周期管理，从环卫执法和环卫企业的痛点出发，同时满足政府、企业和公众的需求，避免了数据孤岛、重复建设等问题，并且通过挖掘数据资源，监督管理由被动处置型向主动发现型转变，生产由经验判断型向数据分析型转变。

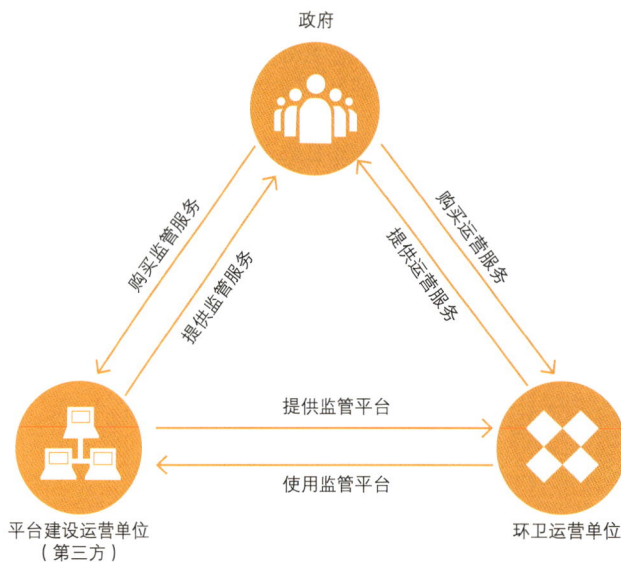

图3-3　"一网统管"运营模式

第 4 章

展望与建议

4.1 展望

新一代信息技术催生了第四次工业革命,世界发展进入数字经济时代。人工智能、物联网、区块链、数字孪生等新技术的不断涌现,使各行各业的智慧化转型升级成为大势所趋。未来,环卫行业将成为一个高效、绿色、安全、低碳、智慧的高新技术产业。

横向上,智慧环卫正在融入智慧城市建设中,实现与其他行业数据融合、互联互通及相互赋能,为城市建设和其他产业的发展保驾护航。例如,环卫行业与交通行业数据交互联通,环卫车辆根据道路交通情况自动完成环卫作业、垃圾清运与收集,既能保障环卫清扫保洁作业质量,又能实现安全作业零事故;再如,按照"一网统管"要求,环卫行业与环保行业数据需要联通,政府环保监管部门可通过环卫平台实时获取生活垃圾、建筑垃圾等全生命周期追溯数据,并通过预测模型评估环卫设施运营企业排放情况,从源头切断污染物排放路径,确保达标排放。

纵向上,正在形成"国家—省—市"三级环卫行业管理平台,也就是汇聚城市环卫运行管理服务相关数据资源的"一网统管"信息化平台,支撑城市科学化、精细化和智慧化管理,促进城市治理体系和治理能力的发展升级。各级政府管理部门借助每一级平台进行数据采集、存储、分析和预测,在管辖范围内实现对环卫运营企业的过程监管、安全预警和趋势预测。同时,环卫运营企业直接使用行业平台接受政府监管、完善企业管理、实现安全排险、降本增效,优化生产,促进节能减排,推动现代环境治理体系建设,助力"双碳"目标实现。

未来,蓬勃发展的科技力量将赋能环卫行业,加速整个产业链各个环节、每个企业、所有创新业务场景的智慧化发展。2021年11月17日,工业和信息化部印发《"十四五"信息化和工业化深度融合发展规划》,指出到2025年信息化和工业化在更广范围、更深程度、更高水平上实现融合发展,新模式新业态广泛普及,企业经营管理数字化普及率达80%。届时,机器人、各类传感器将应用于环卫行业,垃圾全生命周期的数据可实时且真实地采集、上传、分析、计算,支撑企业和政府决策。垃圾处置末端厂区的设备巡检与维修工作均可通过智能机械设备完成，工程师和管理者通过智能穿戴设备登陆平台实现对厂区、企业的管理，"黑灯工厂"和"无人工厂"都将成为现实。利用数字孪生技术，建立复现整个环卫行业产业链的全貌，全时段、全领域与现实同步，并能通过算法模型预判未来趋势，助力"双碳"目标的实现。

4.2　建议

结合对环卫行业智慧化发展的展望，依据国家《工业互联网创新发展行动计划（2021 ～ 2023）》和《中华人民共和国安全生产法》（2021 年修正版），利用新一代信息技术红利，将环卫行业的智慧化融入"一网统管"，围绕着环卫运行安全高效健康、环境干净整洁有序，加快现有信息化系统迭代升级，促进国家、省级、市级三级联动基础上，实现环卫行业的智慧化高质量发展。

重点方向：①完善行业标识解析体系建设，强化标识生态的支撑培育，加速行业标识应用推广；②壮大平台体系，培育环卫行业的工业互联网平台，提升平台技术供给质量，加快环卫设备和业务系统上云上平台，提升平台应用服务水平；③推动环卫行业工业互联网大数据中心建设，数据汇聚赋能行业发展，打造环卫行业工业互联网大数据中心综合服务能力；④推行环卫行业产品测试认证工作，加强行业高质量发展；⑤持续深化环卫行业"工业互联网＋安全生产"，强化安全保障，依法落实环卫领域企业网络安全主体责任，加强网络安全供给创新突破，强化行业网络安全技术保障能力，实现生产全过程的安全预防和智能排险；⑥制定与无废城市协同融入"一网统管"的技术和数据标准体系以及实施和运维方案，加快环卫行业智慧化进程，避免重复投资建设。

为推进环卫行业智慧化发展，实现行业发展目标，政府、企业、公众三大主体需协同联动发展。

4.2.1　政府

1. 在智慧环卫"一网统管"顶层设计方面

部分城市已经开展了"一网统管"试点工作，按照"十四五"规划提升城市智慧化水平、城市运行实行"一网统管"、安全生产工作实行管行业必须管安全的要求，完善智慧环卫"一网统管"的顶层设计，为实现国家、省级、市级三级联动，按照"一网统管"要求制定智慧环卫行业平台建设指南，引导多元化智慧环卫建设、运营模式，推进政府、平台建设单位、环卫运营单位多主体协同作战，避免各自为政和重复建设。

2. 在智慧环卫标准规范体系方面

针对现在智慧环卫建设标准、技术标准、行业规范缺失或不完善的问题，强化标准体系建设（包括技术标准、数据标准等），统一技术标准，明确监管内容要求和数据范围。行业协会发挥推动作用，通过制定团体标准率先培育市场有序发展和平台规范建设，促进各级平台的高效对接和数据互融互通。

3. 在环卫行业产品测试认证方面

智慧环卫行业进入快速发展期，需要利用测试认证手段规范行业技术、产品、服务等，模拟各类业务场景，优化技术和产品路线，提升试验测试水平，培育标准化解决方案，逐步完善行业产品功能，促进智慧环卫行业高质量发展。

4. 在环卫行业践行"双碳"战略方面

在政府环卫一体化运营招标时，引导环卫装备和服务智慧化、低碳化，利用碳足迹对垃圾全生命周期进行追溯，使环卫行业主动融合到经济社会绿色低碳发展潮流之中。一方面在垃圾分类、收运、转运、清扫保洁、公共厕所等环节使用低碳产品和装备；另一方面在垃圾处置环节，拓宽垃圾饲料化、原料化、肥料化、基料化、燃料化等资源化用途，开发垃圾综合利用的节水节能、增效减排技术，丰富垃圾综合利用的产品种类。

5. 在宣传教育、提升企业与公众的观念意识方面

环卫行业的智慧化发展是在政府引导、企业主导、公众参与的基础上逐步实现的，政府要加强对国家政策、行业政策、相关法律法规和新技术模式的宣传教育工作，推进居民强化主人翁意识，养成垃圾分类投放习惯，及时监督反馈，促进企业积极创新，发展新技术、新产业、新模式和新业态，三大主体共同推进智慧环卫行业发展。

4.2.2 企业

1. 积极响应国家政策方针

在城市环卫"一网统管"政策背景下，环卫运营企业主动利用互联网、大数据、云计算等新技术红利，加快数字化转型融入"一网统管"体系，提升工作效率的同时有效降低人力成本、优化资源，打造更高效的运管模式。提高业务服务智慧化水平是确保环卫运营企业的核心竞争力和可持续发展的有效路径。

2. 创新研究提升智能化水平

5G、人工智能等技术迅猛发展，不断赋能各行各业，环卫智能化程度将不断增强，

加快了与其他行业的深度融合。城市环卫已经由信息化、数字化、智能化进入智慧化阶段，作为平台设备层环卫装备企业，结合自身优势加强边缘层技术产品的开发应用，提高产品智能化水平，为平台提供更全面的基础数据。

3. 探索降本增效有效途径

智慧环卫重视环卫数据采集、集成、统计分析，实现环卫作业大数据的空间化、可视化展示。在新一轮行业变革中遵照《工业互联网创新发展行动计划（2021 ~ 2023）》，智慧环卫产品服务商应以提质、增效、降本、绿色、安全为目的，深度结合业务场景挖掘痛点提供系统解决方案，通过测试认证增效功能提高产品服务质量，为用户持续创造新价值。

4.2.3　公众

公众是智慧环卫行业的需求者和终端用户（受惠者），也是行业发展的推动者。首先，公众要履行好自身的义务，转换思想，以实际行动响应国家垃圾分类政策，养成良好习惯，遵守社会公德；其次，公众可充分利用废弃物线上交易（包括赠送）和垃圾分类投放的网络平台，增加废弃物的回收利用效率和自身的幸福感；最后，公众应发挥好监督者的作用，积极响应环卫主管部门的政策要求，参与建设和使用智慧环卫行业平台，结合实际情况向环卫主管部门反馈问题、提出需求，增加主人翁的获得感，促进行业发展，为实现"双碳"目标贡献每一个公民的力量。

附

录

附录1　46个重点城市垃圾分类政策中智慧化内容汇总表

城市	文件名	成文/批准日期	发文字号	内容
北京	《北京市生活垃圾分类工作行动方案》	2019年12月27日	首环建管〔2019〕5号	实施分类运输车辆身份识别、行驶轨迹、称重计量等信息实时监控。重构生活垃圾收运处理管理流程。按照区块链技术原则搭建垃圾分类全流程精细化管理体系，实施垃圾分类投放、收集、运输、处理管理流程再造，确保全链条无缝衔接。信息实时上传到生活垃圾全流程精细化管理系统
天津	《关于全面推进生活垃圾分类工作的实施方案》	2021年6月4日	津政办规〔2021〕9号	提升科技支持。鼓励探索运用大数据、人工智能、物联网、互联网、移动端APP等技术手段，推进生活垃圾分类相关产业发展
上海	《关于建立完善本市生活垃圾全程分类体系的实施方案》	2018年2月7日	沪府办规〔2018〕8号	大力推进垃圾治理的新技术、新材料、新设备的开发应用，逐步提升生活垃圾收集车辆装备、中转设施、资源化利用设施、末端处置设施的技术水平和科技含量。用好"互联网+"平台，发展人工智能，强化信息化技术在垃圾分类全程体系中的应用，加强本市垃圾治理的科技支撑
重庆	《重庆市深化生活垃圾分类工作实施方案》	2021年8月10日	渝府办发〔2021〕81号	强化科技支撑。鼓励探索运用大数据、人工智能、物联网、互联网、移动端APP等技术手段，推进生活垃圾分类相关产业发展
石家庄	《石家庄市生活垃圾分类管理条例》	2021年3月31日	—	县级以上人民政府应当支持开展生活垃圾分类投放、分类收集、分类运输和分类处理的新技术、新工艺、新材料、新装备的研究、开发和应用推广，运用信息网络等科技手段提高生活垃圾全程分类覆盖率和智能化水平。鼓励采用"互联网+回收"、智能回收等方式，增强可回收垃圾投放、交售的便捷性

续表

城市	文件名	成文/批准日期	发文字号	内容
邯郸	《邯郸市城市生活垃圾分类管理办法》	2019年9月1日	邯郸市人民政府令第172号	生活垃圾收集、运输单位应当配备符合生活垃圾分类运输要求的车辆，喷涂统一、规范、清晰的分类运输标识，并安装卫星定位系统，纳入数字化城市管理平台。 城市管理行政主管部门应当建立生活垃圾分类全过程信息管理系统，与生态环境等部门实现信息共享。逐步采用视频监控或者物联网追溯等技术措施，对生活垃圾分类投放、收集、运输和处理过程实施全程监管
太原	《太原市生活垃圾分类管理条例》	2018年11月30日	—	鼓励和支持生活垃圾减量与分类的科技创新，利用互联网技术和信息化等手段推动生活垃圾分类以及再生资源利用，提高生活垃圾再利用和资源化水平。 市容环境卫生管理机构应当建立生活垃圾分类全流程监管制度，建立生活垃圾分类投放、收集、运输、处置作业全流程监管信息系统，并与其他有关部门的管理信息系统实现互联互通
呼和浩特	《呼和浩特市生活垃圾分类管理办法》	2020年8月30日	呼和浩特市人民政府令第14号	市商务管理部门适时推动建立再生资源回收利用信息化系统，提供回收种类、价格和方式等信息。 市城市管理部门应当建立全市统一的生活垃圾分类管理信息系统，记录、统计生活垃圾分类投放、收集、运输、处置的类别、数量等信息，定期向社会公开，并与商务、市场监管、生态环境等部门的监管系统实现互联互通
沈阳	《沈阳市生活垃圾分类管理办法》	2021年7月20日	沈阳市人民政府令第88号	支持生活垃圾源头减量、资源利用的新技术、新工艺、新设备的研发和应用。鼓励具备条件的企业开展废旧家具、废旧家用电器等物品线上线下交易，促进大件家具、家用电器等物品的循环使用

续表

城市	文件名	成文／批准日期	发文字号	内容
大连	《大连市生活垃圾分类管理条例》	2020年9月25日	—	鼓励、支持新技术、新工艺、新材料、新装备在生活垃圾源头减量、分类投放、分类收集、分类运输、分类处置、资源化利用等方面的研发和应用，逐步提高生活垃圾分类管理运行的智能化水平。市人民政府生活垃圾分类管理主管部门、商务主管部门应当按照各自职责分工，建立本市生活垃圾分类管理信息平台和再生资源回收利用信息平台，推进生活垃圾分类收运体系和再生资源回收体系在规划、建设、运营等方面的融合发展。市及区（市）县人民政府生活垃圾分类管理主管部门应当会同商务、生态环境、市场监督管理等主管部门加强生活垃圾分类全过程信息管理，推进生活垃圾收集、运输、处理等全过程监控和信息化追溯
长春	《长春市生活垃圾分类管理条例》	2019年4月11日	—	从事生活垃圾分类收集、运输作业的服务企业应当按照要求配置运输车辆在线监测设备，建立管理台账，将运输车辆信息以及记录生活垃圾来源、种类、数量、去向等相关数据及时报送所在地城市管理主管部门。市、县（市）区城市管理主管部门应当建立生活垃圾分类投放、收集、运输、处置作业监管信息系统，并与有关部门的管理信息系统和相关企业运行的信息系统实现互联互通
哈尔滨	《哈尔滨市生活垃圾分类工作方案（试行）》	2018年3月30日	哈政办规〔2018〕13号	鼓励有资质的再生资源回收利用企业建立积分兑换平台，采用APP或电话预约服务方式，上门回收可回收物

续表

城市	文件名	成文/批准日期	发文字号	内容
南京	《南京市生活垃圾管理条例》	2020 年 7 月 31 日	—	鼓励运用现代信息技术，提高生活垃圾管理的智能化水平。支持生活垃圾源头减量、分类投放、资源化利用等新技术、新工艺、新材料、新装备的研发和应用。生活垃圾收集、运输单位应当建立台账，记录生活垃圾来源、种类、数量、去向、分类质量等信息，并实时上传至生活垃圾管理信息系统；生活垃圾处置单位应当建立台账，记录每日生活垃圾的运输单位、车辆、种类、数量、分类质量等信息，并按照规定上传至生活垃圾管理信息系统。 市城市管理行政主管部门应当会同市商务、生态环境、住房保障和房产等行政主管部门建立全市生活垃圾管理信息系统，实行生活垃圾分类网络化、精细化、智能化管理和全程信用信息监管
苏州	《苏州市生活垃圾分类管理条例》	2019 年 11 月 29 日	—	支持运用科技手段，逐步提高生活垃圾分类投放、收集、运输、处置以及管理运行的智能化水平。鼓励生活垃圾减量化、资源化、无害化处置等方面新技术、新工艺、新材料、新装备的研发、引进和应用。 市环境卫生主管部门应当会同市商务、生态环境、农业农村等部门，建立生活垃圾分类管理信息平台，向社会公众提供分类投放查询、预约回收、可回收物交易价格查询、投诉举报等服务。 市、县级市（区）人民政府应当建立生活垃圾分类管理综合考核制度，通过建立全流程信息监管系统、第三方考核等方式强化监督管理，并纳入年度综合考核

续表

城市	文件名	成文/批准日期	发文字号	内容
杭州	《杭州市生活垃圾管理条例》	2019年8月15日	—	鼓励探索采用垃圾分类实户制、智能回收平台等方式，提高生活垃圾分类投放的准确率。 市和区、县（市）市容环卫主管部门应当建立本区域生活垃圾分类与减量全流程管理制度，建立生活垃圾分类投放、分类收集运输、分类利用、分类处置作业全流程监管信息系统，并与商务、生态环境等部门的管理信息系统实现互联互通
宁波	《宁波市高标准推进生活垃圾治理攻坚行动方案》	2020年11月10日	甬政办发〔2020〕63号	推进"两网融合"，推广"搭把手"等再生资源公共服务回收平台。建立健全再生资源回收体系。建立全市再生资源回收行业信息管理系统，完善统计制度和回收经营者信息公开制度
合肥	《合肥市生活垃圾分类管理条例》	2020年7月31日	—	市人民政府应当建立再生资源回收利用信息化平台，健全再生资源回收利用网络。市、县（市）区城市管理部门应当建立生活垃圾分类管理信息系统，定期向社会公开，并与商务、生态环境、城乡建设等部门实现信息共享。 鼓励、支持生活垃圾处理科技创新，促进新技术、新工艺的研发和应用，提高生活垃圾处理的智能化水平。供销部门应当建立再生资源回收利用信息化系统，提供回收种类、交易价格、回收方式等信息
铜陵	《铜陵市生活垃圾分类管理条例》	2021年6月16日	—	鼓励探索采用智能回收平台等方式，提高生活垃圾分类投放的准确率。鼓励再生资源回收利用企业建立再生资源回收利用信息化平台，向社会公众提供预约回收服务以及可回收物目录，回收价格、回收方式等信息

续表

城市	文件名	成文/批准日期	发文字号	内容
福州	《福州市生活垃圾分类管理条例》	2019年9月26日	—	安装污染物排放自动监控设备和超标报警装置等，并与生态环境行政主管部门的监控设备联网，及时传输上报主要污染物排放数据。餐饮垃圾的产生、收集、运输和处置实行联单管理制度，并逐步实施电子联单信息化管理。市容环境卫生行政主管部门应当建立生活垃圾分类投放、收集、运输、处置管理信息系统，定期向社会公开相关信息，并与相关部门实现信息共享
厦门	《厦门经济特区生活垃圾分类管理办法》	2017年8月28日	厦门市第十五届人民代表大会常务委员会公告第2号	鼓励建立再生资源回收利用信息化系统，提供回收种类、交易价格、回收方式等信息。市主管部门应当建立和完善生活垃圾分类全过程监管制度，建立统一的生活垃圾分类管理信息系统，定期向社会公开相关信息，并与商务、环境保护、建设等部门实现信息共享
南昌	《南昌市生活垃圾分类管理条例》	2020年11月25日	—	本市支持运用科技手段，逐步提高生活垃圾分类投放、分类收集、分类运输、分类处理及其监督管理的智能化水平。在处理设施运营场所安装污染物排放在线监测设备，并保持在线监测设备与市、县(区)人民政府城市管理主管部门、生态环境主管部门的监控设备联网。市、县(区)人民政府城市管理主管部门应当加强信息化建设，建立和完善生活垃圾排放全过程管理信息系统，提高生活垃圾分类管理科技化水平
宜春	《宜春市生活垃圾分类管理条例》	2018年11月2日	—	市城市管理主管部门应当建立和完善生活垃圾分类全流程监督管理信息系统，定期向社会公开相关信息，并与商务主管部门的资源回收信息系统、环境保护主管部门的监管系统实现互联互通

续表

城市	文件名	成文/批准日期	发文字号	内容
郑州	《郑州市城市生活垃圾分类管理办法》	2019年9月30日	郑州市人民政府令第236号	生活垃圾处置单位应当按照规定建设在线监测系统，并将数据传送至生活垃圾分类管理信息系统。 鼓励运用科技手段逐步提高生活垃圾分类投放、收集、运输、处理以及管理运行的智能化水平。 市城市管理主管部门应当建立和完善生活垃圾分类全流程监督管理信息系统，定期向社会公开相关信息，并与商务主管部门的资源回收信息系统、环境保护主管部门的监管系统实现互联互通
济南	《济南市生活垃圾减量与分类管理条例》	2020年11月27日	—	鼓励管理责任人设置智能化收集容器，方便市民分类投放生活垃圾。 鼓励厨余垃圾处置单位优化处理工艺，提高非厨余垃圾自动识别、分拣效率，提升处置能力和综合利用水平。 市城市管理部门应当构建全市生活垃圾分类信息平台，记录、统计生活垃圾分类投放、收集、运输、处理与资源化利用的类别、数量等信息
泰安	《泰安市生活垃圾分类管理条例》	2020年7月24日	—	鼓励单位和个人通过线上、线下合法交易等方式，促进闲置物品再利用。市环境卫生行政主管部门应当建立生活垃圾分类管理信息系统，记录、统计生活垃圾分类投放、收集、运输、处置的类别、数量等信息，并与生态环境监管系统实现信息共享
青岛	《2021年青岛市生活垃圾分类工作行动方案》	2021年5月22日	青垃圾分类〔2021〕1号	完善再生资源回收利用设施，探索与企业合作建立再生资源公共服务回收平台。依靠物联网、大数据和人工智能等新兴技术，破解垃圾分类难题，提高分类实效，推动关联产业发展。探索打造青岛市垃圾分类综合管理平台，搭建投、收、运、处全过程监管体系和垃圾分类行业服务体系。启动全市垃圾分类相关信息化数据资源的集中整合汇聚，探索"互联网＋垃圾分类"全民参与新路径

续表

城市	文件名	成文/批准日期	发文字号	内容
武汉	《武汉市生活垃圾分类管理办法》	2020年5月18日	—	无智慧化相关内容
宜昌	《宜昌市生活垃圾分类管理办法》	2019年10月24日	—	鼓励运用科技手段逐步提高生活垃圾分类投放、收集、运输、处理以及管理运行的智能化水平。建立可回收物回收信息平台，向社会公布回收服务方式、价格等信息。鼓励采用"互联网+回收"、智能回收、积分兑换等方式，增强可回收物投放、交售的便捷性
长沙	《长沙市生活垃圾管理条例》	2020年8月5日	—	市环境卫生行政主管部门应当会同市生态环境、商务、农业农村等部门建立生活垃圾管理信息系统，对生活垃圾分类投放、收集、运输、处理实行全过程监管
广州	《广州市深化生活垃圾分类处理三年行动计划（2019~2021年）》	2019年8月15日	—	推动生活垃圾投放智能化和数据化，引入智能化分类设施，提高居民分类投放积极性。搭建"互联网+垃圾分类"公众服务平台，为市民提供宣传、查询、预约回收等服务，提高生活垃圾分类便民服务水平
深圳	《深圳市生活垃圾分类管理条例》	2020年7月3日	深圳市第六届人民代表大会常务委员会公告第一九九号	鼓励开展生活垃圾分类技术创新，支持垃圾分类先进设备、工艺的研究应用，实现生活垃圾分类管理智能化、专业化、信息化。 市、区主管部门可以使用智能化信息系统收集生活垃圾分类管理相关信息，采集相应证据。 市、区商务部门应当通过生活垃圾分类管理信息平台向市民提供预约回收服务以及可回收物目录、回收方式等信息。鼓励单位和个人通过线上、线下交易等方式，促进闲置物品再利用。 生活垃圾处理单位应当安装生活垃圾处理计量和监控系统，与生活垃圾分类管理信息平台联网

续表

城市	文件名	成文 / 批准日期	发文字号	内容
南宁	《南宁市生活垃圾分类"十四五"发展规划》	2021年12月15日	南府办〔2021〕43号	大力推广利用"互联网+"促进绿色消费，推动开展二手产品在线交易，满足不同主体多样化的绿色消费需求。推出具有南宁市特点的生活垃圾分类精细化管理平台，打造全流程智能化管理模式。以互联网为纽带，利用大数据、云计算、移动互联网快速准确的挖掘能力，联袂向生产、消费领域的广度和深度渗透，促使生产、消费、服务和流通一体化。以技术革命为引领，推动生活垃圾分类行业与相关行业之间的融合发展。 加快城市智慧环卫系统研发和建设，通过"互联网+"等模式促进生活垃圾分类回收系统线上平台与线下物流实体相结合
海口	《海口市生活垃圾分类和减量两年行动方案（2020~2021）》	2020年7月31日	—	无智慧化相关内容
成都	《成都市生活垃圾管理条例》	2020年9月29日	—	市和区（市）县人民政府应当将生活垃圾分类产业纳入科技发展规划和高新技术产业发展规划，并在技术、财政、金融、用地等方面给予扶持，促进生活垃圾分类产业与现代制造业、现代物流业、现代服务业、现代农业、智能信息等行业融合发展。 市和区（市）县商务主管部门应当建立再生资源回收利用信息平台，将可回收物种类、交易价格、回收方式予以公布，促进再生资源回收经营者与再利用企业之间的信息交流，推动线上线下回收、利用融合发展。 市城市管理部门应当会同市商务、生态环境等部门建设生活垃圾分类监管信息系统，并与商务、生态环境等管理信息系统互联互通

续表

城市	文件名	成文/批准日期	发文字号	内容
广元	《广元市城市生活垃圾分类工作实施方案》	2018年2月12日	—	完善生活垃圾分类相关法规标准，探索建立激励约束、市场调节机制。加强技术创新，综合运用物联网、云计算、大数据等信息技术，构建"互联网＋垃圾分类"新模式
德阳	《德阳市进一步推进生活垃圾分类工作实施方案（2021～2025年）》	2021年11月22日	德办发〔2021〕43号	鼓励探索运用大数据、人工智能、物联网、互联网、移动端APP等技术手段，加快建设生活垃圾分类"全链条"管理信息化平台，推进生活垃圾分类相关产业发展
贵阳	《贵阳市城镇生活垃圾分类管理办法》	2021年11月16日（第三次修改发布）	市政府令第65号	市人民政府市容环境卫生主管部门应当会同发展改革、商务、生态环境等主管部门建立全市统一的生活垃圾分类管理信息平台，加快智慧环境卫生系统研究开发和建设，通过"互联网＋"等模式促进生活垃圾分类管理线上平台与线下实体相结合，并实现信息共享。 区（市、县）人民政府应当建立完善本辖区的生活垃圾分类管理信息系统，采集、汇聚本辖区生活垃圾分类收集、运输、处置的相关信息，并与生活垃圾分类管理信息平台联通
昆明	《昆明市城市生活垃圾分类管理实施规划（2019～2035年）》	2020年7月7日	—	推进生活垃圾分类智能化信息管理系统建设，并与网格化管理做好衔接，推动信息系统互联互通和数据共享，建立生活垃圾投放、收集、运输、处置的全过程管控体系，实现精准管理。依托互联网、物联网技术，利用垃圾分类统一信息平台实现垃圾源头、收运企业、中转企业、处理企业各环节间相互监督，做到垃圾产业链全程可查、末端进场垃圾全程可追溯

续表

城市	文件名	成文／批准日期	发文字号	内容
拉萨	《拉萨市城市生活垃圾分类管理办法》	2020年10月9日	拉政发〔2020〕64号	从事生活垃圾分类运输的单位应当按照要求设置车载在线监测系统，并将信息传输至环卫信息系统。 从事生活垃圾分类处理的单位按照要求建设在线监测系统，并将信息传输至环卫管理信息系统
日喀则	《日喀则市生活垃圾分类管理办法》	2020年8月17日	日喀则市人民政府令第4号	生活垃圾处置单位应当按照要求建设在线监测系统，并将数据传送至生活垃圾管理信息系统
西安	《西安市生活垃圾分类管理条例》	2020年7月30日	—	生活垃圾收集、运输单位作业车辆安装在线监管装置，按照确定的运输路线行驶，将生活垃圾分类运输至符合规定的转运、处理设施。 市城市管理部门应当会同市大数据、商务、生态环境、农业等部门，建立生活垃圾分类管理信息平台，采集生活垃圾分类收集、运输、处理等信息，实现全流程监管，并向社会公众提供分类投放、预约回收等查询服务
咸阳	《咸阳市城市生活垃圾分类管理暂行办法》	2020年1月7日	咸政办发〔2020〕2号	鼓励单位和个人使用可循环利用的产品，通过线上、线下交易等方式，促进闲置物品再使用。 生活垃圾分类收集、运输单位应当使用专用车辆分类运输生活垃圾，专用车辆应当清晰标示所运输生活垃圾的类别，实行密闭运输，并安装在线监测系统
兰州	《兰州市城市生活垃圾分类管理办法》（2020年修订版）	2020年1月23日	兰州市人民政府令〔2020〕第1号	市市容环境卫生行政主管部门应当建设健全生活垃圾分类投放、收集、运输、处置设施和信息管理系统。 从事生活垃圾分类收集、运输的单位应当设置车载在线监测系统，并将信息传输至生活垃圾分类管理信息系统。 从事生活垃圾分类处置的单位应当按照要求建设在线监测系统，并保持在线监测系统与市容环境卫生行政主管部门、生态环境主管部门的监管系统互联互通。鼓励市场主体建设再生资源回收利用信息平台

城市	文件名	成文 / 批准日期	发文字号	内容
西宁	《西宁市"十四五"城市生活垃圾分类规划》	2021 年 12 月 31 日	宁 政 办〔2021〕101 号	试点探索"互联网 +"和"物联网 +"信息化技术手段，强化垃圾分类源头投放寻根溯源。推动垃圾分类全过程收运处理大数据建设，提升垃圾分类精细化监管能力。推进再生资源信息化回收平台建设。聚焦关键节点，摸排生活垃圾分类和处理监管全过程，依托大数据、物联网、云计算等新兴技术，建设垃圾分类全过程管理信息共享平台，进一步提升垃圾分类的监控能力、预警能力、溯源能力
银川	《银川市生活垃圾分类管理条例》	2021 年 11 月 30 日	—	生活垃圾经营性收集、运输企业应当设置车载在线监测系统，并保持正常运行。市生活垃圾主管部门应当会同市商务、生态环境、住房和城乡建设等主管部门建立全市生活垃圾管理信息系统，实行生活垃圾分类网格化、精细化、智能化管理。县（市）区生活垃圾主管部门以及相关单位应当按照规定及时、准确采集垃圾分类相关信息，并录入生活垃圾分类管理信息系统
乌鲁木齐市	《乌鲁木齐市生活垃圾分类管理办法》	2020 年 5 月 30 日	乌鲁木齐人民政府令 140 号	生活垃圾分类收集、运输单位按照要求设置车载在线监控系统。从事生活垃圾分类处置的单位应当按照要求建设在线监测系统，及时上传数据。市主管部门应当建立和完善生活垃圾分类全过程监管制度，建立统一的生活垃圾分类管理信息系统，定期向社会公开相关信息，并与商务、生态环境等部门实现信息共享

附录 2　应用案例

附 2.1　垃圾分类应用案例

案例 1　全流程全体系的垃圾分类智慧管控平台
入选单位：城市花园（北京）环境科技有限公司

1. 单位简介

城市花园（北京）环境科技有限公司，是一家立足于智慧社区绿色低碳领域的互联网科技公司。公司利用云计算、AI、互联网、大数据及核心控制器等科技，为企事业单位及政府搭建监督考核管理平台，为智慧社区、垃圾分类、智能充电等领域提供智能解决方案及人工软硬件服务，致力于以科技创新引领智慧社区绿色低碳生活，争做"花园城市"的建设者和维护者。

2. 痛点分析

（1）城市生活垃圾产生量随城市人口增长呈直线增长态势，威胁人类生命健康和社会可持续发展。

（2）垃圾分类推行过程中，缺乏垃圾分类长效管理机制，居民知晓率、参与率与投放准确率普遍较低，难以全面推广。

（3）垃圾混投、乱投、错投问题频发，督导员代为分拣，治标不治本，没有科技辅助难以实现智能监管和闭环管理。

3. 解决方案

城市花园（北京）环境科技有限公司以"科学化、精细化、智能化"为牵引，依托AI、互联网、大数据及核心控制器形成一套全流程全体系的垃圾分类智慧管控平台，实现垃圾投放源头监督，用数字评估推动垃圾分类管理实效。以下以天津和平区为案例进行介绍。

（1）以"亭"为载体定时积分"惠民利商"。居民注册"和易分"居民端小程序实现智能识别、称重计费，将垃圾投递到指定的"垃圾分类亭"后获得积分，积分可兑换商家"满减券""代金券"等。党政机关和商户注册"和易分"小程序，产生的垃圾以"自查自报"形式拍照上传。针对没有分好类的用户可根据投放数据精准溯源到对应人员。

（2）智能垃圾分类云督导系统。云督导系统可替代 32 人的工作量，图文并茂一目了然。手机端实时监控，自动报警，不良行为直接拍照留证，支持实时查看、回放、实时喊话和溯源等功能，更有效规范居民垃圾分类行为。

（3）两网融合一体化模式。天津和平区垃圾分类智慧管理中心又名"天津和平区垃圾分类大数据平台"，包含数据监管中心、垃圾分类管理、分类用户管理、分类处置管理、分类运输管理、云监控中心和一个分屏控制端，做到实时监督查看、实时调度、实时操作。垃圾分类大数据平台页面如附图 2-1 所示。

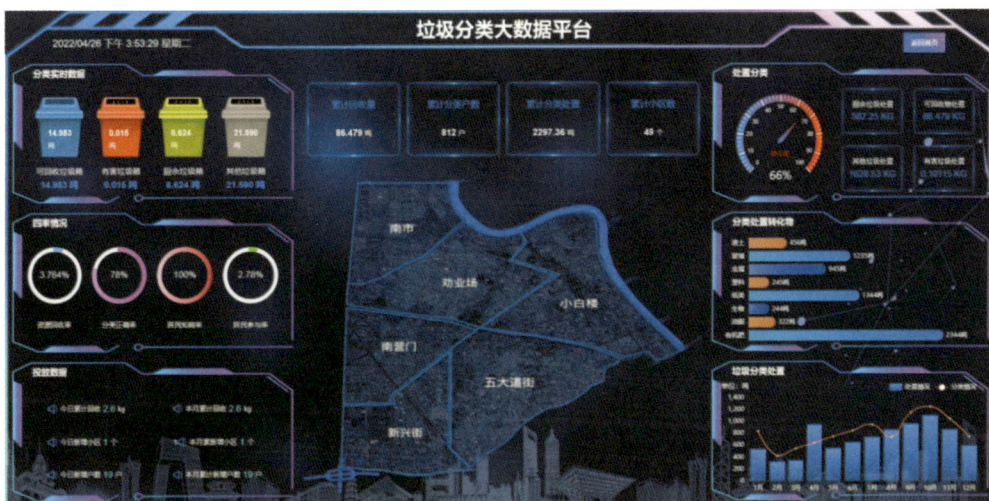

附图 2-1　垃圾分类大数据平台

4. 成果成效

城市花园（北京）环境科技有限公司助力天津市和平区建立垃圾分类智慧管理中心，将和平区各街道垃圾桶点位视频监控信号通过"城市大脑"数据中心接入监管平台，通过可视化大屏进行动态监测和管理，1 张总体态势图、6 张专题图、30 余张环比图反映和平区各街道垃圾分类投放情况，实现"一个中心管全域"。

案例 2　厦门市翔安区新圩镇"上门收集 + 智慧管理"垃圾分类新模式
入选单位：厦门市翔安区环境卫生中心

1. 单位简介

厦门市翔安区环境卫生中心是厦门市翔安区的全额拨款副处级事业单位，单位共有人员编制 10 人。主要职责是负责辖区内环卫设施及其他配套设施的规划、建设和管理，市容环境卫生的监督检查、参与综合考评，生活垃圾的清运及处理，组织市容环境卫生日常管理，餐厨垃圾收运、协调指导垃圾分类管理，开展农村家园清洁行动、负责"厕所革命"领导小组办公室职能等工作。

2. 痛点分析

垃圾分类工作是一项全民工程，如何让居民懂得分、愿意分是重点也是难点，尤其在农村地区更是难上加难。

（1）村民对垃圾分类存在抵触情绪、配合度低。

（2）因村民的文化程度差异大，垃圾分类方法掌握程度不一。

（3）农村地广人稀，人口密度低，垃圾分类监管难。

3. 解决方案

建立"户分类、镇收集、区转运、市处理"的垃圾分类机制，并总结凝练出了一套符合村情民情的垃圾分类新模式——"上门收集 + 智慧管理"。

（1）为每户村民配备一套二分类垃圾桶，为其创造良好的分类条件，提高村民参与垃圾分类的积极性。

（2）开展上门收集，每天面对面宣传指导，日积月累，逐步提升村民垃圾分类知晓率，让每一个村民学会垃圾分类。

（3）开发智慧管理软件，强化全流程监管。平台系统操作简单化，垃圾分类上门收集人员根据设计的"收运信息系统"，只需要 3 秒即可完成单桶信息录入，即使不识字也能操作。具体的操作步骤是：①手机靠近垃圾桶固定架上的射频识别（RFID）标签，自动识别户主信息；②根据分类情况进行评价（分为优秀、及格、不及格）；③分类率不好的拍照上传至平台，并进行二次分拣；④到下一户居民，只需继续靠近感应并进行评价。收集员录入的信息会实时更新到后台，各级管理员能实时看到每天收集员的收运情况和居民分类情况，及时掌握工作动态，并有针对性地对分类率不好的住户进行上门劝导宣传。除此之外，该系统还有一键拨号功能，针对连续分类差的村民，可以提前电话联系上门劝导。

4. 成果成效

通过上门收集，可以准确溯源、直观了解村民垃圾分类准确率，有针对性地对分类情况不好的村民进行宣传劝导，提高村民垃圾分类准确率。通过便捷的电子录入，减少上门收集人员和后端数据录入人员的工作量，直接将收集台账电子化并结合末端平台，进行大数据分析，通过更直观的数据，对分类投放、分类收集情况进行全程监管。同时，也作为执法部门上门检查执法的重要依据，加强源头居民端的强制分类，助推垃圾分类工作落到实处。

> ### 案例 3　全场景垃圾分类及再生资源的终端解决方案
> ### 入选单位：山东宝洁市政环卫有限公司

1. 单位简介

山东宝洁市政环卫有限公司创立于 2014 年，注册资本 3.02 亿元，是一家以城市公共服务为核心业务，拥有道路保洁、生活垃圾清扫、收集、运输及国家清洁清洗行业双一级资质的企业。

公司下设环卫、市政、物业、垃圾分类四大产业板块，业务涵盖城市道路保洁、城乡环境卫生清扫保洁、生活垃圾清运处理、市政道路设施建设与维护、物业管理与咨询服务、垃圾分类、再生资源回收与利用、智能平台运维与管理、第三方考核等范围。

2020 年公司开展的周村区垃圾分类工作，被称为垃圾分类的"周村模式"，也被山东省住房和城乡建设厅列入城乡生活垃圾分类工作经验和典型案例进行推广，成为山东省垃圾分类工作样板。

2. 痛点分析

（1）无法实现垃圾分类全程可视可查，出现问题时追溯难、处理难，无法形成闭环。

（2）难以实现再生资源的集中收集、实时变现和自由兑付。

3. 解决方案

（1）通过监管平台的大数据，可对区内街道、村的垃圾分类投放情况、垃圾分类处理的工作进度及调度、垃圾分类相关工作人员的岗位工作概况进行一一呈现；切实从源头减量、中途投放准确及监控、后端工作及时处理三个工作环节入手，全流程监管垃圾分类，更好进行全流程闭环管理及全场景活动信息收集与统计，在线协调全员工作，责任到人，溯源有据；辅助垃圾分类工作更加有序优质地开展。

（2）用户可在再生资源回收智能平台内完成会员注册、自助称重，进行积分或货币兑换、商品兑付等一系列流程；与线下流程匹配的是线上智能回收系统，智能回收系统兼具会员登录、积分录入、智能称重、上门回收、自助商品与服务兑付、产品溯源等功能；结合智能平台改建的周村再生资源回收航东站也即将投入使用，此站点是再生资源回收的示范试点机构，回收站集中进行再生资源的回收、暂存、交易、兑付等服务流程；依托人脸识别技术、积分系统、在线商城商品与服务的兑付技术，通过大数据的累加与分析对服务用户提供全周期服务。通过再生资源回收及衍生服务的支撑，再加上与社区环保屋的互通，可以真正实现点面的结合，把垃圾分类与再生资源回收作用发挥到最大化，实现价值的最大化。山东宝洁市政环卫有限公司云平台如附图 2-2 所示。

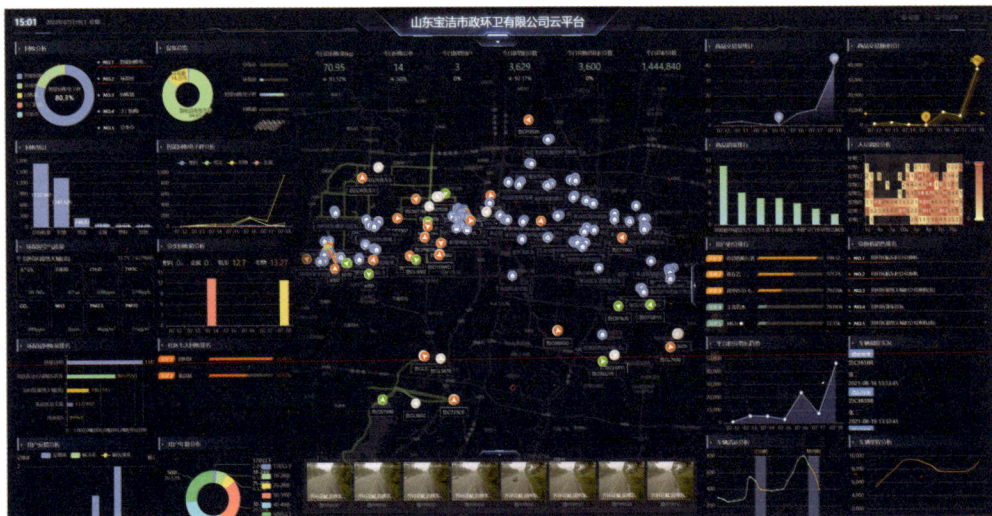

附图 2-2　山东宝洁市政环卫有限公司云平台

4. 成果成效

（1）垃圾分类工作取得阶段性的成绩，居民整体意识提升。采用"智能分类投放"+"定时定点投放"两种运营模式，用美观干净、现代感十足的"生活垃圾智能分类设备""积分兑换设备"以及"垃圾分类环保屋"取代传统的垃圾点。所辖区域内的居民垃圾分类的意识和满意度得到了同步提升。

（2）真正地做到利民、便民、惠民。通过垃圾分类，相应的垃圾得到了彻底的处理，生活环境大大改善，把服务落实到实处。

案例 4　生活垃圾分类投放驿站智能督导机器人小睿及数字治理项目
入选单位：浙江七巧连云生物传感技术股份有限公司

1. 单位简介

浙江七巧连云生物传感技术股份有限公司成立于 2020 年 5 月，是一家专注于生物传感芯片和智能装备研究开发的科技创新企业，以合成生物电子、人工智能算法为核心技术，致力于开发制造引领行业的智能终端与数字化基础设施。公司依托中国科学院和浙江大学双重研发团队及湖州市南太湖精英计划领军型创业团队，以一体化数字服务的核心竞争力，在垃圾分类基层治理、社区数字经济、节能环保等领域实现规模化应用，全力打造智慧、绿色和健康的人居环境。

2. 痛点分析

（1）非投放时段驿站管理缺失，垃圾包落地、误时混投等问题突出。

（2）人工督导模式的运营成本高难以持续，减员后的现场分类质效大幅下降。

（3）传统督查巡检效率低，缺乏实效性科学量化考评，易流于形式。

3. 解决方案

基于人工智能、大数据、物联网等核心技术，自主研发生产数字化监管及智能交互设备——小睿机器人，以高度智能化、集约化和拟人化产品提供智能督导、人机交互、数字宣传、智慧照明等现场高标准服务，同时基于数字监管平台与数字评价系统协同管

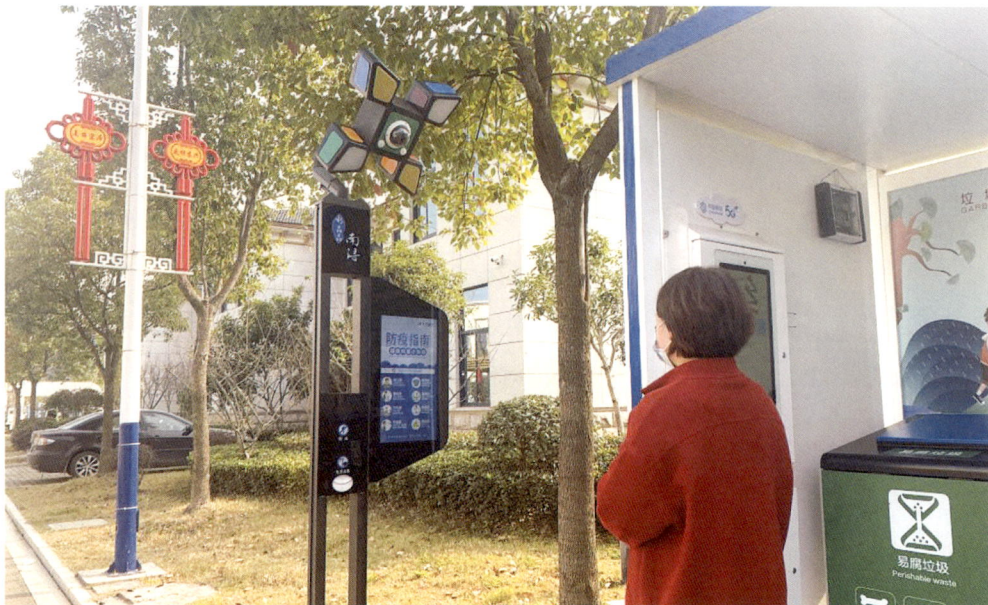

附图 2-3　小睿机器人

理部门建立标准化协作流程和科学评价机制，以"智能设备 +SaaS 平台 + 数据分析"为核心，提供一体化数字服务，实现对居民投放行为、现场环境状况的数字监管、数字评价及数字便民服务。小睿机器人如附图 2-3 所示。

（1）针对驿站投放场景，定制开发 AI 视觉算法搭载神经网络处理器（NPU），实现对居民投放行为与环境状态的前端毫秒级实时分析，针对误时投放、垃圾包落地投放等典型问题，形成智能识别、自主抓拍、精准推送和主动反馈的自治闭环管理。

（2）通过小睿机器人对居民投放行为的精准分析与预判，包括投放人次及时间分布、投放高峰时段、违规高峰时段及严重点位等，帮助合理设置投放时段、优化驿站布局，同时以线上线下协同作业方式，实现一人多点网格化管理，逐步降低运营成本。

（3）基于小睿机器人智能分析建立日均参与度、误时投放率、垃圾落地率、落地包半小时处理率等数字化评价指标，实现全时、全面、全域的数字监管与分析评价，协同管理部门建立实效性科学考评。

4. 成果成效

2021 年，湖州中心城区超 200 个居民小区、600 多个投放驿站运用小睿机器人实现全域数字化"智治"管理，赋能湖州获评住房和城乡建设部中等城市生活垃圾分类第一，小区垃圾分类精准率达 96%，环境问题半小时处置率 100%，实现从人工统计到智能分析转变、从数据碎片到数据共享转变，切实让"人工跑"变为"数据跑"，提升基层治理效能、提高社会服务质量、稳步降低运营成本，居民获得感、幸福感、安全感显著提升，形成垃圾分类基层数字治理新模式，为常态化长效管理机制奠定数字基底。"湖州生活垃圾分类前端小睿数字化治理"获评 2021 年浙江省数字经济"新治理"优秀案例（附图 2-4），并入选 2021 世界互联网大会科技成果展示馆永久展陈项目。

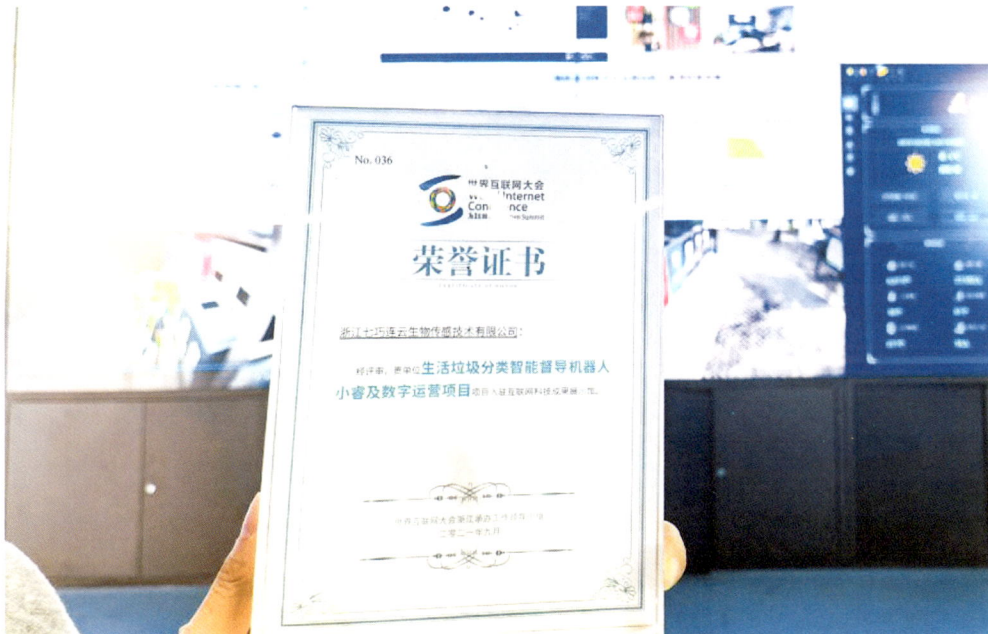

附图 2-4　2021 年浙江省数字经济"新治理"优秀案例

案例 5　威海市环翠区智能化垃圾分类
入选单位：威海市粤能环保科技有限公司

1. 单位简介

威海市粤能环保科技有限公司是一家依托互联网云平台及智能终端打造的新型垃圾分类运营企业。公司历经三年运营，探索出可持续发力的垃圾分类模式，已在威海市环翠区落地实施。截至 2021 年 12 月，环翠区累计投放 100 组垃圾分类设备，累计用户数达 9 万余人，累计投放次数达 190.4 万次。与传统的垃圾分类运营模式相比，公司拥有成熟的垃圾分类运营模式和线下运营系统，可实现运营监管的自动化、智能化和数字化，充分落实了降本增效、绿色安全的经营理念。

2. 痛点分析

（1）垃圾分类的源头上，居民的参与度低，分类成本高、效率低。

（2）"分类收、及时收"与"控制成本、降低碳排放"难兼顾。

3. 解决方案

（1）"粤能智能回收箱"解决居民源头分类问题。其一，回收箱以投掷垃圾奖励"低碳币"的形式鼓励居民参与，投放后设备自动称重、实时计发奖励，奖励可多平台提现；其二，拥有完善的等级制度，正确投掷垃圾可以提升账户等级，等级越高投掷的奖励基数越高；其三，回收箱就是"督导员"，居民投掷错误，系统可追溯倒查，保障了分类的准确率，用技术代替人工，节约了大量成本；其四，注重用户体验，拥有多种开门投放方式供各类群体使用，针对智能手机用户有APP、小程序、公众号等方式参与，针对不方便使用智能手机的群体推出低碳卡及联名银行卡、人脸识别、语音识别系统；其五，回收箱配备智能AI分类助手系统，做到设备现场语音指导投放。

（2）创新传统收运模式。第一，专车收专项；第二，使用小压缩车进小区收运，满载后中转至大压缩车。通过小车负责收运、大车负责运输的方式提升了收运效率并且降低了运营成本；第三，使用满溢报警系统，桶内垃圾达到80%自动实时通知收运人员前往清运。既满足了居民投放的需求，又兼顾了企业成本，减少了碳排放，打造了"高效收运、低耗运输"的绿色收运模式。

4. 成果成效

通过垃圾收运模式改革，用终端满溢系统取代传统路线、用"小车收，大车运"的中转模式增效节能。利用科研优势实现了垃圾投放全环节可追溯、垃圾收运智能调度、垃圾投放大数据分析，为城市的环卫管理和今后垃圾分类纳入个人征信系统提供了技术支持。

附 2.2　环卫作业应用案例

附 2.2.1　集团管控类

> **案例 1　"升禾环境云系统"平台集团化管理**
> **入选单位：升禾城市环保科技股份有限公司**

1. 单位简介

升禾城市环保科技股份有限公司（简称"升禾环保"），是一家专注于高端环境服务事业的高新技术环保企业，主营业务包括现代化城市环境卫生保洁服务、智慧环卫服务、城市综合环境卫生解决方案咨询、物业管理服务等。公司始创于 2009 年 12 月，注册资本 1 亿元，在国内设有贵阳、南宁、桂林、深圳、贵阳、昆明和合肥等多家分子公司，员工总数近 4000 人，其中各类专业技术人才 110 余名，项目运营总面积接近 3000 万平方米。按照"一体两翼，专业多元"的战略规划，以城市环境保洁服务为主体基础、依托"升禾环境云系统"平台进一步拓展综合城市环境服务产业链纵深延伸和横向融合，逐步将公司建设为技术一流、运营规范、效益显著的互联网平台型中国高端环境服务业领导者。

2. 痛点分析

（1）作为集团公司，项目分散各地、运营模式不统一，作业粗放，难以统一化管理。

（2）项目经济效益低，绩效考核难管理，无法调动项目公司积极性。

（3）每个项目建设智能化系统，重复建设严重，资源浪费。

3. 解决方案

该平台利用工业互联网、物联网、云计算、边缘计算、大数据、人工智能等新兴技术和科技支撑，建立环卫运维一体化平台的战略构想，为环卫运行、客户体验、服务质量、新商业模式推进等保驾护航。通过该平台的建设，实现作业监管、作业统计、作业分析、绩效考核等功能，达到集团管理的目标，提升管理效率，增加经济收益，为项目的建设与持续升级提供经济支持。

（1）垃圾收运。系统可实现对垃圾车收运作业完成情况进行智能化管理，对收运路线智能规划，对车辆收运状态进行实时监控，可完成作业情况记录并对收运量进行统计分析。垃圾收运功能页面如附图 2-5 所示。

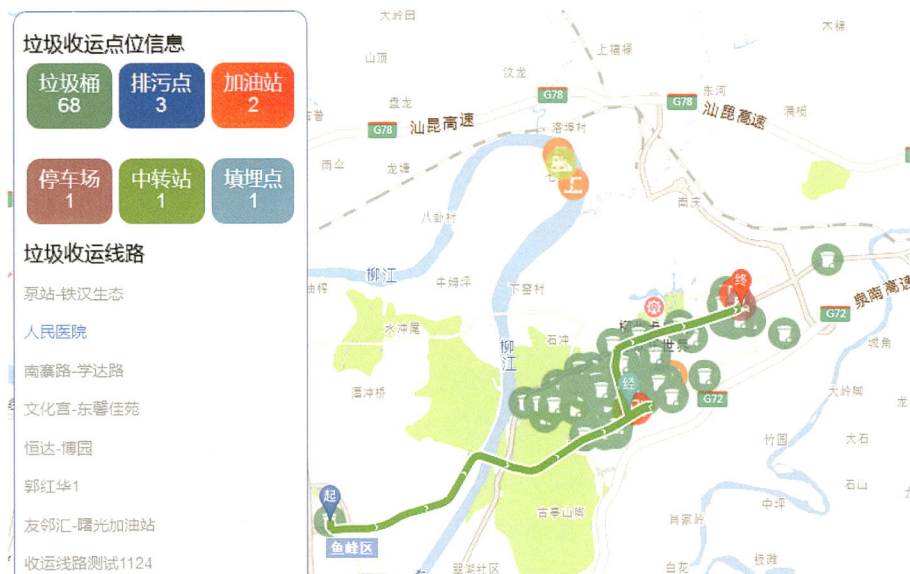

附图 2-5　垃圾收运示意

（2）专项清洁。系统可对道路、隧道、桥梁、小广告等专项点位作业进行管理，可灵活设定人员、车辆进行作业排班。能实时体现项目完成情况，实时监控人员和车辆的作业情况。

（3）公厕保洁。公厕保洁人员通过小程序记录保洁工作，对每天的清扫、消毒检查做审核、统计、分析。

4. 成果成效

（1）集团建立作业、管理规范与标准，统一要求，通过平台落地规范各个项目作业模式与运营模式，实现了对项目作业情况透明化管理，做到精细化、专业化管理。

（2）利用平台化建设为项目降本增效，对车辆、人员进行智能排班与线上绩效考核，使每个项目、车辆、人员的实际运营情况一目了然，促进项目提升。

（3）集团统一建设，分发账号，项目不再单独建设，减轻老项目负担，同时作为项目亮点促进集团项目拓展新业绩。

（4）实现与政府、监管机构及合作者共享平台相关数据，为行业的智慧化发展提供有利的应用价值。

案例 2　金智仟城智慧环卫服务平台
入选单位：深圳市金地物业管理有限公司

1. 单位简介

深圳市金地物业管理有限公司是国家首批物业管理一级资质企业、中国物业管理协会名誉副会长单位。金地智慧服务在城市服务方面提供整体规划、设计、投资、建设和运营一站式服务，以智慧城市服务平台为依托，集城市环卫一体化、垃圾分类、水务服务、园林绿化、市政公用设施维护、停车场等公共资源经营六大核心业务板块拓展服务及相关综合性城市服务。目前积极向新型城市治理模式迈进，公司希望以城市环卫业务为合作契机，在战略合作的框架下，根据地区经济水平和需求，提供多种合作模式，助推智慧城市建设新进程。

2. 痛点分析

（1）城市环卫项目人员成本投入比例偏高。

（2）项目现场作业数据未能与主管方实现资源多边共享，如何通过联动机制有效制止或杜绝垃圾"乱扔、乱倒、乱排"违规现象。

（3）如何通过"集团、区域、项目"三级考核机制调动项目管理团队积极性。

3. 解决方案

公司依托总部智能科技，利用互联网、人工智能等新兴技术，完成智慧环卫运维一体化平台（智慧城市服务平台 2.0 版本）的研发并投入项目运营使用，为城市环卫清扫保洁、垃圾清运、公厕管理等保驾护航，后期研发的智慧城市服务运维一体化平台（智慧城市服务平台 3.0 版本）将有力助推公司城市服务整体业务的发展和提升。

（1）作业人员和车辆管理。通过智慧平台及硬件连接端，实现现场人员作业期间的实时互动和现场状况掌控，根据人员基本信息、排班、当勤状况、一人多机告警、当班预警提示综合统计，对各班组／人员的工作质量进行考核。并对作业车辆的作业状态进行实时监控，对行驶线路规划及轨迹记录、车辆信息、运行作业、电子围栏等进行统一实时可视化管理。

（2）工单管理。通过开发的工单管理系统，可进行工单新增、查询、查看详情、工单派遣、关闭工单、处置反馈、接受工单、退回工单、申请关单、审核等操作，对项目实时的工作进行有效调度处理。

（3）统计分析。智慧环卫平台根据移动视频设备、智能定位、远程传感器传输的数据，设定统计分析报表，实现作业监管、统计、分析、绩效考核，自动生成最优作业排班表。

4. 成果成效

（1）通过智慧环卫一体化平台，优化项目机械设备和作业人员比例，降低人工成本，提升项目整体效益。

（2）多边共享平台为启动联动机制及时提供事件数据信息，有效降低区域性市容环境卫生违章违规事件和现象，减少项目日常运营成本。

（3）集团、区域、项目各层级都有智慧环卫一体化平台使用权限，并将项目考核指标及结果实行平台公开化，有效激发项目现场团队管理积极性，整体提升公司环卫项目品质和效益。

附 2.2.2　平台运维类

> **案例 1　滨环家智慧环卫管控平台**
> **入选单位：滨州市滨环城市保洁有限公司**

1. 单位简介

滨州市滨环城市保洁有限公司在试点滨州市道路保洁市场化运作基础上，成立于2010 年 4 月，主要承担滨州市市本级和北海经济开发区共 2100 余万平方米道路保洁环卫服务项目。公司始终秉承"以创新为驱动，以市场为导向，以发展求壮大"的理念，从一个仅有 4 人的小企业，发展到今天拥有 700 名员工的公司，主营业务由单一的建筑渣土运输，跨越到集道路保洁、垃圾收运、环卫机械研发制造、环卫咨询服务为一体，具备国家一级资质的综合性专业城市保洁公司。现拥有大中型环卫作业装备 98 台，小型保障设备 400 余台。环卫设备和保洁业务已扩展到山东省内外多个城市。

2. 痛点分析

传统城市道路保洁人工清扫的模式无法满足城市快速发展和人居环境改善的需求，需要向科技化机械冲刷、洗扫模式转型，并通过智慧化手段提升运营管理效率。

3. 解决方案

（1）机械运行数字化调度，有效降低生产成本。数字平台根据季节性污染差异定制不同的生产模式，科学规划机械作业路线及标准，利用平台调度出车、收车时间，作业起始、结束时间和作业频次，实时监控设备作业量和作业效果，考核人员通过 APP 程序通知责任人按时整改反馈；建立道路突发污染巡查发现派单机制，巡查人员发现异常可通过 APP 进行派单、验收及反馈。对作业里程、油耗、耗材等进行精准设定，控制生产成本。作业流程如附图 2-6 所示。

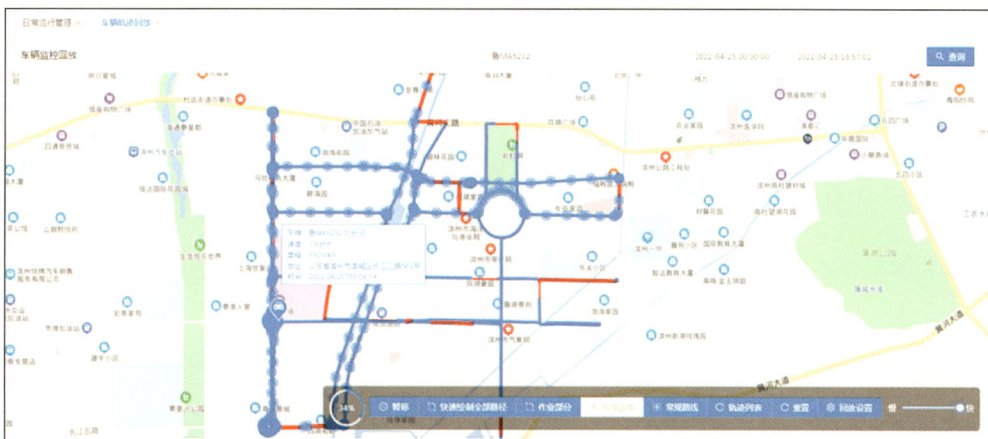

附图 2-6　作业流程

（2）研制小型辅助设备，对人行道及辅路实现机械化无死角作业。自研小型辅助设备，制定设备作业流程及标准，统一纳入数字化管控平台，实现小型机械作业精准化、数字化管控。

（3）办公数字化，实现部门之间协同配合。企业运行数字化管控机制，员工可通过 APP "工作调度"发出需协调事项，线上调度加强部门及人员之间的相互配合，有效提升工作效率。实行工作日志提交制度，公司所有员工每日将工作开展情况，使用 APP 向上级领导提交工作日志，有助于领导有的放矢地安排工作。建立"车辆故障发现上报→诊断维修→质量验收"的闭环式管理机制，驾驶员使用程序提报故障，维修部门通过平台及时向车队反馈维修进度，便于车队合理安排作业车辆，保障正常生产。

4. 成果成效

通过"滨环家智慧环卫管控平台"对滨州市市本级道路实现了保洁作业高效精准化、员工管理人性化、安全生产长效化的闭环数字化管控。在全省范围内以 3 元/（平方米·年）的较低保洁服务费，实现服务区域全领域深度保洁验收合格率 98% 的成绩。形成了政府低成本投入、企业高质量产出的环服作业模式。成为滨州市环服行业的标杆项目，不断得到市政府各级部门和广大市民的一致好评。

案例 2　玉禾田智慧环卫管理系统
入选单位：海口玉禾田环境服务有限公司

1. 单位简介

海口玉禾田环境服务有限公司于 2016 年 3 月由深圳玉禾田智慧城市运营集团有限公司和海口市环境发展有限公司共同注资成立。公司目前承接海口市秀英辖区陆地范围主次干道、背街小巷、城中村、"三无小区"、墙到墙全覆盖的清扫保洁、垃圾收集清运（包含垃圾转运站管理）、公共厕所运营管理、环卫基地、环卫基础设施建设、配套设施设备的配置、更新与管理及特殊情况下的环卫保障工作及秀英辖区海域、沙滩、水体等水域环境卫生管理服务工作。

2. 痛点分析

（1）环卫一体化服务内容多，相对独立的服务板块难以统一协调运行，导致资源浪费。

（2）项目运营过于依靠管理人员的经验、执行力和员工的自觉性，管理难度大、成本高。

（3）企业日常运营数据统计和核算基本依靠手工账目完成，工作量大且繁琐、易出错，数据的可追溯性、及时性及准确性比较差。

3. 解决方案

（1）智慧调度中心，也称为可视化应急指挥调度中心。中心能够实时查看辖区内的情况，提供市政环卫全局资源展示、实时视频查看、快速定位调度、语音视频沟通等功能，及时有效地防范和控制突发事件发生，实现可视化指挥调度，切实提高指挥调度能力，达到整体联动效果。

（2）智慧化环卫作业管理平台。利用业务运行监管仪表盘对环卫各个业务环节（板块）的运行数据进行深层次提炼、展现和分析。项目管理人员可通过业务管理仪表盘获取实时、准确、可视化的数据，为作业监管、运营优化提供有效手段和辅助决策依据。人工保洁数据分析如附图 2-7 所示。

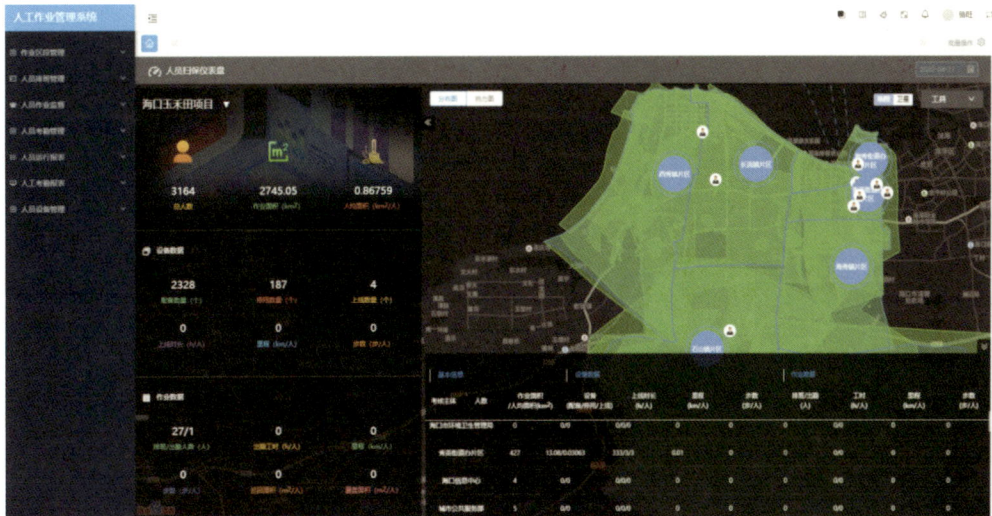

附图 2-7　人工保洁数据分析

（3）精细化运营成本管控平台。对环卫作业车辆、环卫作业人员两项核心资产实现全方位综合管理，构建环卫运营项目的精细化管理体系。车辆综合管理通过为项目每一台车辆建档，实现对车辆基本信息、运行情况、保险年审、使用成本等方面的精细化管理。在人员综合管理方面，实现对项目人员信息的精细化管理，主要解决人员台账管理和人员考勤管理。同时，平台通过搭建玉禾田统一的车辆、人员、设施设备管控标准，建立集团、区域与项目级"一本账"的模式，实现综合成本的最优。

4. 成果成效

通过传统环卫作业与数字技术的有机结合，将玉禾田 22 年的专业环卫管理经验植入信息化系统，投入玉禾田 10000 余员工、3000 余车辆、几十个项目实际使用 3 年以上，取得显著效果。在使用过程中大幅解决了无效劳动力、作业轨迹不可追溯、考勤不透明、环卫工人怠岗与脱岗等传统环卫无法解决的问题，有效扩大了现场管理人员的管理半径，提升管理效率，从而实现了现场作业质量提升，足不出户即可了解现场基本作业情况。

案例 3 赣州经开区智慧环卫系统

入选单位：江西蓝天路之友环卫设备科技有限公司

---

1. 单位简介

江西蓝天路之友环卫设备科技有限公司是集垃圾处理设备、专用汽车改装、新能源电动环卫车研发、生产制造及销售于一体的国家高新技术企业。公司布局环卫装备制造和环卫综合服务双轮驱动模式，获得 40 余项专利及软件著作权成果；被评为江西省高新技术企业、专精特新中小企业、科技型中小微企业、江西省名牌产品等；已建成江西本土最大的新能源环卫设备及各类垃圾压缩环卫设备生产基地之一；先后获"江西省环卫服务行业先进企业、优秀企业、突出贡献单位"等荣誉。

2. 痛点分析

（1）城市环卫运营过程中，传统监管手段无法做到对作业人员、车辆、设备、事件的全方位、实时监管。

（2）环卫监管部门数据难以与交通、公安、环保等部门数据互通协同。

3. 解决方案

（1）环卫车辆安装智能作业管理车载设备，实时监控环卫车辆作业的状态、作业线路、作业位置、作业油耗等，并利用油耗传感器有效降低燃油消耗；为环卫人员配发智能考勤定位终端，动态获取人员动态作业状态、考勤情况和作业量，检查考核结果及时、快速反馈，实现人员移动化管理管控。

（2）运用智慧环卫系统精细化管理环卫，实现对车辆作业线路的动态优化；对作业趟次、作业进度、作业工艺实时统计分析，动态调整作业排班；实时统计分析人员作业状态、保洁趟次、排班数据、考勤状态，以监控保洁人员工作。

（3）智慧环卫系统结合环卫智能手环、车载智能终端、环卫手机 APP，使环卫作业管理取得透明化和精细化的变革；通过规范作业、自动考核等方式使环卫作业效率得到全面的提升，节省开支；在深层次的工作数据量化层面，把脉环卫工作在作业、运行、管理、预期等各个方面所隐含的问题，通过数据模型搭建和数据研读，实现更合理的环卫动态资源配置，为环卫工作科学、健康、持续的发展提供借鉴。

4. 成果成效

赣州经开区智慧环卫系统运用卫星定位、物联网、移动互联网、云计算、大数据等技术实现对环卫日常作业的管理，实现环卫事件处理专业化管理；考核人员、车辆及网格，形成科学有效的城市环境卫生监督管理机制，提高环卫管理工作的效率和质量。本系统拟接入赣州经济技术开发区数字化城管信息平台，实现信息共享、高效协作。

案例 4　机扫水洗作业监管智慧环卫平台
入选单位：天津联合远航信息技术有限公司

1. 单位简介

天津联合远航信息技术有限公司成立于 2006 年，为国家级高新技术企业，专业从事智慧环卫平台建设运营，包括市—区—县级智慧环卫平台、环卫一体化企业级智慧环卫平台、环卫一体化作业第三方监管平台 3 个产品形态，具备机扫水洗道路作业、人工道路保洁作业、前端垃圾分类、垃圾收运作业、餐厨垃圾收运处理作业、中转站 / 处理厂监管、智慧公厕维护保养、渣土收运、环卫设施管理、车辆全生命周期管理等功能。

2. 痛点分析

我国的环卫市场正处于高速发展阶段，在广阔的市场空间下，智能化已经成为环卫行业的发展新趋势。传统环卫监管手段难以实现对环卫作业全过程的监管，也难以对作业质量进行快速判断。

3. 解决方案

依托物联网技术与移动互联网技术，对机扫水洗作业所涉及的机扫水洗作业车辆以及作业过程进行实时监管。体现在以下两大方面：机扫水洗作业各作业车辆的实时监控与在线统计；根据前一日机扫水洗作业湿扫洒水质量的数据统计自动生成作业报表。

案例创新点：

（1）深度结合地理信息技术。平台不仅包含实时地图位置显示、地图轨迹回放等简单的地理信息技术，还通过深度技术研究，实现精确计算每辆车道路左右两边作业长度，进而得到道路累计作业长度、累计作业遍数、真实未作业长度等数据。

（2）数据处理。因为各种不可控原因，会产生一些无效甚至是错误数据，平台经过多年运行和不断改进，在数据处理方面比较擅长。不仅降低一定的数据量，还降低无效数据对统计的影响，正确地反映作业情况。系统接入机扫路面"以克论净"检测数据，实时监控生成检测数据，上报服务器，根据业务需求和得分计算公式自动统计、分析、评分、排名。

（3）大数据统计。借助地理信息技术，对机扫水洗车辆轨迹进行处理计算，通过算法，对机扫水洗车辆作业情况进行统计。统计生成各区、各级路的不同类型车辆作业的情况，评价作业过道路遍数按照道路等级作业要求是否达标。

4. 成果成效

平台可容纳天津市全部 16 个行政区和下属功能区，100 多作业机构，2600 多辆机扫水洗作业车，最多时 1500 辆车同时在线，监测 2500 条各等级道路，形成机扫水洗监管统计一张网，每天定时、准时生成作业数据。

通过每天生成作业数据报表来真实反映作业情况，不仅减少了管理人员在数据统计上的工作量，还能获知前一日作业情况，为作业调整提供依据。通过平台运行可减少未作业道路，净化路面环境，提升城市面貌。同时优化作业资源，实现降本增效、减少碳排放。

案例 5　青岛市环境卫生数字化监管平台
入选单位：青岛市环境卫生发展中心

---

1. 单位简介

青岛市环境卫生发展中心是隶属于青岛市城市管理局的正处级事业单位，核定事业编制 154 名。内设建筑垃圾管理科、生活垃圾（餐厨垃圾）管理科、环境卫生督查科、科技发展科、信息管理调度科等 17 个科室。中心主要工作职责是参与市容环境卫生管理方面的法规、规章、发展规划、技术标准和作业规范的制定、修订；受市容环境卫生行政主管部门委托，对全市市容环境卫生保洁和固体废弃物收集运输处理的作业质量、设备设施运行、安全管理以及公共厕所规范化管理实行监督、检查，承担市容环境卫生项目考核的具体工作；对全市环境卫生特许经营企业实行监督管理；负责市容环境卫生数字化监管平台的管理；负责环境卫生新技术、新工艺的推广应用和培训；负责重大活动和突发事件市容环境卫生应急保障工作。

2. 痛点分析

随着城市环卫工作量越来越大，作业设备、设施的数量也不断增加，传统的管理模式和管理方法已不能满足当前环卫工作的需要，亟须通过现代化信息技术手段有效解决目前工作中存在的一些问题，采取更高效更智能的措施，加强统一管理，提升城市环卫水平。

3. 解决方案

青岛市环境卫生数字化监管平台项目以"一库、两平台、三模块"为开发框架，前期对环卫车辆、工地进行 GPS 定位监管和视频监管，后期逐步整合区市信息资源，扩大监管范围，提升监管手段，完善环卫基础信息数据库，根据各区市台账对基础数据进行定期更新；通过手机客户端，进行定位拍照、问题上传，开展环境卫生数字化巡检；通过互联网、专线等多种接入方式，实现了对转运站、大型收运车辆、餐厨垃圾、处置企业重点部位的视频监控；开发机械化保洁作业的自动计算功能，开展机扫作业自动检查工作，全面监管作业总量，规范环卫作业行为。目前，打造了岛城"环卫家底一个库"；开发完善了机械化作业自动计算、环卫巡查管理、餐厨垃圾及生活垃圾处置监管等应用场景，实现"问题发现智能化、处置流程标准化、检查结案闭环化"的监管新模式，为智慧环卫建设工作提供青岛方案。

4. 成果成效

青岛市环境卫生数字化监管平台聚焦智能化监管新要求，推动数据融合，实现车辆、设施、垃圾厂站的定位、视频、运行数据等全面监管；深化大数据分析，开发应用环卫数字化巡查、机械化作业自动计算考评、生活垃圾智能收运等多项创新应用场景，构建起"智能感知、分析研判、公共服务、指挥调度、巡查监察"的新模式，全面提升环卫智慧化监管水平。

案例 6　"环卫小钉"劳动力绩效管理
入选单位：南昌市合迅科技有限公司

1. 单位简介

南昌市合迅科技有限公司（以下简称"合迅物联"），是一家专注于"物联网北斗位置服务"领域软硬件技术研发、应用和建设的国家高新技术企业。公司拥有丰富的科研创新能力，目前已在车联网、人联网、智慧环卫、数字城管、智慧高速等多方面为行业客户定制开发了相关产品，先后获得合迅智慧环卫云平台、合迅物联网位置服务平台、合迅 4G 视频 GPS 调度管理系统、合迅智慧城市云平台等 30 余项软件著作权和专利证书。2013 年伊始，公司聚焦物联网智慧环卫解决方案的研发与落地，将"物联网北斗位置服务"应用于环卫人工清扫保洁、机械作业的量化考核中。

2. 痛点分析

（1）环卫劳动力无法实施有效考核、作业状态难掌握、违规行为难发现、作业过程难追溯、现场管理效率低，用工成本逐年上升却无法为管理、优化和算薪提供数据支撑。

（2）人多、面广、事杂导致管理成本高、效率低，很难提质、降本、增效。

（3）劳动力年龄总体偏大，且作业环境导致其工作危险性偏高，一旦发生意外很难做到第一时间救援。

3. 解决方案

"环卫小钉"为政府环卫管理部门、环卫企业提供环卫作业人员、各类作业车辆、环卫设施设备相关位置和数据的接入以及数据分析服务，能快速实现环卫作业全过程的智慧化转换部署，为管理、工作考核与领导决策提供精准有效的数据支撑。"环卫小钉"数据展示平台如附图 2-8 所示。

（1）完全自动化的作业和时间跟踪软件与专属的智能穿戴设备协同工作，跟踪员工时间、出勤和作业行为，轻松掌握在岗情况和作业状态，有效计算工时，违规行为即时通知班组长、作业过程可回溯、赋能基层管理者，使其管理水平和效率得到提升。同时为监管部门或企业各层级提供他们所需的各类数据，使其深入了解并发现异常，让优化与决策成为可能。

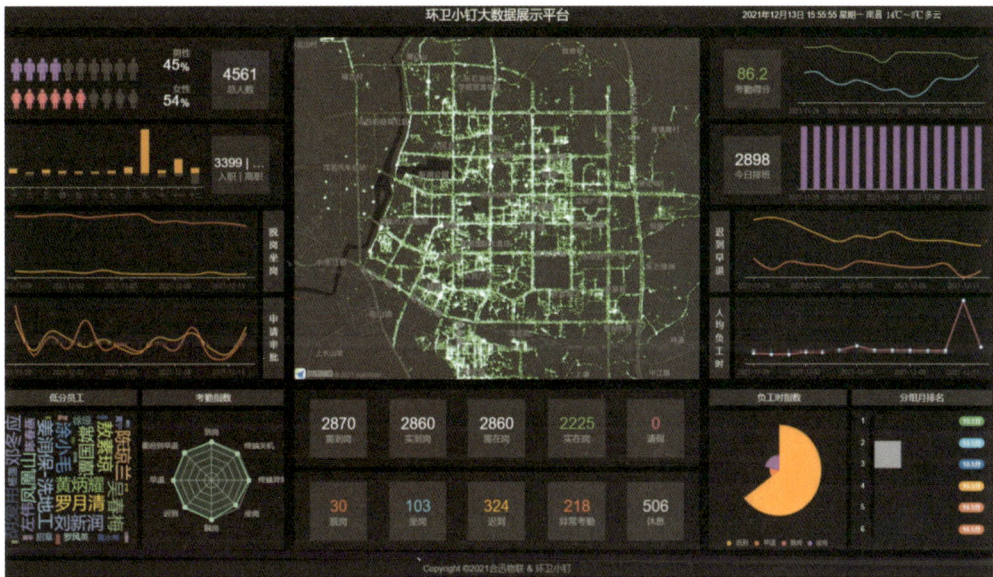

附图 2-8 "环卫小钉"数据展示平台

（2）多维度帮助企业降本、提质和增效。改变传统人盯人的管理模式，在环卫劳动力作业全过程精细化管理的基础上，杜绝"空气员工"，减少无价值的支出，最大程度地降低工时损失并提高作业质量和敬业度。另一方面赋能基层，帮助班组长管理更大的团队，在优化劳动力排班和工作区域的同时优化班组长人数和人员结构，进而达到控制劳动力成本的效果；简化算薪流程，人力资源直接后台调用所需数据，提高人事部门的生产力，降低用工风险。

（3）智能穿戴终端专为环卫行业管理场景打造，支持一键报警，缩短救援时间，为作业人员生命安全增加保障。

4. 成果成效

利用科技手段实时掌握劳动力作业状态、作业过程、考勤等数据，管理劳动力队伍的出勤与工作时间，分析并提升劳动力效率，帮助环卫工作降本合规、提质增效。所有班组、工位、员工的作业状态和考勤状态同一平台实时更新，透明可视，帮助发现异常作业点，让优化决策成为可能。改变人盯人模式，赋能基层，事件即时通知班组长，主动出击解决问题。帮助班组长管理更大团队，优化班组长人数和人员结构。

案例 7　智慧环卫三维可视化管控平台
入选单位：深圳市金晓科技有限公司

1. 单位简介

深圳市金晓科技有限公司（以下简称"金晓科技"）自 2005 年创立至今，一直专注于环卫监管监控系统平台的研发和销售。拥有专业的智慧云平台软件研发团队，通过利用移动互联网、物联网、大数据、云计算等技术，提升城市环境服务作业水平，实现城市环境服务作业的全程管理，保障城市环境服务作业的质量。金晓科技拥有成熟的硬件设备研发团队和生产能力，研发、制造和销售基地在国内分布于深圳、苏州、重庆、哈尔滨、青岛等地。公司奉行"质量第一，顾客至上"的经营主旨，以"美化环境造福社会，创造生活新天地"为己任。

2. 痛点分析

（1）作业车辆管理涉及行驶轨迹、作业量、油耗、保养、保险、违章等诸多方面，作业车辆数量庞大，难以通过人工进行管理。

（2）作业人员排班以及作业量均需动态规划，存在保洁员流动性大、在岗监督难、作业效果参差不齐、考勤不到位等问题。

3. 解决方案

（1）根据环卫作业管理需求，综合利用互联网、物联网、计算机应用软件、RFID 技术、无线网络技术、GIS 地理信息、图像识别、AI 人工智能垃圾识别技术、GPS 定位等多种技术，建立长期的精细化、标准化、规范化管理体系，形成数据驾驶舱，从机械保洁作业到垃圾分类收运，做到人、车、物、事的全程跟踪和无死角管控。智慧环卫三维可视化管控平台如附图 2-9 所示。

（2）通过数字孪生技术将所有环卫要素进行数字重建管理，智能沙盘规划实现对机械作业路线、各类型收运路线以及人员作业区域等基于 GIS 地图的规划。作业中通过传感器设备收集作业数据。用户设置管理规则，进行作业质量的动态监管。对环卫作业信息进行汇总统计与可视化展示。环卫作业信息统计如附图 2-10 所示。

（3）无人值守传感器可以持续对重要环卫设施、人员、车辆、场地实时监控，减

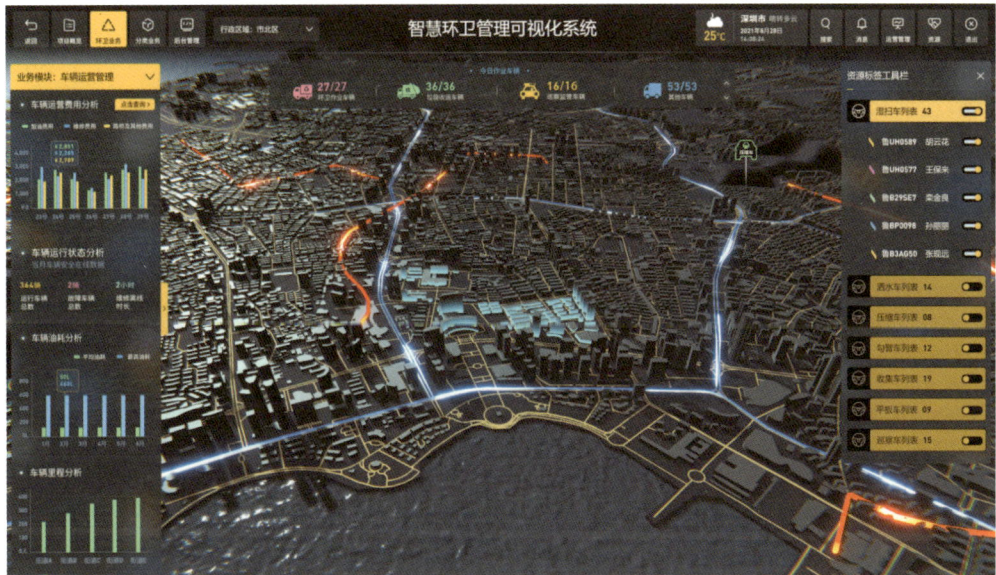

附图 2-9　　智慧环卫三维可视化管控平台

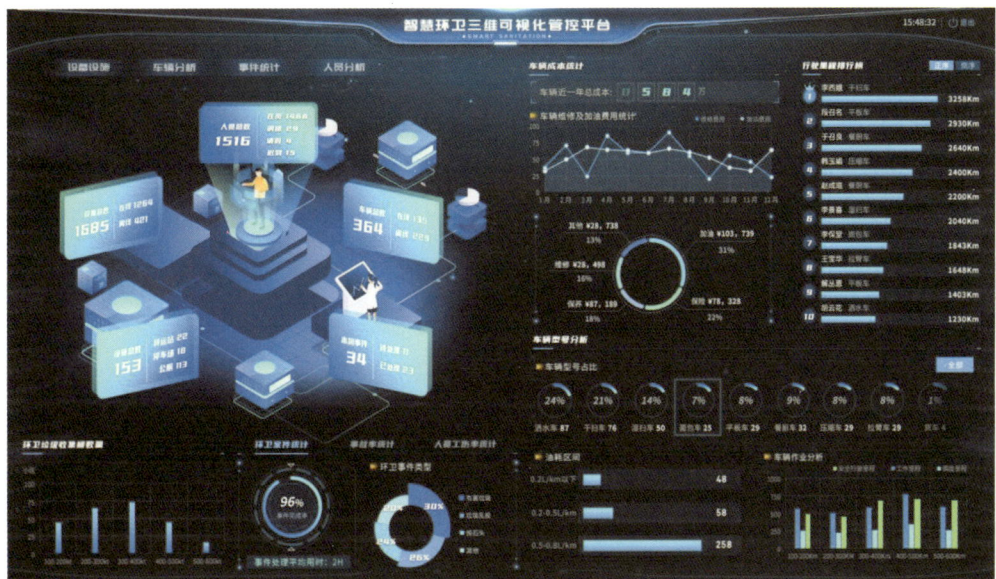

附图 2-10　环卫作业信息统计

少了人为信息收集。通过数字监控系统可以将城区管辖的即时情况呈现在管理部门面前，为管理者提供及时决策依据，可以实现环卫作业提前规划预警、作业过程实效监控、环卫事件动态监察、作业结果科学评价。智慧环卫管理可视化系统如附图 2-11 所示。

4. 成果成效

将作业人员、车辆、环卫设施、应急事件等环卫要素融合在一个信息平台上，按照"网

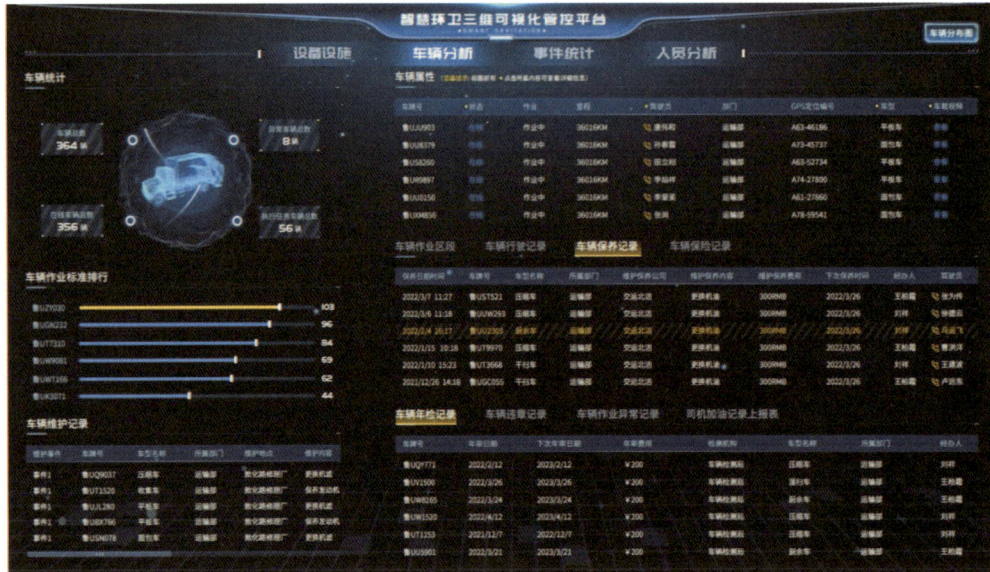

附图 2-11　智慧环卫管理可视化系统

格化管理，监管分离"的管理模式，实现对环卫日常作业的管理，包括对环卫基础设施、环卫作业车辆、作业人员、保洁责任区域的管理以及作业过程的实时监督，并对多渠道上报的环卫事件进行指挥派遣及处理，形成对人、车以及作业质量的考核与评价，建立环卫作业精细化、标准化、规范化管理体系的长效机制，做到人、车、物、事的全程跟踪和无死角管控。

案例 8　AI 环卫案件数字化管理系统
入选单位：长沙玉诚环境景观工程有限公司

1. 单位简介

　　长沙玉诚环境景观工程有限公司是一家立足华中，服务全国，专注于城市综合服务、为政府提供市政服务解决方案的大型城市环境管理综合服务供应商。公司成立于 2006 年 3 月，注册资金 1.0328 亿元，2020 年总产值突破 75 亿元。公司现有员工 2 万余人，在全国 20 余个省、市、自治区 120 余座城市运营 300 多个项目，服务面积超过 5 亿平方米，公司以长期深耕行业积累的品牌、服务、管理等优势赢得了业主单位的高度认可，经营业绩稳居中国环卫行业第一方阵。公司主营业务包括城乡环卫一体化、市政设施一体化、公共物业管理一体化、园林绿化一体化、餐厨垃圾处理、垃圾分类、智慧停车等城市大管家服务以及 PPP 业务。

2. 痛点分析

（1）同类环卫问题重复出现，作业、运营管理经验不沉淀。

（2）传统数据统计、视频监控无报警功能，管理人员通过实时监控或查阅信息追溯问题。

（3）案件、报警等绩效考核采用人工分析的方式，消耗大量人力物力。

3. 解决方案

（1）AI 案件整改管理，案件分类精细化管理。系统将项目环卫考核标准分类录入，设置 13 项主要类型，划分共计 194 项事件，每一项事件都设置了响应的整改时限和分值。

（2）便捷发起，自动推送，快速响应。现场通过手机端发起，巡查人员可通过手机端拍照、选择对应事件类型快速发起巡查整改，发起后即可"放手"，系统会根据案件发起地点自动推送至相关负责人处理，并自动提醒其按时完成整改，当案件上传整改图片后，系统会提醒案件发起人进行审核。

（3）数据统计分析，自动生成报表。通过时间、地理位置、发起来源、小组、状态、是否超时等多维度对数字案件进行统计、复盘和分析。通过定期复盘总结，专项指导相关责任小组进行针对性改进，从而帮助提升作业效果，减少同类型问题的发生。利用数字案件数据，对各个责任主体进行公平、公正、公开的评分，实现环卫作业质量的智能化考核。

（4）人员自动监控，实时警报。通过佩戴智慧工牌以及工作时间和区域的设置，系统可自动监控员工是否按时上下岗、是否在工作时间内脱离工作区域、是否在工作时间内超时停留；推送警报信息并在系统报表中留下记录。

（5）车辆自动监控，实时警报。通过在系统中设置监控时间、作业围栏、作业限速等参数，自动监控车辆作业行为，对车辆超时停留、超出围栏、超速行驶实时监控报警，推送警报信息并在系统报表中留下记录。

4. 成果成效

项目融合 IoT、GIS、云服务和 AI 数据分析等技术，利用精细化管理、智慧化运营的服务平台，通过打通环卫作业中人、车、事、物管控网络，运用 AI 数据分析实现数据为环卫运营和决策服务，从人、车、事、物 4 个方面进行智慧化管理，从而实现作业调度可视化、作业工况物联化、异常监测智能化、资产管理数字化、运营管理智慧化，减少同类事件重复出现率，让政府与环卫企业产生互动，形成长效监管体系。

案例 9　中环洁智慧环卫系统
入选单位：中环洁集团股份有限公司

1. 单位简介

中环洁集团股份有限公司（以下简称"中环洁"）是中信产业基金管理有限公司投资控股的城乡环境及公共服务运营商，业务涵盖环境卫生、垃圾分类、市政管养、绿化养护、公共物业、智慧城管、社区服务、应急保障等领域。十余年来，公司构筑了城市综合管理服务智慧平台体系，实现运营管理的全系统数字化管理，在智慧化、装备化、精益化方面持续投入，为客户提供更高品质的服务，让城市更加干净、整洁、有序、安全，创造守护美好生活，共建共享美丽中国。截至目前，中环洁的项目合同总额已超过 240 亿元，连续多年被评为"中国环卫行业影响力企业"，是国内最具有成长性和创新力的环境服务企业之一。

2. 痛点分析

在乡镇环卫管理过程中，由于各地区经济发展程度、地形地貌、业务状况各有不同，往往存在着以下痛点：

（1）数据人工采集、统计难，作业岗位与方案线下维护优化难。

（2）作业过程监管难，作业质量提高难。

（3）成本消耗降低难，运营效率提高难等问题。

3. 解决方案

中环洁智慧环卫研发团队从用户实际作业场景切入，进行"互联网＋"的数字化产品创新。通过智慧环卫云平台、蜜蜂小钉 APP、蜂巢 AI 引擎，并配合各级政府的智慧城市平台建设，构建了一个基于覆盖率算法和 GPS 数据 AI 拟合的管理体系，实现管理的内部生态闭环，达到切实解决实际问题、为环卫行业管理赋能目的，同时还解决了环卫作业绿色安全的难题，让政府监管"看得见、管得住、管得好"。

（1）通过建设数字化的保洁、收转运、考勤和巡检体系，实现科学岗位配置、方案制定，并能提供多维度数据分类及快捷查询。

（2）平台对覆盖率数据及打卡详情实时同步监管，便于用户及时发现任务延期风险、打卡异常操作等事件，为考核管理赋能。同时利用人员考勤 – 蜜蜂小钉 APP 系统，为项目有效节省工时，大幅提升工作效率。

（3）乡镇管理员巡检系统在保证作业质量的同时，可强化安全作业与标准作业管理，与安全督察体系双向并进。同时对中转站、司机驾驶等场景进行实时的视频监管，并实现司机登车前的检车和安全理念宣贯，进而实现因安全操作不规范导致事件发生率的大幅降低。

（4）将 GPS 数据与实际作业方案进行 AI 拟合，有效提升环卫作业效率，通过路径优化降低车辆运行时长和行驶里程，从而实现提质、增效。

4. 成果成效

通过将"互联网 +"与传统环卫行业有机整合，满足项目全链路数字化管理，打通了环卫行业各环节，结合 AI 技术，形成可以不断迭代优化的管理闭环生态。同时有效降低车辆空驶率，结合新能源车辆的使用，达到了节能减排、绿色环保的目的。并且进一步强化了政府及各层级的监管，保证作业质量，不仅使项目自身管理不断提升，更重要的是让政府监管"看得见、管得住、管得好"，打造出优质的环卫管理范例。

> **案例 10　基于工业互联网的智慧环卫云平台**
> **入选单位：劲旅环境科技股份有限公司**

1. 单位简介

劲旅环境科技股份有限公司（以下简称"劲旅环境"）创立于 2002 年，是一家集环卫装备研发制造、环境治理项目投资运营为一体的国家高新技术企业，是国家级服务型制造、国家级智能制造、国家级工业互联网试点示范。近年来，公司秉承"绿色发展"的理念，以"共创共享　绿色未来"为使命，围绕"装备制造 + 投资运营"为核心发展战略，综合应用物联网、互联网、云计算、大数据等新一代信息技术，构建了基于工业互联网的智慧环卫装备平台，实现精细化、集成化、信息化管控。

2. 痛点分析

（1）缺乏监管手段：人、车、事、物等核心要素缺乏有效监管手段。

（2）缺乏评价标准：尚未形成标准评估体系，难以判断环卫作业质量。

（3）缺乏创新模式：未能利用高新技术形成有效管理模式。

3. 解决方案

针对环卫行业普遍存在的问题，劲旅环境以环卫云平台为基础，搭建生活垃圾分类系统及生态环境综合治理管理模式，实现环卫管理中人、车、事、物等核心要素的有效监管，包括数据采集、存储、反馈、分析和管理，实时监控垃圾的产生、投放、转运和终端处理全过程。其中，数据采集包括：垃圾来源、种类、重量以及用户信息；分类箱的种类、位置及垃圾量，环卫车的信息、位置、装载量、路线规划等。通过实时数据采集、存储、分析和反馈，实现设备在线检测以及预测性维护、故障预警、诊断和修复，并通过视频管理系统、车辆监控管理系统、台账报表系统、平台指挥中心以及收运数字监控系统等实现对环卫全业务流程的管理。

同时，平台围绕环卫关键装备运行监测、运营规划、运维服务、作业质量评价的实际需求，综合运用数据分析、挖掘和数学建模的方法，建立信息快速分析管理与设备健康状况自动预警、人工智能专家系统远程运维诊断、作业质量评价等模型，利用项目团队前期积累的大样本数据开展装备运营管理、设备状况信息采集、故障预警与远程诊断、作业质量在线评价等方法研究，以此为基础建立以专家系统为核心的环卫关键装备远程运维决策支持系统。

4. 成果成效

该平台已实现环卫运营管理全过程的有效监管，目前已服务于 50 多家环卫项目公司，覆盖员工 3 万余名，连接设备数量超过 5000 台，有效解决了环卫运营管理跨时间、跨地域以及资源浪费问题，在系统有效支撑下，环卫综合运营成本降低超过 15%，环卫车辆综合油耗降低 13%，实现了管理效益、经济效益、社会效益的综合提升。平台应用情况统计如附图 2-12 所示。

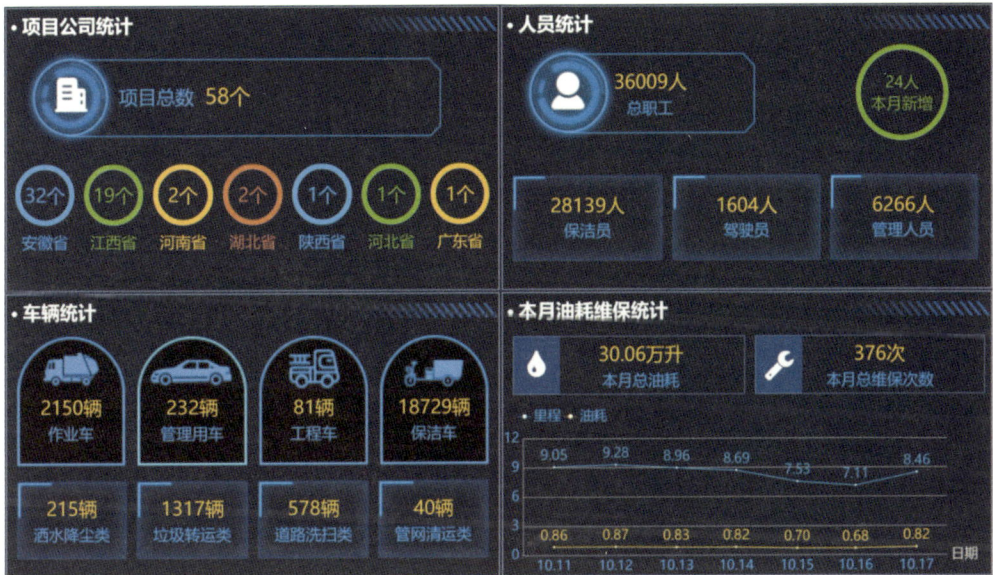

附图 2-12　平台应用情况统计

附 2.2.3　设备监控类

> ### 案例 1　合肥市蜀山区无人驾驶环卫一体化项目
> ### 入选单位：启迪数字环卫（合肥）集团有限公司

1. 单位简介

　　启迪数字环卫（合肥）集团有限公司经营范围涵盖环卫运营、生活垃圾分类、智慧公厕建设与运营、水域保洁、园林绿化养护、数字环卫、城市大管家、美丽乡村综合治理等环境一体化服务。集团现有分 / 子公司 240 家，业务遍及 95 个地级行政区。集团致力于打造"数字环卫创新示范新模式"，将 A（人工智能）、B（区块链）、C（云计算）、D（大数据）、E（边缘计算）、I（物联网）等前沿信息技术，与环卫、垃圾分类、再生资源回收、供应链等业务应用平台融合，构建数字化、智能化、无废化城市环卫解决方案。

2. 痛点分析

　　（1）传统环卫工作繁重，作业环境恶劣，工人年龄结构严重老化，难以负荷巨量清扫任务的工作强度。

（2）传统环卫安全性不高，经常有人员伤亡、车辆受损事件发生。

（3）传统环卫劳动密集型行业背景下的人管人模式不可控性较大，管理难。

3. 解决方案

（1）全天候作业。无人驾驶清扫车作业不受时间限制，可以 24 小时全天候执行清扫任务，包括深夜、凌晨以及节假日，大幅提升环卫效率。启迪数字环卫无人清扫车如附图 2-13 所示。

（2）安全性更强。通过激光 slam 技术及视觉相机，远距离感知障碍物，进行轨迹预测，建立突发障碍感知应急预案，保证道路作业安全。启迪数字环卫无人清扫车可自动规避行人，如附图 2-14 所示。

（3）可管理性强。无人驾驶环卫车拥有远程监控平台，车辆按照预设轨迹进行作业，具备更强的可管理性。云平台监控画面如附图 2-15 所示。

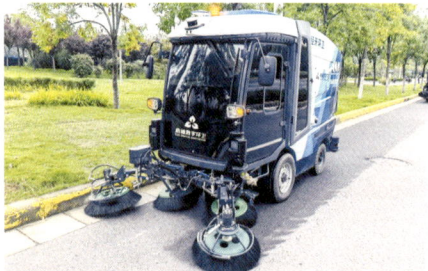

附图 2-13　启迪数字环卫无人清扫车

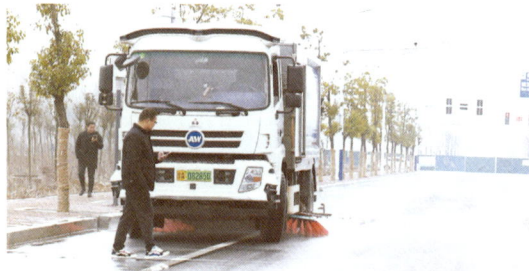

附图 2-14　启迪数字环卫无人清扫车自动规避行人

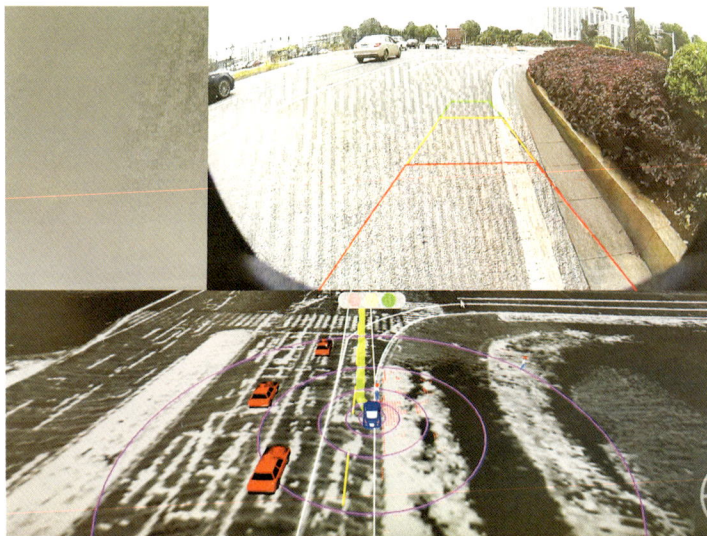

附图 2-15　云平台监控画面

4. 成果成效

以合肥市佛岭寨路为中轴线，囊括味韶路、段公路、三乘寺路部分路段，北至长江西路、南至望江西路，启迪数字环卫集团无人驾驶环卫总作业面积达 24 万平方米。以"大型设备 + 小型设备"协同的组合方式，对慢车道、人行道、绿化带进行清扫冲洗作业，所有服务部署在智慧环卫管理云端，通过大数据中心，以云服务方式随时为管理者及作业人员提供所需的服务。

案例 2　惠山经济开发区垃圾清运监控平台
入选单位：江苏中讯通物联网技术有限公司

1. 单位简介

江苏中讯通物联网技术有限公司（以下简称"中讯通"），为融合大数据、物联网、区块链技术，提供城市级智慧 TMS 管理系统解决方案的高科技公司，是 2019 年 12 月由江苏无锡惠山经济开发区引进落地的院士项目，2021 年 7 月入选无锡市太湖人才创业领军团队，2021 年 12 月入选无锡市惠山区先锋人才顶尖创业人才团队。公司掌握动态车载称重系统的生产、安装、检测、售后等一站式服务能力和物联网大数据平台的核心技术，产品完全自主设计研发，拥有核心算法和自主知识产权，并已形成规模销售和服务。该系统具备车辆实时整车称重、北斗定位、全程总重监管、过程装运超载识别报警、数据溯源等感知功能。经无锡市计量测试院检测，动态整车称重标准量程精度偏差在额定总重的 3% 以内。

2. 痛点分析

（1）垃圾终端处置量与实际产生量之间的差异性、作业过程规范性、应急处理是否到位等监管存在困难。

（2）环卫作业过程及质量监管、环卫设施设备运行监管点多且广，监管时段长、难度大，不能实时监控数量的变化。

（3）环卫作业车辆定时定点定线任务执行不到位、垃圾收运车辆混装混运、餐厨垃圾车辆注水恶意加重等。

3. 解决方案

为了满足政企单位对运输车辆精细化管理的监控需求，中讯通的智慧车辆精细化称重溯源监管系统成为有效的管理辅助手段，中讯通自主研发的智能在线测量仪，通过车载终端实时上传车载称重、位置数据、车辆运行等数据至政企单位监控平台，一旦发生异常平台马上报警，可通过平台的管理报表、告警事件处理提醒、手机 APP 实时掌握车辆动态，提高企业自身管理水平，促进司机安全驾驶，也为科学合理的车辆管理及政府监管提供数据支撑，由被动粗放管理模式变为主动精细管理模式。

（1）垃圾清运过程一张图。实现（垃圾位置、清运时间、垃圾点清运量、垃圾流向、垃圾运输过程）全程数据采集与溯源。垃圾清运过程一张图如附图 2-16 所示。

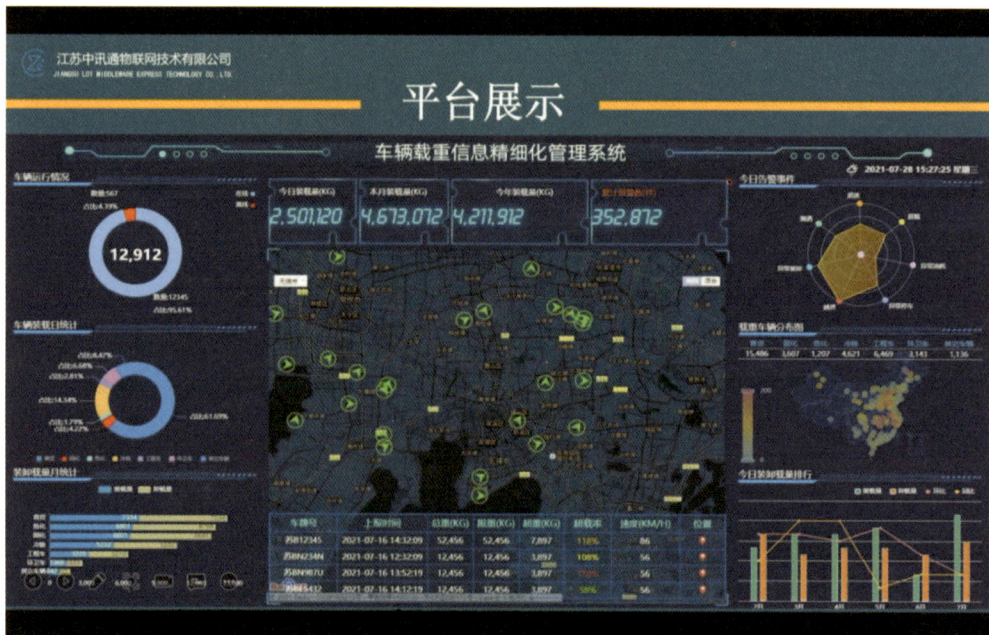

附图 2-16　垃圾清运过程一张图

（2）垃圾收运数据自动统计。告别人工填报，垃圾作业点、垃圾收运作业车辆、车辆收运量、小区垃圾量等数据实现自动采集、自动统计汇总。收运车辆绩效统计自动生成报表，垃圾收运车辆调度有据可循。

（3）电子围栏管理。结合北斗模块，采用电子围栏，计算车辆在清运点的垃圾收运量。结合路线和地图定位，监管该车辆在固定收运点的垃圾收运趟次；考核司机是否按要求在固定的收运点清运垃圾；对垃圾点的定位、收运频次、路线等进行数据分析，做考核；监管该车辆在固定收运点的垃圾收运趟次，日收运量；对收运总量进行统计，计算单日收运占比。

4. 成果成效

通过动态车载称重系统，针对现有监管和管理中存在的空白点，完善和优化管理流程，形成更强的闭环管理，提升监管能力，提高监管效率，堵塞漏洞，实现源头监管；实现对运输转运装卸过程、处理处置能力和过程等部分环节的监管和信息统计分析。

通过车辆实时称重、GPS/GIS 以及 AI 等信息化技术的应用，形成新的、通用的技术路线；在运输、处置等各个环节上，对人、车、物进行实时动态监管。

案例 3　香蜜湖环卫智能化项目
入选单位：深圳市洁亚环保产业有限公司

---

1. 单位简介

深圳市洁亚环保产业有限公司（以下简称"洁亚环保"）率先在全国环卫行业推动市场化改革，经过 20 年的发展，目前已为深圳市 40 余个街道提供环卫服务。先后在广东、天津、云南、湖北、湖南、江西、浙江、安徽、太原、广西等省市成立 50 余个分子公司。经过多年的发展，公司主营业务已扩展至清扫保洁、垃圾清运、环卫一体化、PPP 项目、垃圾分类、园林绿化、外墙清洗、水域保洁、循环生态产业园、城市管家、智能制造、智慧环卫管理等服务领域，拥有国家一级、广东省一级、深圳市甲级资质，拥有多项专利技术，是中国清洁服务行业百强企业、广东省服务业百强企业、广东省全国名牌——最具成长性企业、广东省环卫20强企业、广东省诚信示范企业、广东省守合同重信用企业、深圳市 500 强企业、深圳市质量百强企业、深圳市行业领袖百强企业、深圳市十佳优质服务企业、浙江省清洗保洁行业优秀企业等。

2. 痛点分析

（1）香蜜湖环卫项目设备老旧、大多数均为燃油车作业，达不到政府新的绿色、低碳、环保作业要求。

（2）环境卫生质量长期不达标，政府和居民满意度极低。且作业要求越来越高，但人员招聘越来越难。管理松散，考核粗放，作业质量难以保障。

（3）项目智能化、智慧化作业和管理程度不高，车辆、人员管理混乱、数据缺失，作业过程失控，难以溯源。

3. 解决方案

（1）大力普及机械化智能作业，采用小型机械设备代替人工。洁亚环保接手香蜜湖环卫项目后，大规模采购新能源纯电动大型环卫作业车辆用于城市主干道和所有机动车道作业，包括机扫车、水车、平板车（桶装车）、垃圾自装卸式车、勾臂车、厨余垃圾收运车、雾炮车等，全部使用新能源纯电动车辆，不再使用燃油车，为深圳市减少碳排放作出贡献。同时杜绝主次干道人工作业，既大大减少了安全事故，又提升了作业质量和作业效率。小型机扫设备、冲洗设备如附图2-17所示。

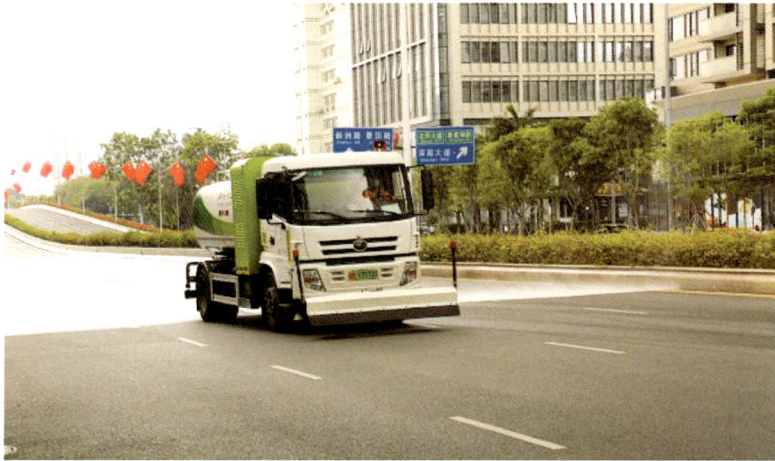

附图2-17　小型机扫设备、冲洗设备

（2）设立分片包干及测评奖励制度，并通过信息化平台智能考核。项目全面实行分片包干制度，各负其责，坚持按照环卫指数测评标准，进行精细化内部管理、开展精细化作业，并常态化、制度化。根据环境卫生指数测评标准内容，对照标准，查找不足，针对问题点进行部署、整改、督导。实行"定员、定岗、定责"，对在每月测评工作中守住测评点，不丢分、不扣款的环卫队组长、保洁员、司机等实行现金奖励，通过线上考核实现管理透明化，提高环卫工人的积极性。

（3）人员和车辆实现GPS全过程精细化管理。项目所有一线环卫作业人员和作业车辆实现GPS全过程管理，员工入职即佩戴GPS设备上岗作业，车辆从进场开始就安装了GPS定位系统，人员和车辆GPS与城管系统无缝对接，实现了数据共享，实时监控，对人员考勤、油耗管理、作业里程进行全程监控，实现全天候、智能化、智慧化管理。

4. 成果成效

洁亚环保自接手香蜜湖环卫项目后，通过全新的智能化人机作业模式、人性化智慧化管理模式，辖区卫生质量得到了大大的提升，居民满意度不断上升，获得了社区、街道和福田区的一致表扬，同时在 2020 年度多次获得环卫指数测评第一的好成绩，更获得了深圳市全市全年总排名第一的好成绩。2021 年，香蜜湖环卫项目也入选了中国城市环境卫生协会年度环卫行业典型案例。

> ### 案例 4　基于车载积尘走航监测的精准作业模式
> ### 入选单位：傲蓝得环境科技有限公司

1. 单位简介

傲蓝得环境科技有限公司 (以下简称"傲蓝得环境") 是宇通集团的成员企业，2020 年随母公司宇通重工在 A 股重组上市，总部位于河南省郑州市。公司通过"互联网 + 环卫"、智能装备、人机结合、新能源整体解决方案等技术手段，推动环卫模式的全面革新，主编制定多项行业标准，拥有环境领域自主知识产权 100 余项、资质荣誉 200 余项，员工 15000 余人、设备 6000 余台，是集科技、制造、服务一体化人居环境综合服务商。截至 2021 年年底，傲蓝得环境已承接运营全国各地 60 余个环卫运营服务项目，覆盖面积约 1.29 亿平方米，服务人口近 1 亿人，年收运垃圾约 600 万吨。

2. 痛点分析

（1）城市道路环卫作业质量通过"眼睛观察"及人工称重"以克论净"进行考核，检测效率低，主观性强。

（2）环卫车辆以固定频次、模式进行作业，导致作业路段保洁状况不均衡、作业质量不达标和能源浪费。

3. 解决方案

（1）基于人工检测的痛点，傲蓝得环境研发了车载积尘、扬尘监测设备，采用基于光散射原理的四核颗粒物传感器，通过四个子传感器的数据交叉校验实现故障自动识别来保证监测数据的准确性、可靠性。检测速度高达 80km/h，1 秒上传 1 个数据，相比人工抽检，可快速进行全路面检测，检测效率显著提升，检测结果准确可靠。可安装在皮卡、微卡、面包车、乘用车等多种常用质量巡检车上，用于日常尘负荷检测。尘荷检测车如附图 2-18 所示。

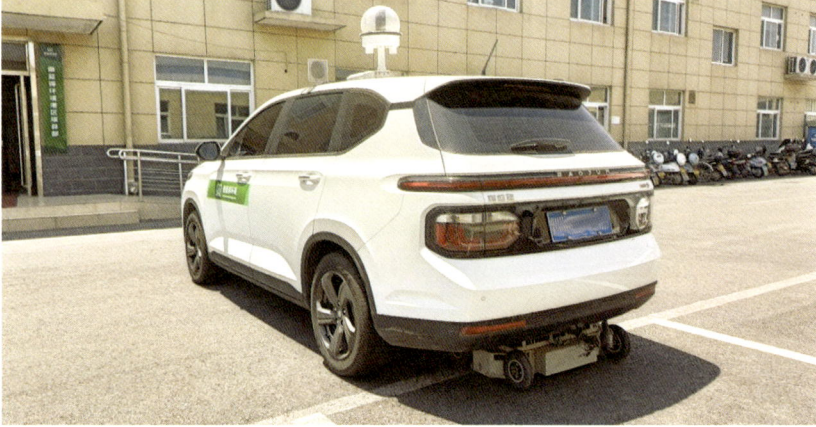

附图 2-18　尘荷检测车

（2）基于车载走航检测，将责任道路按照 1 公里的长度划分成若干作业路段，取路段的积尘平均值作为路段积尘值，作业前进行全路面普测，再根据保洁等级制定各路段的积尘标准，并基于公司专利调度方案制定精准作业方案，作业后再进行检测，对未达标路段进行优化调整，确保作业路段积尘值均达标，不产生道路扬尘。扬尘污染云图如附图 2-19 所示，积尘污染云图如附图 2-20 所示，作业路段尘负荷数据统计如附图 2-21 所示。

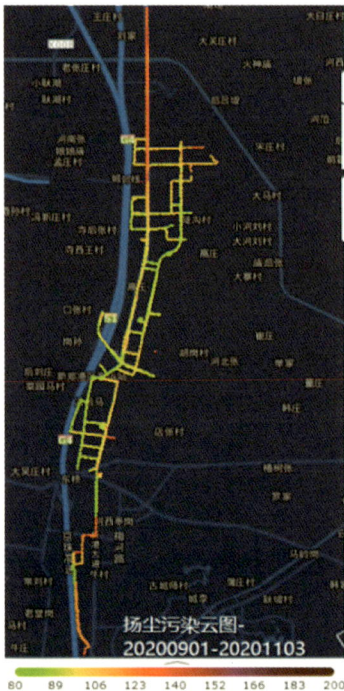

附图 2-19　扬尘污染云图

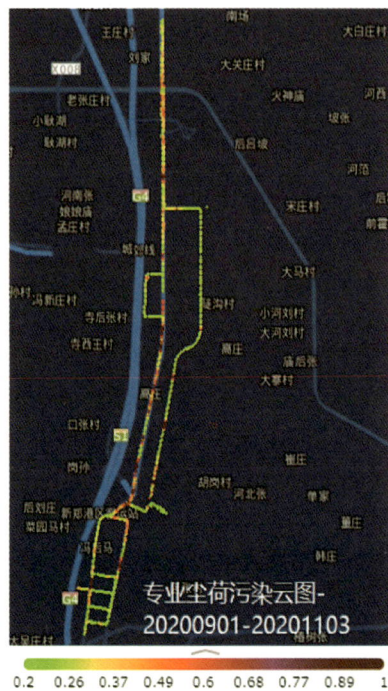

附图 2-20　积尘污染云图

排名	道路编号	路段名称	起始	结束	尘荷（g/m²）	PM₁₀（μg/m³）
1	8716	新港大道	天泉水都商务会所	星港路	1.14	82.74
2	8847	华夏大道	新郑市农村商业银行	谢新线	0.93	91.22
3	8726	华夏大道	鄱阳湖路	远航路	0.92	85.64
4	8712	星港路	金港大道	新港大道	0.75	82.55
5	8763	华夏大道	太湖路	洞庭湖路	0.72	90.27
6	8786	长安路	远航路	始祖路	0.71	60.53
7	8907	华夏大道	南水北调河	洪泽湖大道	0.60	107.3
8	8908	华夏大道	小李庄村委员会	南水北调河	0.57	91.78
9	8935	华夏大道	北区渣土消纳场	巢湖路	0.50	102.27
10	8846	华夏大道	谢新线	迎宾大道	0.50	90.40
11	8848	华夏大道	远航路	新郑市农村商业银行	0.47	86.98
12	8715	金港大道	千鹤航空货运	星港路	0.43	86.00
13	8764	华夏大道	巢湖路	太湖路	0.33	89.79
14	8717	祥港路	福港宾馆	天泉水都商务会所	0.33	91.07
15	8906	华夏大道	洪泽湖大道	北区渣土消纳场	0.28	98.77
16	8770	护航路	华夏大道	长安路	0.26	84.97
17	8741	长安路	洞庭湖路	鄱阳湖路	0.25	67.40
18	8710	美港路	金港大道	新港大道	0.19	73.44
19	8714	亳都路	京港澳高速	新港大道	0.18	83.34
20	8713	新港大道	星港路	美港路	0.15	88.14
21	8718	长安路	鄱阳湖路	远航路	0.13	56.36

附图 2-21　作业路段尘负荷数据统计

（3）道路扬尘主要来自于路面积尘负荷，根据国家生态环境部行业标准《防治城市扬尘污染技术规范》HJ/T 393—2007，机动车道积尘 < 1g/m² 即为优，公司所负责的中心城区道路的积尘标准小于 0.5g/m²，城郊道路的积尘标准小于 1g/m²，确保不产生道路扬尘。

4. 成果成效

在"双碳"政策背景下，环卫服务行业也亟需进行节能减排，而精准作业就是最重要的手段之一。目前基于车载走航监测的精准作业模式已在郑州市航空港区、济宁市任城区推广应用，按计划，今年会在公司 70% 以上道路保洁项目中推广应用。项目已申报发明专利——《一种环卫作业系统及其控制方法》（专利编号 202110505956.7）一项，并联合中国环境科学研究院在核心期刊《环境科学研究》发表论文《不同保洁工艺的道路积尘控制效率及道路扬尘控制研究》。

案例 5   沈阳浑南区中央公园多功能环卫机器人
入选单位：坎德拉（深圳）科技创新有限公司

1. 单位简介

坎德拉（深圳）科技创新有限公司（以下简称"坎德拉科技"）于 2016 年 5 月在深圳成立，是一家以技术创新为核心驱动的高新科技企业。专注于智能服务机器人与智能制造领域的研发设计、制造生产以及销售运营，致力于为客户提供全套智能化升级解决方案。公司在导航、算法、云端、软 / 硬件、驱动、控制方面深入研究，积累了整车动力总成系统技术，实现了从核心部件到整机的设计和制造、从算法调度到软件平台的自主研发，并首创分体式机器人，通过自主切换功能模块，实现"一机多用"。场景广泛覆盖了市政道路、商综、医院、工厂、机场、景区、园区等。服务应用全面覆盖配送、地面清洁、消毒喷雾、垃圾清运等各大功能。

2. 痛点分析

（1）传统环卫作业主要依靠纯人工，导致人力成本居高不下；高负荷劳动力导致岗位人员更换频繁，招工难。

（2）需专门投入垃圾转运人员，增加人力投入；垃圾溢满情况无人实时监管，导致偶有溢满未倾倒的情况发生。

（3）常规化考核无法进行量化统计及质量监管，人员积极性及清扫质量难以保证，传统运营模式无法实现科学化管控。

3. 解决方案

沈阳市浑南区市政环卫一体化服务商深能环保发展引进集地面清扫、垃圾转运等功能于一体的坎德拉环卫机器人，携手助力打造"无尘街路"，是东北地区环卫行业以自动化、精细化、数字化清洁作业模式的全新尝试。

（1）降本增效，全面提升环卫清扫质量。阳光多功能环卫机器人搭载吸尘箱实现清扫功能，兼具"全覆盖 + 巡捡式清扫"双模式，清扫效率较人工提升 3 倍以上，减少人力投入，将更多环卫精力投入绿化维护、死角清洁等环卫工作中，提升环卫质量。机器人自动化、标准化、覆盖式作业，不落一处执行清扫任务，全面保质保量，减轻管理

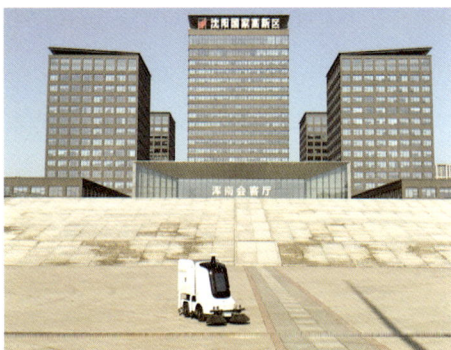

附图 2-22　坎德拉智能化清扫

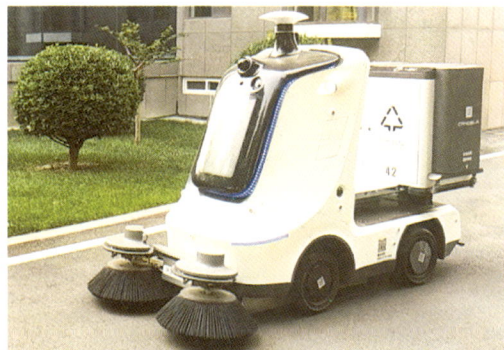

附图 2-23　坎德拉智能化垃圾转运

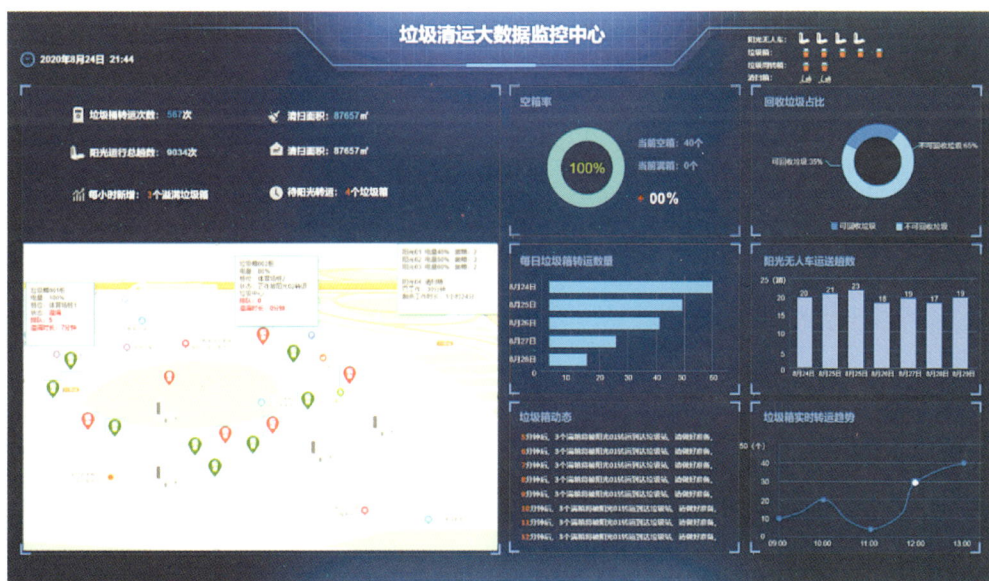

附图 2-24　坎德拉 - 大数据实时大屏

压力。智能化清扫如附图 2-22 所示。

（2）自动化垃圾转运，全闭环垃圾分类回收。阳光多功能环卫机器人搭载智能垃圾箱实现垃圾转运功能，通过箱体溢满监测，自主返回垃圾回收站，可完全替代转运工作；分类垃圾箱设计引导及培养垃圾分类行为习惯，减轻垃圾分拣工作量，提升垃圾回收率。智能化垃圾转运如附图 2-23 所示。

（3）数据化管控，高效优化运营方案。智慧环卫系统集 APP、大数据实时大屏等平台，设备状态、任务数据实时上传，不断调整并优化运营方案，实现高效的运营模式。大数据实时大屏如附图 2-24 所示。

4. 成果成效

坎德拉科技携手深能环保发展，以环卫服务为基础，以科技创新赋能环卫产业，填充环卫行业用人缺口，协助深能环保发展优化运营结构，实现降本增效与价值提升。多功能环卫机器人已然成为浑南区街道一道亮丽风景线，项目所创造的高效、智能、人性化的环卫作业环境深受政府认可，媒体纷纷报道，为行业生态模式提供高价值的参考方案，为智慧城市建设提供综合性创新方案。

附 2.2.4   安全防护类

案例 1   建发城服安全双控管理平台
入选单位：厦门建发城服发展股份有限公司

1. 单位简介

厦门建发城服发展股份有限公司（以下简称"建发城服"）成立于 2016 年 11 月，以城市公共服务、城市更新改造为主营业务。旗下厦门湖里建发城建集团、厦门翔安建发城建集团、龙岩建发城服公司、南平建阳建发城建集团由厦门市湖里区政府、翔安区政府及龙岩市新罗区政府、南平市建阳区政府与建发集团分别合资成立，以国企化管养优势持续打造"城市管家"品牌。公司另有城服工程公司、步道景区公司、城润建设公司、城宇征迁公司、城禹环境公司、城服科技公司等城市服务专业型公司，致力于成为行业领先、社会信赖、专业高效的城市运营服务商。

2. 痛点分析

（1）环卫作业大多在公路等开放区域，且由于工作特性，需作业至夜晚，视野不佳，易发生安全事故。

（2）随着机械化作业程度的提高，越来越多环卫车辆运用在工作中，车辆作业过程中的安全隐患问题难以提前预警、及时排险及处置。

（3）环卫巡查主要依靠人力进行，劳动强度大，效率低下，在一些水域、山体以及偏僻区域等复杂环境下，巡检工作开展困难，存在着一定的安全隐患。

3. 解决方案

（1）配备电子工牌，健全人身安全保护措施。作业人员轨迹定位，通过电子工牌，对人员的作业轨迹进行记录，若环卫人员长时间停留原地，系统可发出预警，提醒网格员前往查看是否发生意外，同时对作业道路规划设计电子围栏，划定安全作业区域，提醒环卫工人注意安全，降低其安全风险。SOS 一键报警，电子工牌通过 GIS 定位，实现 SOS 紧急呼叫功能，如遇紧急事件，可以第一时间上传环卫工人求救位置，实现"即按即报"。

（2）机械化、智能化车辆管理，主动安全报警。语音播报，主动安全报警，通过车辆轨迹跟踪，对环卫车辆超出作业区域发出预警；车辆上的监测系统可实现多项超速自动报警，并对危险驾驶情况进行语音提示；为车辆安装 360° 环视摄像头，防控大车盲区，保障行驶安全。"一车一档"，到期自动提醒，为每辆环卫车辆建立车辆档案，形成"一车一档"，系统自动向各层级管理人员推送续保信息、年检到期及车辆主、副发动机保养提醒，大幅提升安全管理水平。车辆档案如附图 2-25 所示。

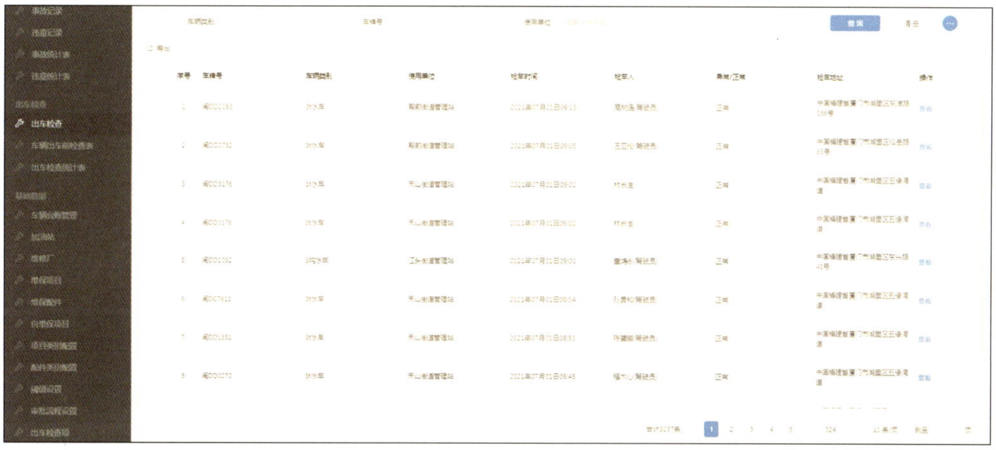

附图 2-25　车辆档案

（3）无人机智能巡检，解放人力。无人机凭借自动巡航、高清拍摄、快速部署、使用便捷等优势，能够及时快速地发现问题并提供准确点位，提高了巡查及整改效率。无人机如附图 2-26 所示。

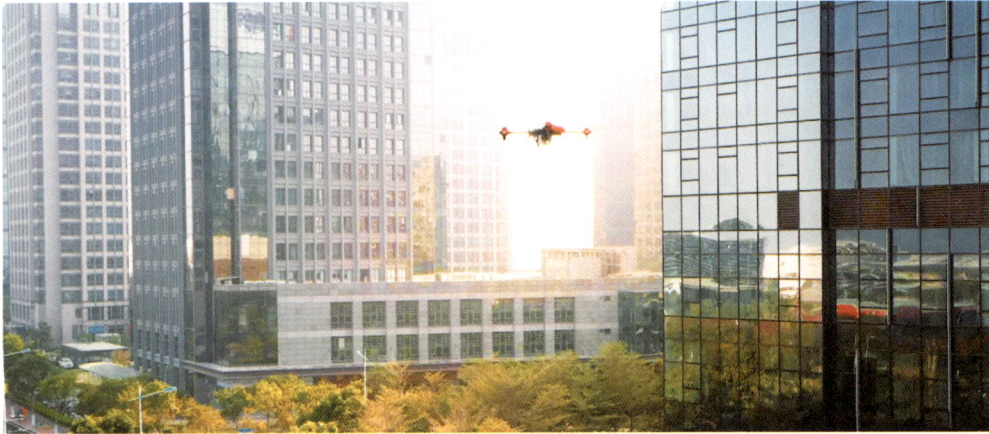

附图 2-26　无人机

4. 成果成效

城市环境卫生水平是城市文明程度的重要指标，而环卫工人在作业过程中时刻面临高度的安全风险。建发城服安全双控管理平台，以人员管理、车辆管理、事件管理为主要模块，高度重视环卫作业中的安全细节，实现作业环节的规范化、智慧化，通过科技赋能，构建可持续发展的新型环卫作业安全风险管控体系，为环卫行业的安全健康发展提供有益的借鉴。

案例 2　瀚蓝城服环卫主动安全监管平台
入选单位：瀚蓝城市环境服务有限公司

1. 单位简介

瀚蓝城市环境服务有限公司（以下简称"瀚蓝城服"）成立于 2010 年，隶属于国有控股上市公司瀚蓝环境股份有限公司，致力于成为最安全的城市环境综合服务企业。公司自主研发的"智慧云服务系统"，通过持续技术创新和纵横业务拓展，业务涵盖智慧环卫、智慧市政、智慧物业等领域，构建形成协同一体化的业务体系，为客户提供安全可靠、智能化的城市环境服务解决方案。目前，瀚蓝城服在环卫及生活垃圾处理领域已获得实用新型专利 50 余项、软件著作权 30 余项，先后获评中国清洁环卫行业百强品牌企业、中国清洁环卫行业优秀企业奖及科技成果创新奖、广东省守合同重信用企业（连续七年）、广东省工程研究中心等荣誉称号。

2. 痛点分析

（1）环卫企业对车辆安全管控的重视程度不高，驾驶员的日常驾驶行为不规范，遏制环卫行业交通事故的发生已到了刻不容缓的地步。

（2）主动安全报警识别各种危害行车安全场景的识别准确率不高，误报情况屡见不鲜。

（3）主动安全监管平台参差不齐、无统一监管平台，缺失数据统计分析和驾驶员安全画像功能。

3. 解决方案

本案例依托瀚蓝城服多年在环卫行业的安全管理经验及交通运输行业相关安全管理经验，于 2021 年年初立项开始研发基于环卫行业的车辆主动安全监控系统。

（1）利用 DSM（驾驶员状态监测系统）与 ADAS（高级驾驶辅助系统）从而实现对环卫行业驾驶员的驾驶行为进行有效管控。DSM 系统，采集驾驶员面部特征，分析开车抽烟、打电话、打瞌睡等不安全行为，并及时提醒司机，做到主动安全驾驶；ADAS 系统，前视预警包括 LDW（车道偏离预警）等智能算法，预先让驾驶者察觉到可能发生的危险，有效增加汽车驾驶的舒适性和安全性。同时通过 BSD 盲区检测，对车辆盲区中的行人、非机动车进行识别，如果行人进入预警区域，回触发自动报警，及时提醒司机。

（2）针对主动安全报警识别准确率问题，本案例优化后的场景识别算法，误报率已明显减少，将监管动作交由系统自动识别捕捉及预警，极大地提升了各级管理人员对驾驶员不良驾驶行为的管理效率。

（3）瀚蓝城服环卫主动安全监管平台是集 4G 车载 DVR 监控系统、ADAS 驾驶安全辅助系统、DSM 司机状态监控系统、BSD 盲区监测系统等智能软硬件为一体，利用 AI 算法，进行智能图像分析的主动安全一体化平台。系统具备海量数据的统计分析和驾驶员安全画像功能，极大提升了监管效能。

4. 成果成效

主动安全监管平台被广泛应用于环卫车辆上，降低了事故率，以 ADAS 智能感知技术手段为支撑，通过前视 ADAS 以及周视 BSD 监测，在驾驶过程中针对潜在危险向驾驶员进行提醒，变事后应急弥补为事前及时提醒，有效降低事故发生概率；规范驾驶行为，DSM 系统实时监测驾驶员的面部表情等，对于异常特征以及不规范行为能够及时预警提醒驾驶员，帮助车队纠正驾驶员的不良驾驶习惯，提高行车安全，避免严重事故发生。

案例 3 阳光朗洁智慧环卫管理系统
入选单位：阳光朗洁环境科技集团有限公司

1. 单位简介

阳光朗洁环境科技集团有限公司成立于 2008 年，注册资金 1.2 亿元，是全国领先的环卫综合服务运营商，总部位于苏州市吴江区。集团自创立以来，坚持"以人为本、品质为根、创新发展"的基本理念，逐步形成模式化组合、机械化作业、智慧化管理、系统化考核和信息化监管——"五位一体"的运营模式。集团现重点在城乡环卫一体化、智慧环卫、垃圾分类等领域阔步前进，业务覆盖 10 余个省份。并致力于环卫行业的研发，参与编制了国家、省、市多个行业标准，拥有几十项自主研发的行业实用新型专利和智慧软件开发系统软件著作权。

2. 痛点分析

城市的发展对环卫管理提出了更高的要求，传统的管理方式难以全面、实时、透明掌握全市环卫作业情况及出现的问题。环卫资源调配、多级协同处理、突发事件处置存在困难。

3. 解决方案

案例应用于安徽省合肥市。阳光朗洁智慧环卫管理系统通过环卫智能传感设备，集成车载通信协议，是"智能感知设备＋物联网＋云平台"三位一体解决方案。阳光朗洁将环卫工作与互联网相结合，形成"互联网＋环卫"的管理模式，并基于实践开发出阳光朗洁智慧环卫系统，结合数据分析，为城市环境卫生管理单位提供重要的参考依据，通过智慧环卫可看到人工作业及机械化作业的实时动态和往期动态，让日常管理运管更标准化、精细化、智能化。

（1）环卫车辆监管系统。对车辆实时位置、清扫状态、作业轨迹、清扫里程、违规情况、清扫质量等信息进行综合监控，并针对紧急情况进行车辆的调度管理。

（2）环卫人员监管系统。作业区段管理实现环卫人员作业区域网格化管理与网格作业责任制，每个网格根据劳动定额派发作业人员进行作业。根据环卫业务的特殊性，实现"大网格—小网格—路段"多级网格管理。

（3）作业人员车辆同屏显示，助力运营人员随时掌控全局。人员、车辆精细化管理，提高作业数率，确保作业质量。多维度监控规则，规范人员、车辆作业过程。在线监控指挥调度平台，提高监管效率。数据分析助力管理者决策，驱动业务增长。

4. 成果成效

实现对环卫保洁作业过程中"人、车、物、事"全时段、全方位、精准高效的全生命周期运营服务监管和降本增效的同时，大大提高了当地城市管理局的环卫监管效率。

附 2.3　垃圾收运应用案例

> **案例 1　车载称重智能设备 +SaaS 服务平台**
> **入选单位：深圳市汉德网络科技有限公司**

1. 单位简介

深圳市汉德网络科技有限公司（以下简称"深圳汉德"）成立于 2015 年，位于深圳，是一家致力于打造智能、高效、便捷的"车载智能称重 SaaS 平台"的高新科技企业，在北京、香港均设有研发基地。2012 年开始，公司便扎根于"车载智能称重领域"研究，以超低成本实现实时监控车辆载重，并依托自主研发"载重传感器 +AI 算法"核心技术，通过"位置 + 智能称重 + 任务"相结合，为环卫、水泥、物流、大宗货物运输等行业客户提供车辆管控和完整的车载智能称重终端 + 行业管理平台解决方案。目前，深圳汉德平台在线车辆已突破 10 万辆，拥有成熟的技术及实施经验，获得多项专利，赋能环卫行业智慧升级。

2. 痛点分析

（1）基于环卫行业顶层设计需求：强化对垃圾源头监管监控，实现资源化、减量化、无害化，亟需科技手段赋能。

（2）垃圾溯源，不可溯：由于在实现整个环卫一体化过程中仍存有盲区，垃圾分类的投放、收集、运输、处置全链条、全场景无法真正实现溯源追踪。

（3）管理粗放，不可视：底层数据采集未能实现多维度覆盖，无法充分利用大数据分析技术构建场景图谱，助力环卫行业实现数字赋能精细化管理。

3. 解决方案

（1）"车载称重智能设备+SaaS 服务平台"基于车载智能称重系统（智能终端主机+称重传感器），实时获取环卫车辆装载垃圾的载重数据，并上报到云端智能称重平台，通过云端"AI 算法"处理，有效解决垃圾在收运、转运不同场景下的称重和监管需求，实现单桶垃圾载重数据、单点位垃圾装载数据、整车垃圾载重数据的统计等功能。应用场景如附图 2-27 所示。

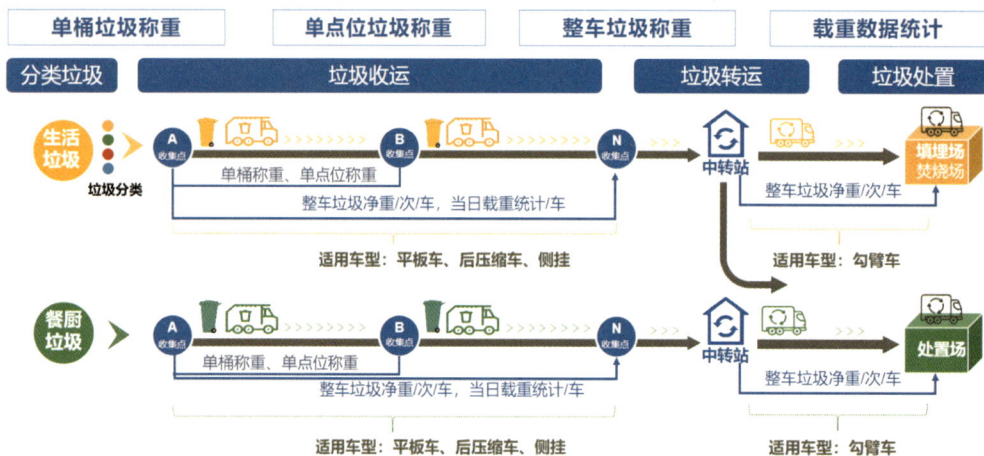

附图 2-27　应用场景

（2）方案通过低功耗车载智能终端，将实时采集到的数据与环卫收运车辆相关作业信息、环卫人员考勤数据同步展现在车载显示屏、手机 APP、智慧环卫管理平台上。同时，结合北斗 /GPS 位置信息，实现环卫任务车辆在整个垃圾收运环节中的全程监控。另外，异常情况下车载智能终端也会及时发出报警信息，管理人员可快速介入进行人工干预，助力环卫部门实现高效、精细化管理。方案构成如附图 2-28 所示。

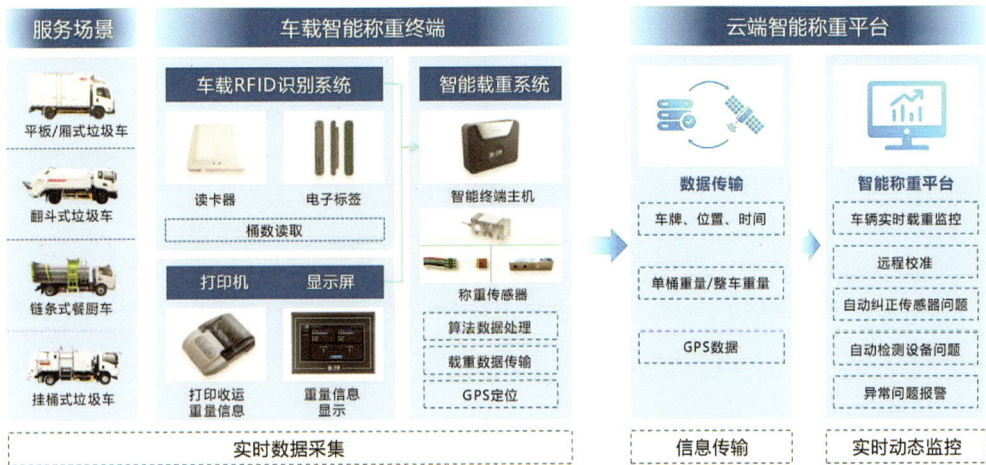

附图 2-28　方案构成

（3）车载智能称重 SaaS 平台可以收运车辆、产废单位、处理单位、街道、区域等任务为目标对象，根据时间进行明细查询及数据统计，便于环卫管理部门掌控区域的产废重量数据及收运情况，合理安排工作量、车辆调度。

4. 成果成效

深圳汉德利用成熟的"车载称重智能设备 +SaaS 服务平台"，采用先进的"传感器 +AI 算法"核心技术进行"车载智能称重"智能改造，重塑了环卫行业智能收运一体化系统，实现了垃圾运输车辆精准称重的核心功能，同时结合北斗 /GPS 轨迹监控、异常卸货提醒、智能考勤等功能，加速实现垃圾收运过程数字化、智能化、透明化，助力环卫管理部门高效、便捷的精细化管理，减少人力监管成本。

附 2.4   垃圾中转应用案例

案例 1   无人压缩站云控平台
入选单位：侨银城市管理股份有限公司

1. 单位简介

侨银城市管理股份有限公司（以下简称"侨银股份"）是一家 A 股上市的环卫服务企业和领先的人居环境综合提升服务商。经过十余年发展，侨银股份已成为环卫作业面积最大、服务城市数量最多的中国城市管理服务领军企业之一，在全国 30 个省 / 市投资、建设、运营了 300 多个环保、环卫类城市服务项目。围绕"人居环境综合提升"核心战略，侨银股份始终致力于市政公用服务一体化及城乡环卫一体化。侨银股份布局"城市大管家"，构建了一套"城市管理科学化、精细化、智能化"的综合管理服务体系，涵盖环卫一体化、城管建设、市政管养、公厕管养、园林绿化养护、水体维护、公共物业、城市停车服务等业务。

2. 痛点分析

本案例应用于大荔县农村生活垃圾收集转运项目，涵盖 16 个乡镇建设 178 个地埋式压缩站，是陕西省第一个实现农村垃圾无害化治理的项目。

（1）项目覆盖面积广，站点多且分散，难以实现每个站点派驻人员进行现场作业管理。

（2）作业时间不确定，需要随时进行压缩作业。

3. 解决方案

大荔项目是陕西省第一个解决了农村垃圾无害化治理的项目，在 16 个乡镇建设 178 个地埋式压缩站。针对项目点多面广，派人现场管理实施难的问题，侨银股份打造了无人驻守压缩站云控管理体系。通过互联网、物联网和自动化控制等技术手段，成功上线了无人压缩站云控平台（附图 2-29）。

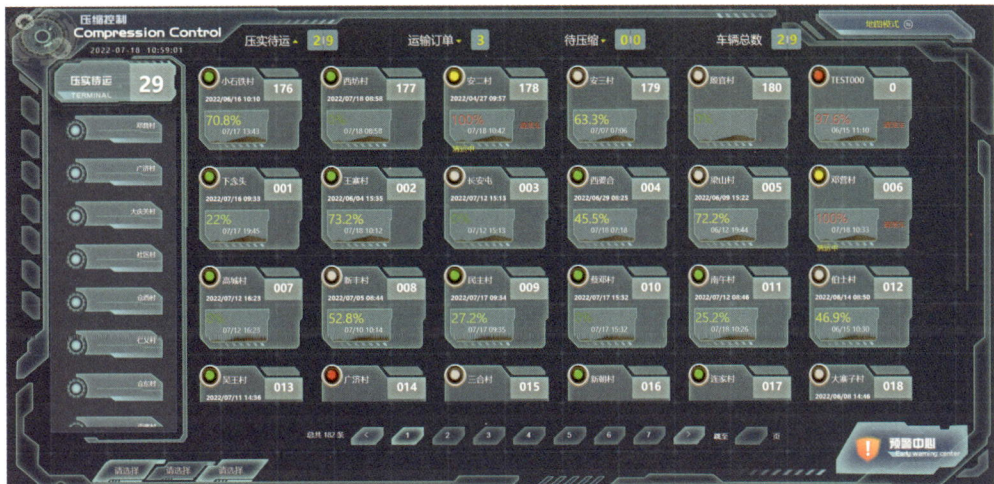

附图 2-29　无人压缩站云控平台

（1）远程控制。实现电脑或手机通过云平台远程控制压缩设备执行各种操作，如：启动、急停、开关门、压缩、回退、升降等。

（2）安全监控。远程操作前，确认现场作业安全（包含现场实时视频、声音、声光警报等）。

（3）预警统计。压缩箱体装满、压实预警，污水收集池满预警，压实设备状态异常预警、故障预警等。

（4）批量操作。远程操作压缩站，不仅支持单台操作，而且支持批量操作，大大提高了效率。

（5）仿真模拟。在平台的仿真压缩站模拟进行的各种操作都和实际压缩站设备操作完全一样，安全且便捷。

4. 成果成效

一方面无人压缩中转站远程控制系统（云控平台）的研发是基于互联网、物联网技术、远程自动化操控技术，打造无人驻守运营压缩站，大荔项目 178 个压缩站，传统方式至少要安排 178 个人值守，采用云控平台大大降低了人员成本，实现项目片区内的全方位监控，切实提高工作效率，为业主方提供优质的服务。另一方面陕西大荔收转运项目建成后，在全省、全市率先形成"村收集、镇转运、县处理"的垃圾资源化处理模式，对于深化美丽乡村建设，持续改善农村人居环境，推进乡村振兴具有十分重要的意义。

案例 2 瑞安市智慧城乡生活垃圾中转站项目
入选单位：东莞市家宝园林绿化有限公司

1. 单位简介

东莞市家宝园林绿化有限公司（以下简称"家宝"）是大容家宝集团旗下的城市环境卫生综合服务公司，成立于 2004 年，注册资金 1.6008 亿元，总部位于粤港澳大湾区改革前沿城市东莞市。家宝于 2018 年开启集团化发展模式，谋篇布局，积极拓展多元化业务，提升企业品牌形象，着力于打造全向性智慧生态环境产业的高新技术企业。公司依托家宝品牌在环卫行业的影响力，形成以市政环卫项目为标杆，以环境治理项目为发展，以资源回收项目为蓝图，以科技研发项目为支撑的四大核心业务版块。

2. 痛点分析

（1）垃圾站点管理难。项目涉及站点 42 座，空间分布广阔，给现场管理带来很大压力。

（2）作业车辆监控难。项目作业车辆存在数量多、吨位大、运输距离长等情况，传统手段无法实现高效的安全作业管理。

（3）巡查整改考核难。项目运营和甲方监管缺乏统一平台连接，整改效率低、考核手段落后。

3. 解决方案

（1）垃圾中转站实时监控。垃圾中转站均安装智能高清摄像头，管理人员可通过手机端和电脑端监控垃圾站作业和环境情况，提高管理人员监管和调度效率。对接焚烧发电厂电子磅系统，可实时获取每辆转运车辆转运的垃圾量，匹配车辆出入垃圾站道闸信息实现垃圾中转站每日转运信息统计。垃圾中转站视频监控如附图 2-30 所示。

（2）车辆管理。360 度全方位视频监控与提醒，作业车辆均安装视频监控一体机设备，具备主动安全预警、司机行为识别、盲区行人识别和声光报警功能，极大地提高了车辆驾驶安全性。车辆视频实时监控，如附图 2-31 所示。

（3）作业数据全流程监控。通过车辆作业信号监控、GPS 定位、电子围栏设置，全流程掌握作业车辆运行数据，统计分析每一次转运里程、时长、转运作业等数据，优

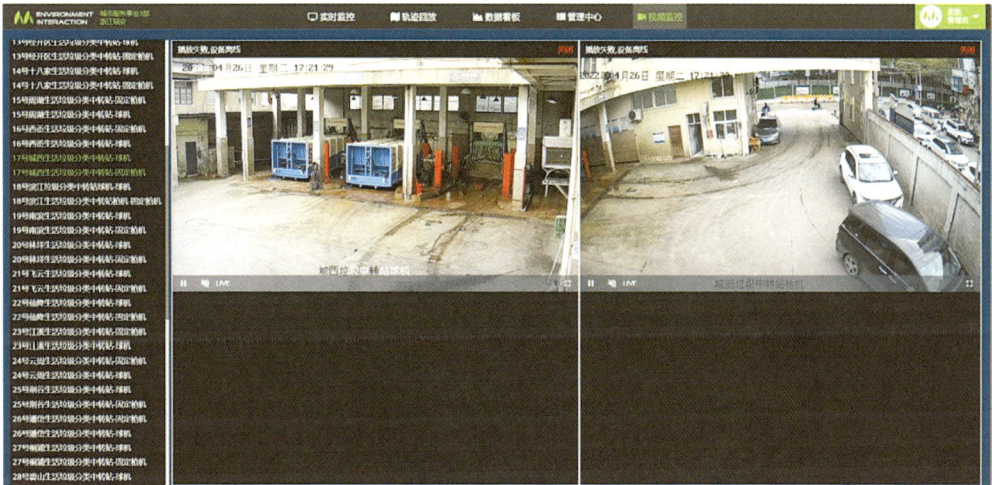

附图 2-30 垃圾中转站视频监控

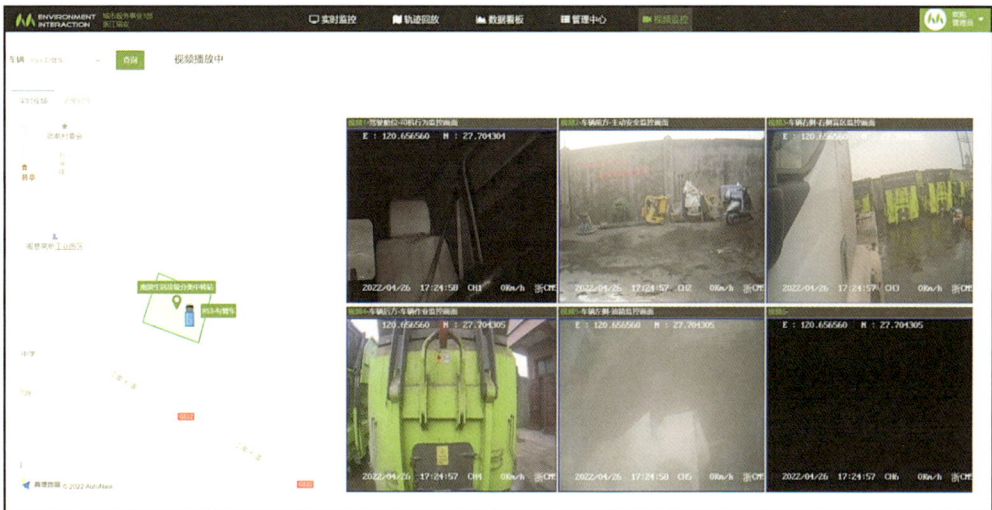

附图 2-31 车辆视频实时监控

化转运调度。

（4）智慧管理中心。设置智慧环卫管理调度中心，通过大屏实现对垃圾中转站的视频监控管理以及作业车辆的实时监控和调度。同时实现与瑞安市智慧环卫系统、温州市智慧环卫系统的无缝链接，监管和运营同台进行。公司智慧环卫管理中心如附图 2-32 所示。

（5）智慧整改考核亮点。政企互联互动，为方便主管部门进行监督考核工作，开发监督考核功能，主管部门通过系统手机端发起考核，系统可自动跟进事件状态，并自动汇总、分析和生成报表，简化了主管部门考核资料的统计分析工作，提高工作效率。

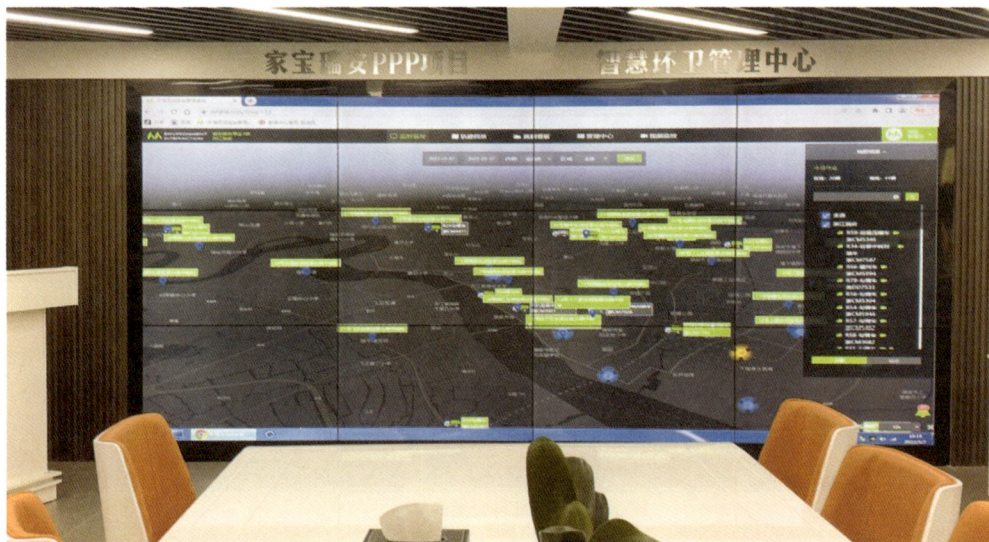

附图 2-32　公司智慧环卫管理中心

4. 成果成效

（1）垃圾转运全流程"数字化"智慧监管。瑞安智慧城乡生活垃圾转运模式改变了垃圾转运工作中的孤岛现象，主管部门可一图全局掌控垃圾转运工作开展情况，共同推进垃圾转运工作的实施。

（2）政府与企业同平台监管与运营。"互联网＋监管模式"实现政府主管部门和企业共用一个平台，并且实现与上一级单位的监控系统无缝对接。

（3）安全与降本同行，绿色与增效提质同步。通过车载监控设备安装、老旧车辆更新、改建和新建垃圾站设施、运用最新的臭气处理系统和渗滤液处理系统等措施，实行垃圾分类转运提质增效，实现垃圾站绿色运营。

案例 3　深圳市罗湖区长岭村住宅物业案例
入选单位：深圳市迈睿迈特环境科技有限公司

---

1. 单位简介

深圳市迈睿迈特环境科技有限公司（以下简称"迈睿环境"）是集智能环卫装备研发、制造、维修保养于一体，并为客户提供投资、建设、运营等一站式服务的国家高新技术企业，已获百余项专利。迈睿环境是清华大学中国城市研究院产学研合作单位及清华大学无废城市联合实验室发起成员单位，也是我国《地埋式固废收集设施应用技术规范》主编单位以及《百年住宅建筑设计与评价标准》和《地埋式垃圾收集点（站）技术标准》参编单位。主要产品智能地埋式垃圾收集装备得到了清华大学、中国环境科学研究院、中国城市环境卫生协会和中国城市建设研究院等权威机构评估，受到了学习强国、新华社、中央电视台等国内多家主流媒体的聚焦报道并得到了社会的广泛关注。

2. 痛点分析

传统垃圾站很容易出现以下问题：

（1）空间限制。城区人口稠密、垃圾量大，但供垃圾收集转运的空间小，容易造成垃圾外溢外置，影响市容市貌。

（2）邻避问题。垃圾容易腐坏变质，夏天炎热时更易产生异味臭气，居民投诉多。

（3）卫生隐患。防疫常态化背景下，生活垃圾成为重点防疫源，存在细菌病毒传播的卫生隐患。

3. 解决方案

（1）解决空间限制问题。无地上垃圾站房，将垃圾存储在地下并进行就地压缩，释放城市空间，单套设备可满足 1 万~ 2 万人的垃圾中端转存需求。

（2）解决邻避问题。看不见垃圾，将垃圾隐藏于地下，解决视觉污染。闻不到气味，设备作业过程中自动除臭，避免异味产生。

（3）杜绝卫生隐患。将垃圾存储于地下，减少居民接触机会，可有效阻隔细菌、病毒传播。在密闭空间中喷淋消毒喷雾，消杀更有效，杜绝卫生隐患。

4. 成果成效

深圳市罗湖区长岭村智能地埋式垃圾站自 2020 年 6 月运行至今零投诉，城管局环境卫生评价多次满分，不脏、不臭、不扰民，将传统邻避设施变为"邻喜"设施，并且还是典型的低碳项目。通过智能地埋式垃圾站及自动规划环卫清运路线，可在更低能耗、更少人员、更短时间完成环卫作业，减碳增效。深圳市罗湖区长岭村智能式地埋垃圾站建设前后如附图 2-33、附图 2-34 所示。

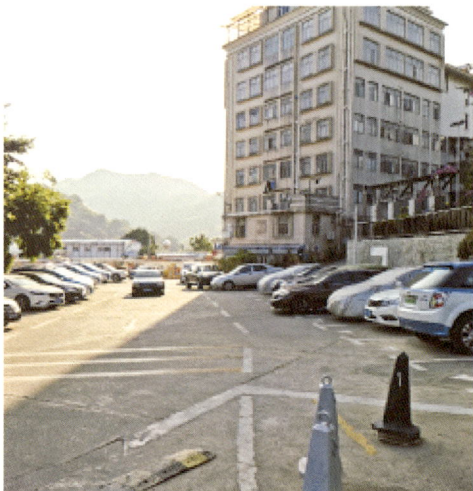

附图 2-33 深圳市罗湖区长岭村改造前

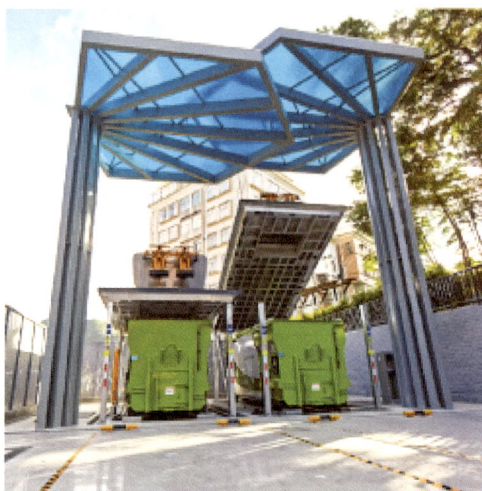

附图 2-34 深圳市罗湖区长岭村改造后

附 2.5 生活垃圾焚烧应用案例

> **案例 1 惠联垃圾热电提标扩容智慧电厂项目**
> **入选单位：无锡惠联垃圾热电有限公司**

1. 单位简介

无锡惠联垃圾热电有限公司成立于 2005 年 9 月 20 日，主要经营范围为以燃烧城市生活垃圾的方式生产销售电力、蒸汽等。投资新建的垃圾焚烧厂——无锡惠联垃圾热电提标改造项目，该项目地处无锡北门户，沪宁高速、锡澄运河及 S229 交汇处的惠联循环经济示范园内，总占地面积 50380.4 平方米，建筑面积 55505 平方米，按照"最高标准、最好设备、最优工艺"的要求，建设 2 台 850 吨 / 日炉排垃圾焚烧炉 +2 台 18MW 抽凝发电机组及配套生产设施，环保排放标准执行《生活垃圾焚烧污染控制标准》GB 18485—2014。

2. 痛点分析

（1）建设期"数字化"和"可视化"管理；调试期"格式化"和"选项卡"管理。

（2）运营期"数据化"和"智能化"管理；持续期"虚拟焚烧厂"的数据双胞胎管理。

（3）系统架构应充分预留其他业务的应用对接和扩展。

3. 解决方案

以数据为基础建立可进行数字化工厂管理、三维智能动态展示、融合"互联网＋"概念的智慧焚烧工厂。实现三维建模数字化移交及中控室、参观通道、展示大厅的展示布局应用等。

（1）三维数字化基础和厂级 SIS 系统。三维数字化是全场数据的承载基础和数据附着的骨架，与生产数据、运行管理数据地位相同。三维数字化除了实现展览、展示等基本应用，还可以在设备设施运维、生产运行等应用和管理过程中加入可视化呈现，达到提升管理效能的目标。SIS 系统具有实时数据采集、实时监控、工控回放、趋势分析、综合报表、状态监测、事件报警等功能。

（2）厂级智能 MIS 系统。厂级智能 MIS 系统包括日常工作流程管理、生产调度、值班管理、运行台账、智能两票、操作票库、经济分析、指标分析、耗差分析、经营分析、运行分析、计划统计、设备管理、智能状态监测、缺陷管理、智能工单管理、智能点巡检管理、渗滤液站动态管理、智能技术监督、动态环保管理、小指标考核等功能。

（3）智慧安防模块和智慧提升模块。智慧安防包括智慧分析识别、智慧终端感知、智慧系统融合、智慧安防联动、智慧立体监管等功能。智慧提升包括垃圾池动态管理、二噁英排放预警控制、智能预警分析、智能渗滤液导排、燃烧自动控制、3A 动态自评价等功能。

4. 成果成效

项目紧扣生活垃圾焚烧发电行业特点和工艺特性，全面覆盖智慧电厂不同阶段的业务需要，将设计优化、调试数据、设备信息、生产信息、管理信息等充分融合设计，统一标准，建立各类模型和指标数据库，贯穿项目运营全生命周期。最终形成综合"数智"管理驾驶舱，通过对全数据的追溯、提炼、挖掘、智能分析和智慧管控，实现集约化、数字化、精细化、智能化管理，提升管理水平，优化管理模式、控制环保风险、降低成本、提高管理效率。

附 2.6   餐厨垃圾处理应用案例

> **案例 1   餐厨垃圾自控及收运信息化管理系统**
>
> **入选单位：德阳市固体废物处置有限公司、重庆耐德自动化技术**
>
> **有限公司**

1. 单位简介

德阳市固体废物处置有限公司成立于 2014 年 5 月，2016 年 10 月从市城管执法局划转至德阳发展集团，注册资本金 1.7 亿元，主营城市固体废物处置。作为德阳本地固废处置的资深主力企业之一，公司大力推进医疗废物处置、渗滤液处置和填埋场维护管理、餐厨垃圾与市政污泥协同处置、废旧家具处置（含生活源有害垃圾暂存）、生活垃圾焚烧发电固化飞灰填埋、厨余垃圾处置等环保产业布局，重点打造"医疗废物集中处置中心、渗滤液处置中心、城市有机质处置中心、大件垃圾处置中心"。

重庆耐德自动化技术有限公司成立于 2009 年 10 月 12 日，多年来专注于环境及能源领域内自动化及信息化系统的设计、开发、生产、系统集成，提供相关产品和工程的技术咨询服务。主要业务包括：城市管理类的综合解决方案、智慧城市综合管理服务、智慧环卫、智慧市政、智慧园林、智能执法、城市生活垃圾信息化管理、餐厨垃圾清运处置信息化管理、云服务平台产品等；智慧环保类的综合解决方案、污染源在线监测系统、水处理智慧管理平台、污水处理网络运维管理系统、设备全生命周期管理、水质分析及数据传输产品等。

2. 痛点分析

（1）餐厨垃圾处理过程涉及餐饮单位、收运单位、处理单位等多类主体，数据难以统计完整，缺乏动态监管手段。

（2）缺乏垃圾收运联动方式，导致垃圾桶在马路边暴露时间过长，影响市容市貌，居民投诉率高。

（3）缺乏有效的餐厨垃圾终端处理过程数据，难以把控处理厂真实运行情况；传统管理方式存在信息传递、作业效率低下的情况，难以统一协调和管理。

3. 解决方案

（1）德阳餐厨垃圾自控及收运信息化管理系统（附图 2-35）基于物联网技术实现餐厨垃圾从源头产生单位、收集过程、运输过程到处理过程全流程管理和控制，系统的建设是以德阳餐厨垃圾与污泥的收运处理业务为背景、以德阳市固体废物处置有限公司的管理需求为主线，应用 4G 网络、物联网、RFID、图像处理、自动化控制、智能视频识别等现代化信息技术，实现"管理一体化、调度一体化、处理控制一体化"，线上线下协同高效处置，真正实现餐厨垃圾处理过程"一网统管"格局。

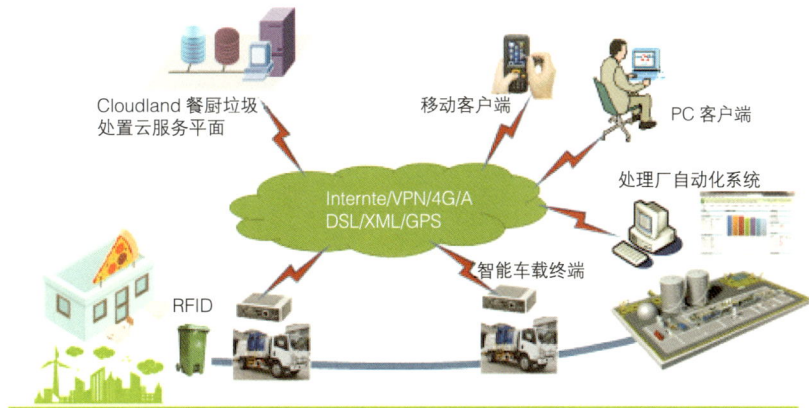

附图 2-35　德阳餐厨垃圾自控及收运信息化管理系统构成

（2）形成"物联网＋餐厨垃圾全链条"的服务模式，为餐饮企业、处理单位和监管部门提供数据共享和互联互通的信息服务平台，在保证任务合理有序的基础上降低资源消耗、提高生产过程工作效率。

（3）餐厨垃圾自控及收运信息化管理系统通过餐厨垃圾污泥产生单位监管系统、餐厨垃圾污泥监管系统、运输过程管理系统（餐厨收运管理子系统）、收运调度指挥管理系统、全厂 DCS 生产过程监控系统、数据指挥中心、全厂视频安防监控系统各子模块实现对餐厨垃圾从源头产生、收集、运输到处理的全过程管控。

4. 成果成效

实现"管理一体化、调度一体化、处理控制一体化"，线上线下协同高效处置，真正形成餐厨垃圾处理过程"一网统管"格局。建立"物联网＋餐厨垃圾全链条"的服务模式，为餐饮企业、处理单位和监管部门提供数据共享和互联互通的信息服务平台，通过大数据分析对作业过程进行管控，保证任务合理有序、降低资源消耗、提高生产过程工作效率。

案例 2　有机垃圾资源化处置智能装备集成控制系统
入选单位：君集环境科技股份有限公司

1. 单位简介

君集环境科技股份有限公司（以下简称"君集公司"）位于武汉，是一家专注于污水处理和废水、废弃物资源化技术开发及应用的高新技术企业。公司集产业投资、设计、建设、运营于一体，为客户提供绿色、生态、经济的环境治理和资源化利用整体解决方案。君集公司始终秉承"科技治污，创领未来"的企业宗旨，于 2016 年建立了李圭白院士工作站，2017 年与武汉工商学院联合建立了湖北省首家污水资源化工程技术研究中心，充分利用产学研合作平台，研发团队在工程项目中不断开发创新，研发出一系列拥有自主知识产权的高标准污水及固废处理技术。

2. 痛点分析

（1）来料适应性差。市场主流设备普遍适用于单一来源、单一类型的有机垃圾，对不同来源的混合垃圾适应性较差。

（2）滤液和废气处理不达标。滤液有机物含量高、高盐高油脂，处置难度大；废气成分复杂，影响市民居住环境。

（3）智能化程度低。市场上设备控制仅限于简单的启停机、数据记录等，缺乏运行参数在线监测和控制。

3. 解决方案

（1）有机垃圾智能识别与杂物拣选技术。本项目采用了君集公司自主研发的智能检测、识别与杂物拣选预处理系统。针对学校有机垃圾来料不同，采用了基于关键点的级联卷积最优拣选位姿估计算法和基于动态尺度变量模型的剪枝算法，实现了智能高效拣选。

（2）智能装备集成控制系统。本项目采用智能装备集成控制系统，实现对有机垃圾智能识别与杂物拣选、有机垃圾生化反应器涡动搅拌过程控制、有机垃圾生化反应器在线检测及自适应控制、有机垃圾滤液与尾气无害化处理控制等子系统的可视化、智能化实时管理与集成控制，满足有机垃圾资源化处理物联网、大数据等实时性应用的服务需求。

4. 成果成效

通过该项目，可有效解决武汉工商学院每日 5 吨的餐厨垃圾、园林废弃物、水草等多种固体废弃物的处置问题，依托高效的自动化控制系统，通过添加高效生物菌种，实现快速发酵腐熟，产出高品质有机肥，应用于学校绿化及花卉培育，实现垃圾不出校园就地变废为宝，为改善校园学习和生活环境、打造"零垃圾校园"作出了突出贡献。武汉工商学院有机垃圾资源化处置站如附图 2-36 所示。

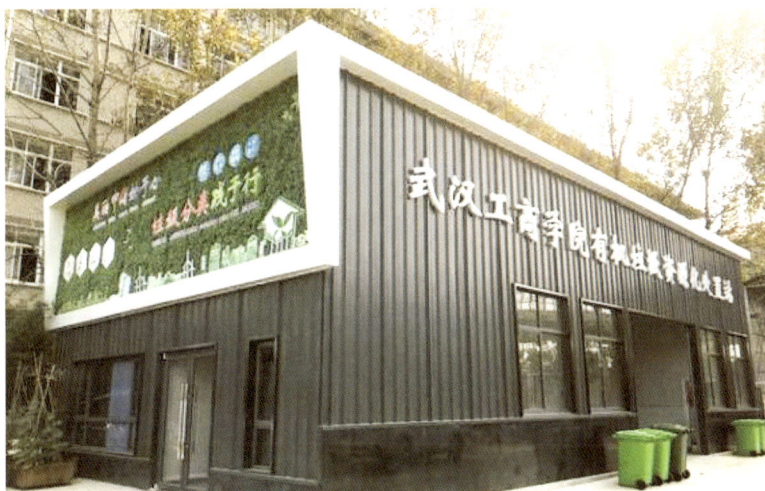

附图 2-36　武汉工商学院有机垃圾资源化处置站

案例 3　常州市餐厨废弃物智慧收集、运输与资源化处理项目
入选单位：维尔利环保科技集团股份有限公司
**　　　　　厦门牧云数据技术有限公司**

1. 单位简介

维尔利环保科技集团股份有限公司成立于 2003 年，2011 年登陆深圳证券交易所正式挂牌上市。集团现有员工 2000 余人，是一家具有核心技术和持续创新能力的节能环保企业。目前集团旗下拥有 60 多家国内外分（子）公司，业务涵盖市政、农业农村及工业三大领域，已取得授权专利 300 余项，在餐厨及厨余垃圾、垃圾渗滤液、沼气及生物天然气、VOC 油气回收等细分市场领域拥有核心技术。集团先后通过高新技术企业认定、ISO 9001 质量管理体系认证、环境管理体系认证，拥有环保工程专业承包一级、工程设计乙级资质。目前在国内外已建成和在建项目多达数百项，包括亚洲最大的垃圾渗滤液处置项目以及国内第一批通过国家试点城市验收的餐厨项目等多项行业标杆示范项目。

厦门牧云数据技术有限公司（以下简称"牧云数据"）成立于 2016 年，专业从事智慧环保与工业互联网，以智慧环卫、智慧固废与智慧水务为核心业务，是国家级高新技术企业、厦门市高新技术企业、厦门市"三高"企业。公司承载"以数据指导生产，让数据发挥价值"的理念，针对道路清洁、垃圾分类、垃圾收运、固废处置、市政水务等领域，提供自动化、数字化、智能化的整体解决方案。

2. 痛点分析

（1）餐厨废弃物源头缺乏监管分析。缺少有效获取餐厨废弃物源头产生数据以及进行质量分析的方式，影响企业收益与政府工作推进。

（2）作业违规行为缺乏研判机制。信息化建设不足，容易出现混装、倾洒、超时作业及偷油转卖等现象。

（3）处置厂效能提升缺乏科学辅助。处置厂缺少数字化运营管理平台，处置过程控制依赖于人员经验，成本高、效率低。

3. 解决方案

常州市是国家第二批餐厨废弃物资源化利用和无害化处理试点城市，餐厨废弃物资源化利用和无害化处理项目由常州市城市管理局主导建设，维尔利环保集团负责运营项目工程，牧云数据负责建设项目中的智慧运营管理平台。

项目应用物联网、人工智能、大数据、云平台等先进技术建设信息化智慧环卫管理平台，全面互联商家、人员、车辆、设备、生产系统和运营数据，对常州市的餐厨废弃物产生源头、收运、处置及资源化产出进行全过程智慧管控。餐厨废弃物智慧收集、运输与资源化处理系统总体框架如附图 2-37 所示。

信息化智慧环卫运营管理平台的核心功能如下：

（1）餐厨废弃物产生源头监管（商家管理）。通过 RFID 编号实现对再生资源的溯源，支持按时间、区域分析收运点新增趋势、收运量变化趋势、收运分布热力图，对收运源头进行直观分析。餐厨废弃物产生源头信息化管理如附图 2-38 所示。

（2）餐厨废弃物收运过程监管。通过作业监督一张图，管理人员可以快速了解当前的实时作业情况，包括车辆位置、人员位置、收运点位置及当前收运完成情况、处理厂及中转站位置，对作业过程进行直观监控。餐厨废弃物收运过程精细化监管如附图 2-39 所示。

（3）数据可视化"一张图"系统。对餐厨废弃物终端处置厂工艺、设备、能耗、物耗、

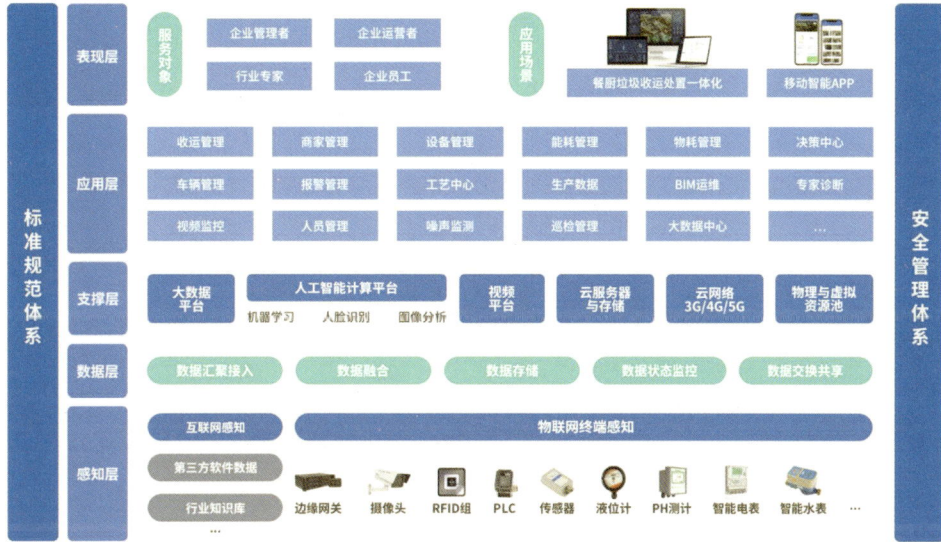

附图 2-37　餐厨废弃物智慧收集、运输与资源化处理系统总体架构

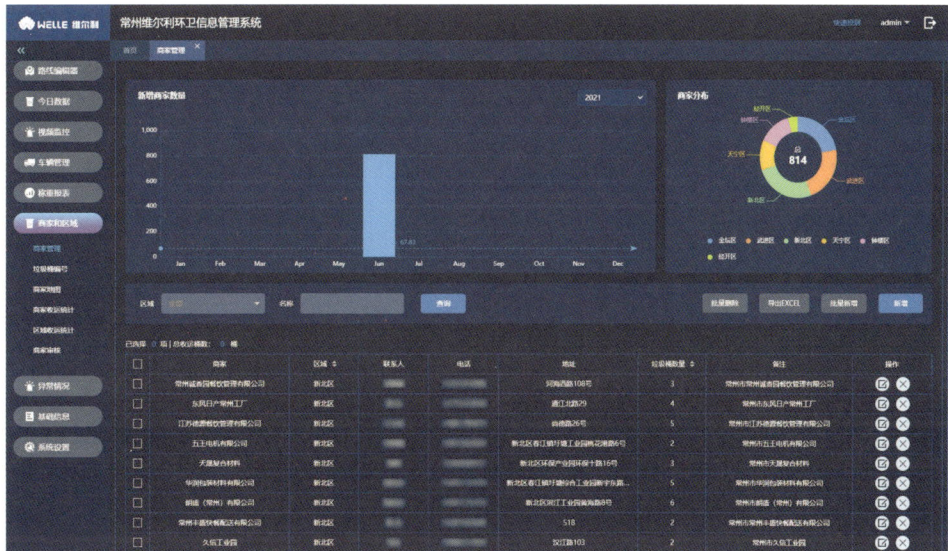

附图 2-38　餐厨废弃物产生源头信息化管理

人员等信息实时监控、分析、管理，实现"一张图"可视化数据呈现，赋能科学决策，提高处置和资源化产出效率，减少生产事故，实现降本增效。

4. 成果成效

通过在项目中应用智慧化环卫收运处置管理平台，实现全方位的绿色集约生产、能源动态配置以及能耗和排放管控。

（1）在智能收运作业辅助下，违规行为减少 90%，车辆油耗减少 20%，收运量提

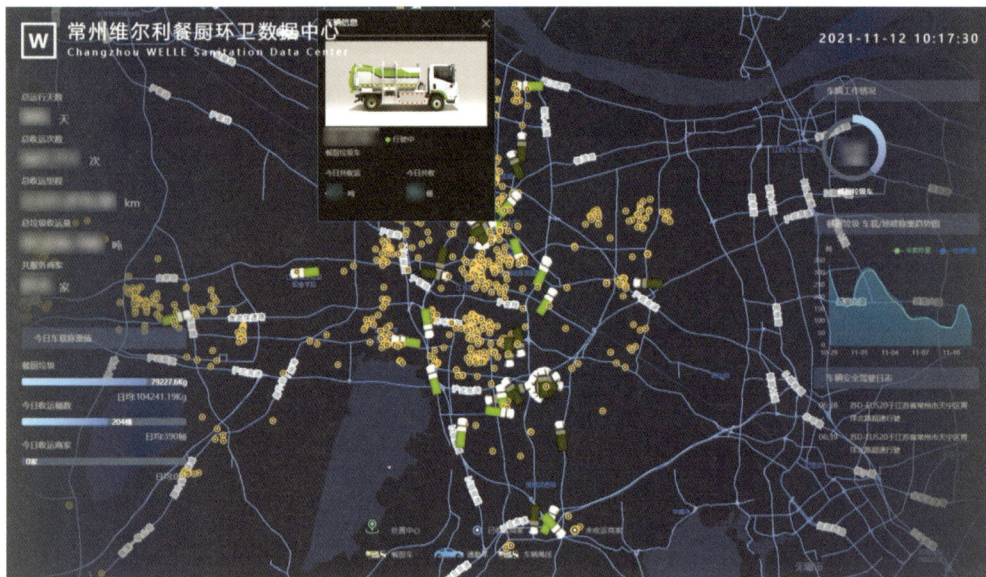

附图 2-39　餐厨废弃物收运过程精细化监管

升 10% 以上，应急事件处理效率提升 100%。

（2）通过精细化厂区管理，能耗物耗降低 20%，提油率增加 0.3%，总收益提升 10% 以上。

（3）通过厂区智能预警、智能巡检、智能专家辅助，减少对人员经验的依赖，人员成本降低 50% 以上，可提前 7 天预警设备故障，减少 80% 重大事故。

附 2.7　建筑垃圾处置应用案例

案例 1　宁波市建筑垃圾处置智管服务应用
入选单位：宁波市生活垃圾分类指导中心

1. 单位简介

宁波市生活垃圾分类指导中心成立于 2015 年 10 月，是全额拨款正处级事业单位，目前内设机构 7 个，核定人员 40 名。中心主要职责是参与编制生活垃圾分类专业规划和中长期发展规划；参与制定生活垃圾分类有关地方性法规、规章和政策，编制行业规范和标准；组织、指导全市生活垃圾减量与分类的推广实施、分类收运体系建设等工作；组织、指导、协调生活垃圾减量与分类的宣传、教育、培训，参与检查、监督、考核、评价等工作；组织开展生活垃圾减量化、资源化、无害化以及产业化研究；承担城市生活垃圾分类行业管理行政辅助工作；承担全市生活垃圾运输、处置的综合监管评估和城市渣土的收运处置监管行政辅助工作。

2. 痛点分析

（1）建筑垃圾处置行业涉及面广，基础数据信息依靠人工监管难度较大，处置过程数据库不全，产出和消纳调控不够精准有效。

（2）建筑垃圾处置效率低下，工地源头实际出土量、末端处置场地实际处置量等数据流量"一网统管"程度不足。

（3）建筑垃圾监管对象流动性大，运输车辆未核准、超载超限等违法违规行为无法实现针对性智慧化执法闭环。

3. 解决方案

（1）利用立体化设备，实现全方位管控。运用工地视频设备、地磅设备、电子围栏技术等手段，实行立体化全方位源头监控，规范源头装载作业，防治黑车、超载及污染环境卫生等违法违规行为。

（2）利用动态化数据，实现全过程监控。依托车载全球定位、车牌抓拍等前端设备回传的数据，实现对作业车辆分布和流向的实时在线监控与轨迹溯源。通过对车辆称重传感器的信息获取，实时掌握车辆装载情况，强化偷乱倒和车辆超载的监管支撑。

（3）利用科学性比对，实现实时化报警。整合车辆属性数据，通过数据筛选、过滤，实时生成建筑垃圾运输处置台账，智能预警工地超许可量、处置场地满溢、许可决定过期等信息，智能报警无核准件、车辆偏离路线等违规行为，辅助监管部门进行督查、巡检及取证。

（4）利用大数据分析，实现智慧化决策。建立各业务主体域对象的智能画像，搭建分析和展示底层结构，通过不同元素画像的索引关联，实现数据深层和横向的钻取与关联；通过监管分析模型的搭建，以大数据为基础，增强行业智能分析与决策能力。场景驾驶舱如附图 2-40 所示。

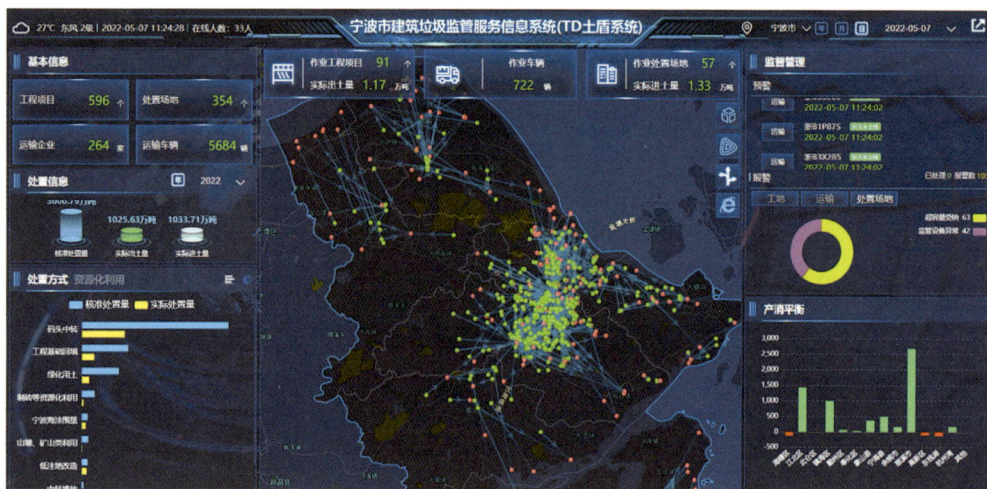

附图 2-40　场景驾驶舱

4. 成果成效

　　该场景以"一屏观全域、一网管全程（城）、一舱点到底"驾驶舱对建筑垃圾运输处置各环节、各要素实现全方位、立体化、实时化展现，构建了工地源头、运输路线、消纳场地"两点一线"全程实时监控、闭环管理机制，实现了建筑垃圾有序化处置、规范化管理。场景列入浙江省住房和城乡建设厅数字化改革第一批试点项目清单，并分别刊登于浙江省委全面深化改革委员会办公室《数字化改革（工作动态）》85 期、宁波市委全面深化改革委员会办公室《改革先锋》11 期，并抄送省、市主要领导。

案例 2　青岛市智慧建筑垃圾监管平台
入选单位：青岛市环境卫生发展中心

---

1. 痛点分析

　　（1）建筑垃圾运输车辆核载重量大、使用强度高，存在行业秩序混乱、事故频发问题。

　　（2）建筑垃圾运输监管跨行业、跨领域、跨区域，存在作业不规范、监管难的问题。

2. 解决方案

　　（1）大数据可视化决策平台。大数据可视化决策平台形成面向领导的决策场景，基于城市管理部门的业务需求，结合实时上传的平台运行数据，实现跨区市、跨部门的多维动态关联分析，从全局性、系统性角度分析，构建"监管一张图"，为领导提供决策依据。便于政府部门及时发现问题，主动介入、提前介入，更有靶向性地进行治理。

（2）执法与考核可视化。执法可视化根据行政执法进行设计，主要包含案件总数及办结率、案件分布分析、案件趋势分析、实时提醒、案件来源、案件类型、公众参与满意度调查统计。考核可视化针对各类监管对象进行综合考评展示，可依据当地考核政策进行考核规则制定。主要考核及分析内容包括：企业综合评价、企业扣分项统计与分析、实时提醒、考核排名、车辆综合评价、车辆扣分项统计等。通过数据建立执法和考核体系，使不符合规范、不遵守法律法规的企业、车辆退出清运市场，规范渣土行业。

（3）监管一张图。渣土作业监管中最核心的就是"两点一线"的渣土作业全流程监管。基于此作业流程构建了"监管一张图"。针对建筑垃圾处理流程中的各个实体与元素形成"一张图管控"。

3. 成果成效

截至 2021 年 11 月底，平台共接入 6169 辆建筑垃圾运输车辆，开通账号 1300 余个，服务青岛市各市区执法人员。依托智能手段逐步推动建筑垃圾处置行业的精细化、高效化管控，实现渣土运输整体行业向"自治＋监管"的"数字化治理"转变，优化建筑垃圾运输车的监管和执法模式。青岛市建筑垃圾运输智慧监管平台以智能化、平台化、标准化为核心构建三位一体的建筑垃圾监管平台，对渣土运输的"两点一线"全生命周期完成了全链条的闭合式监管。

附 2.8　智慧环卫整体应用案例

案例 1　南京江北新区智慧环卫一体化监管平台
入选单位：南京科远智慧科技集团股份有限公司

1. 单位简介

南京科远智慧科技集团股份有限公司（简称"科远智慧"）始创于 1993 年，作为国家火炬计划重点高新技术企业、国家规划布局内重点软件企业、国家级专精特新小巨人企业，专注于工业自动化、智能制造、智慧城市等领域。2010 年公司在 A 股上市，产品与解决方案在电力、化工、冶金、建材、市政等众多行业取得市场领先地位，业绩遍布东南亚、非洲、南美洲、东欧等数十个国家和地区，为全球客户提供高品质产品与服务。科远智慧以领先的工业自动化和信息化技术、产品与服务，保障企业的高效运营。公司先后推出"智慧工业""智慧城市""智慧能源"等一系列智慧产业解决方案，成为智能制造的先驱者。

2. 痛点分析

（1）以往环卫监管采用传统人工线下监管方式，效率低、时效性差。

（2）各部门建立监管系统存在碎片化、重复建设、信息孤岛等问题，未能实现对环卫作业全过程、可追溯监管。

3. 解决方案

"江北新区智慧环卫一体化监管平台"项目积极响应国家"数字化"发展与"互联网＋监管"政策，实现江北环卫作业数字化转型、常态化监管、精细化管控，大大降低环卫作业生产成本，提高作业效率。通过智慧环卫平台建设打通环卫保洁、垃圾分类和城市治理工作，催化环卫产能的提升，推动绿色城市共治共享新模式，全面提升城市管理水平和城市功能品质。

（1）环卫保洁作业智能监管。保洁作业智能监管需立足城市保洁业务现状，实时采集环卫车辆、保洁人员作业动态、运行数据，综合考评作业质量、作业效果，落实"定人、定岗、定量、定责"的保洁机制，完善精细化、规范化、标准化的道路保洁作业体系、管理体系，打造环卫"新常态"下的监管新模式，全面提升城市功能品质。

（2）垃圾分类智慧监管。通过运营单位各类基础信息采集，实现对垃圾分类业务基础数据的管理，包括分类主体信息管理、分类单位信息管理、分类人员信息管理、运输车辆信息管理、分类设施信息管理、中转站信息管理、终端处置信息管理等，并结合地图展示用户、设施等分布情况。

（3）环卫作业质量考核。基于江北政务办公系统，提供环卫作业质量移动考核，实现环卫作业质量考核智能化。

4. 成果成效

通过智慧环卫一体化监管平台建设，构建覆盖固废产运处"五位一体"监管体系，实现智慧环卫常态化监管，促进环卫精细化管控。促进垃圾分类效果持续提高、居民参与度逐步提升和幸福感、获得感的提升。实现环卫保洁、垃圾分类和城市治理工作融合，打通社会治理网格，推动城市共治共享新模式，全面提升城市管理水平和城市功能品质，让城市更加整洁、优美的同时，全面满足城市管理执法部门及街道对运营公司两级考核需要。

案例 2　粤峰高新智慧环卫一体化平台
入选单位：广州市粤峰高新技术股份有限公司

1. 单位简介

广州市粤峰高新技术股份有限公司（简称"粤峰高新"）成立于 2004 年，专注物联网、大数据、人工智能技术的应用与推广，先后荣获国家高新技术企业认证，信息系统安全等级保护备案证明、广东省"守合同重信用"企业。公司累计拥有发明专利、实用新型专利、计算机软件著作权等自主知识产权 160 余项。2010 年，公司完成战略转型升级，全面建设和运营智慧管车平台，为企业车辆全生命周期管控提供技术支持。目前，该平台已全面应用于物流、客运、出租车和环卫等行业，深受用户信赖。2015 年，公司深入环卫领域，自主研发出智慧环卫一体化平台，深入环卫监管痛点，以环卫全覆盖为设计理念，为政府数据监督和企业运营管理提供智慧化解决方案。

2. 痛点分析

城市环卫作为贴近人民群众日常生产生活的民生服务行业，传统的管理、运营、作业模式已经和日益增长的行业管理服务质量的要求脱节。存在道路作业环境复杂、安全事故易发、安全监管落实不到位、管理培训难度大、管理实效性不足、平台规范性差、系统智能化程不高等痛点。

3. 解决方案

粤峰高新"智慧环卫一体化平台"融合互联网＋软件、硬件、云平台、大数据对环卫产业进行升级，推动"强平台、聚数据、精服务"的建设理念，采用"云－网－端"技术，面向智慧环卫提供全场景服务平台。通过各级感知设备、智能终端对环卫企业项目、人员、车辆作业情况，垃圾分类、垃圾压缩中转站、垃圾收运、垃圾处理、智慧公厕、污水处理等业务全工作流程进行实时监管。

（1）环卫数据中心。多维度数据分析，多场景数据可视化。针对机构、区域、项目、管理员等多维度，生成个性化报告。支持月报、季度报告、年度报告等大数据分析技术，多维度可视化分析，多终端、多场景、多角色数据查看，辅助环卫业务动态一手掌握。

（2）"慧"管车。车辆生命周期信息化，对每个环节实现精细化管理，延长车辆使用年限，从根本上控制车辆投入成本。一车一码，扫码用车，实现司机与车辆一体化管理。实时监控车辆的运力状况，提高车辆使用率。实时监管司机驾驶习惯，实现车辆油耗、维修、事故直接追溯到司机，提升司机安全驾驶行为，有效控制成本。

（3）"慧"管人。针对很多环卫行业外勤人数多，且分布地区广泛，外勤人员的工作行程以及工作内容难以获知。智慧人员具备的灵活的打卡模式和对外勤人员的实时定位，可以帮助企业高效管理外勤人员，规范外勤行为，提升企业管理水平。智能设备利用"北斗+GIS"实现外勤人员定位以及作业可视化考核，"无感"打卡。

4. 成果成效

智慧环卫一体化平台，基于物联网、移动互联、云计算、大数据等技术，对环卫领域管理所涉及的人、事、物进行全过程可视化管理，为政府大数字监管、企业运营、环卫便民服务提供精细化、数字化技术支持。

案例 3　湖里城建智慧环卫管理平台
入选单位：厦门城容环卫有限公司

---

1. 单位简介

厦门城容环卫有限公司系厦门湖里建发城建集团有限公司全资子公司。公司自成立以来，在湖里区"大城管"机制引领下先试先行，充分发挥国企化管养优势，有效地推动了湖里区城市管理整体水平的提升。截至目前，业务范围已涵盖湖里区道路清扫保洁面积约 1000 万平方米，在管公厕约 114 座，拥有各类作业车辆约 280 部，投入生活垃圾转运线路 20 余条，整体覆盖湖里区主要商业街及村改居点位。

公司专业从事城区道路清扫（洗）、垃圾分类、餐厨垃圾收运、大件垃圾处理、公厕管理等环卫一体化综合服务，承接各类大型活动、赛事保障及大型公共场所综合清扫保洁业务。通过规范化管理、机械化作业、系统化考核和信息化监管，实现"精细化、智能化、专业化"运营。

2. 痛点分析

近年来，在物联网、大数据、人工智能等新兴科技发展的背景下，环卫行业智慧化、智能化成为趋势所向，推动智慧城市的发展。环卫工作存在着"点多、线长、面广"的特点，传统的管理模式只能将工作人员分区划片，易存在管理盲区，造成人力、物力等资源的浪费。

3. 解决方案

通过系统管理人员能够远程实时掌握车辆轨迹、车辆油耗、车辆作业速度、果皮箱满溢监测等作业情况，借助问题随手拍，快速掌握作业质量，结合业务运行数据分析，提升作业质量，降低运营成本。

（1）人员管理模块。人员管理主要实现工人信息台账、排班及分级管理、作业监控及报警、GPS 定位器监控及报警和移动终端的综合管理。通过人员作业监管子系统，可有效减少人员脱岗、违规滞留、"一人代多岗"等违规作业行为，从而提升环境卫生作业质量整体水平。

（2）车辆管理模块。通过安装在作业车辆上的车载 GPS 一体机，及时采集、上传、存储其运行轨迹、车速、作业状态、油耗数据，达到远程实时监控，提供合理的路线规划，保证作业过程的规范化和高效率，自动记录驾驶过程中的不良行为，建立台账和审批流程，实现车辆运行、维修、保养透明化和规范化。车辆实时监控如附图 2-41 所示。

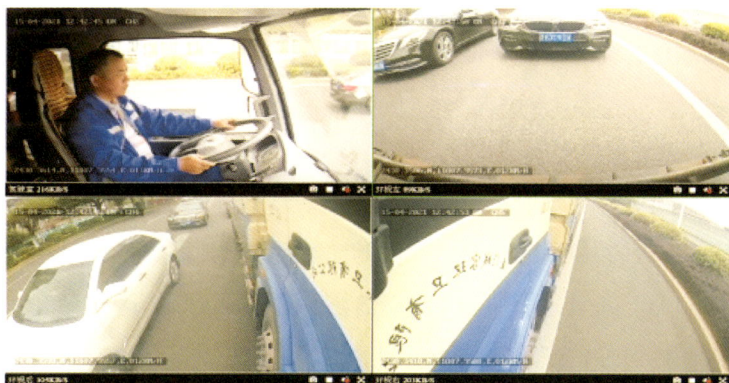

附图 2-41　车辆实时监控

（3）报表管理模块。建立"环卫一张图"平台，促进指挥调度一体化。将车辆、人员、果皮箱设备以热力图的方式展示在一张图中，同时也根据主题进行显示、集中调度，从而实现可调度资源"一张图"管理，便于管理人员进行指挥调度。

4. 成果成效

智慧环卫管理平台实现"优化作业、降本增效"的智能管理。自上线以来，逐步实现湖里区5个街道的人员、车辆接入，目前已实现湖里区全区的人员、车辆、设施设备、事件管理。以"1个指挥中心、5个管理站、24个网格"的三级管理模式为基础，形成"建发城建公共服务指挥中心模式"指挥调度管理办法，具备在不同地区、公司快速推广使用的条件。

案例4　智慧环卫一体化管理系统
入选单位：福龙马集团股份有限公司

---

1. 单位简介

福龙马集团股份有限公司（简称"福龙马集团"）是集城乡环境卫生系统规划设计、投资、设备提供、运营为一体的环境卫生整体解决方案提供商，主营环卫装备研发、制造、销售以及环卫产业运营服务。2015年，公司制定了"环卫装备制造＋环卫服务产业"协同发展战略，2019年继续向下游布局固废处置领域，依托在环卫装备领域已经建立的竞争优势，大力推进环卫服务、固废处置等新兴业务及海外业务的发展，延伸产业链条，丰富业务类型。公司拥有博士后科研工作站，入选国家火炬计划重点高新技术企业、国家工业和信息化部"服务型制造"示范企业、福建省智能制造试点示范企业等荣誉称号。

2. 痛点分析

（1）项目运营方在推行环卫一体化过程中，存在管理体制缺陷、人员管理不规范、部分区域机械化率偏低、环卫作业存在盲点等问题。

（2）生态人居环境管理运作涉及道路清扫保洁、垃圾收转运、公厕管理维护、生态巡查、园林市政养护等管理工作，在标准化、精细化、规范化管理与城乡创新管理等方面还有待提升。

3. 解决方案

智慧环卫一体化管理系统包含了生态共治综合巡查、车辆成本分析、经营数据分析等多套系统。

（1）生态共治综合巡查系统。生态共治综合巡查系统是基于福龙马自主研发的城乡生态人居环境管理平台全新打造而成。在原有的事件管理系统基础上，结合乡镇生态共治体系建设的需要，升级打造涵盖山水林田湖等多场景多运用的智能化巡查管理系统。

（2）车辆成本分析系统。车辆成本分析系统是针对项目运营方车辆管理的综合分析系统。可通过该平台，对车辆所涉及的各类型成本进行全流程跟踪把控，并具有智能化预警功能，为项目经理及车队管理人员提供管理抓手，精准控制项目的车辆成本状况。在一定区间领域，通过对车辆数据的总体汇总，对项目运营方车辆成本管理进行整体监督，实现标准化管理。

（3）数据经营分析系统。数据经营分析系统作为龙马环境服务事业部的数据分析终端，集合了市场投资、项目管理、项目考核、精细化作业等多类型数据。集成内外数据，对于行业动态及公司的经营状况做出客观的数据分析，用数字化推动项目中心化管理。数据经营分析系统如附图 2-42 所示。

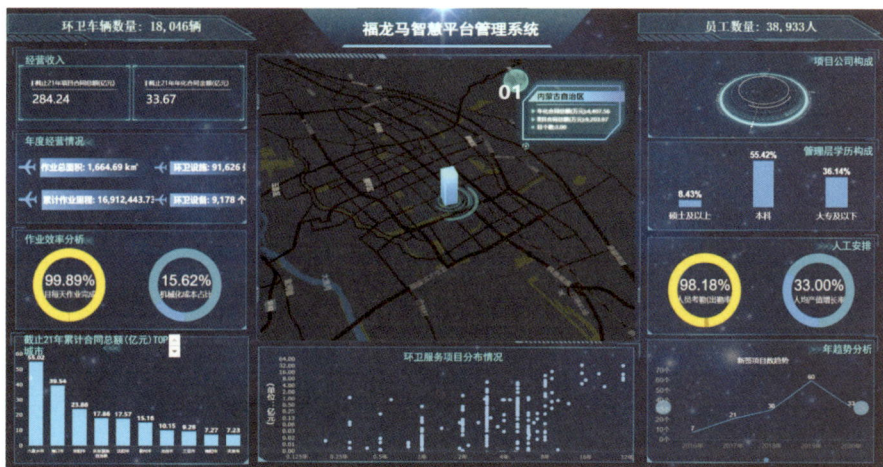

附图 2-42　数据经营分析系统

4. 成果成效

（1）完善城市管理运行体系。在现有城市环卫管理体系的基础上，运用信息化手段，建立智能调度系统，将现有的管理模式转变成为基于网络的、基于信息化的管理模式，进一步完善运行体系，提高城市管理体系的运作效率和覆盖率。

（2）提高一线作业监管能力。利用监管系统和信息化监管手段，提高对机械化作业、作业人员的实时监管能力、全方位监管能力、精细化监管能力和准确化监管能力。

（3）提升考核科学化水平。完善考核体系，提高考核科学水平，充分利用和发挥信息系统在统计、分析方面的优势，自动生成监督管理相关的统计分析报表，为环卫局制定相关决策提供依据和支持。

案例 5　"网格化管理、监管分离"智慧环卫管理系统
入选单位：碧桂园满国环境科技集团有限公司

1. 单位简介

碧桂园满国环境科技集团有限公司是一家集环卫服务投资运营、环境卫生规划、智慧环卫系统研发运营、新能源环卫装备研发制造、垃圾分类技术开发、再生资源回收利用等业务为一体的环境整体解决方案提供企业。以"城乡人居环境综合提升"为核心理念，集团率先在全国实施了城乡环卫一体化服务，依托先进的运营管理、技术实力优势，把"昌邑模式"复制、推广转化为生产力，解决了城乡人居环境治理难题。相继运营山东、安徽、河北、江苏等 26 个省、市、自治区近 1000 个城乡环卫服务项目，合同额达 258 亿元。抓住"一带一路"建设机遇，大力开拓国际市场，成功运营巴基斯坦卡拉奇市环卫服务项目，将小环卫做成了国际化的大产业。

2. 痛点分析

（1）城乡环卫管理辖区范围大，情况复杂，单纯靠人工耗时长、效率低且投入成本大，严重影响环境卫生监督管理。

（2）作业过程中，无法第一时间获取有关信息，难以及时掌握作业情况和质量效果，缺乏更为科学有效的监管、考核管理手段。

（3）厕所革命开展以来，全国各地厕所建设成效显著，但"建而难用，用而失管"的情况较为突出。

3. 解决方案

（1）建立大数据平台。实现将集团概况、项目部实时监测数据、车辆和人员作业

分析数据、运营分析数据统一汇聚到大数据平台，以便于实时掌控各项动态。建立人员对讲定位管理系统，为所有管理人员配备对讲机，通过定位功能掌握其每天的出勤、工作完成等情况，系统会自动生成异常情况报表，有效解决人员管理难题。手机的实时对讲功能可实现迎查应急预案的及时响应。

（2）建立垃圾分类、清运智能管理系统。建立智能垃圾分类系统，通过使用集团自主研发的多功能智能垃圾分类箱实现垃圾分类存放、处置。通过微信公众平台及垃圾分类智能化管理系统建立居民积分可兑换制度，由此引导居民自觉从源头实行垃圾分类。对垃圾桶安装 RFID 标签、垃圾清运车辆安装扫描设备，实时获取垃圾桶位置、清运次数等信息，掌握清运情况，保证垃圾清运质量。

（3）建立农村改厕后管护系统。打造改厕后续管护一键式平台和评价体系，实现运营过程智能化调度、可视化监管，实现对厕改数据、运营管护、运输过程、巡检抽查、人员作业的管理，实现中转站监控、统计分析。

4. 成果成效

智慧环卫管理系统采用信息化智能化手段，通过计算机应用、3G/4G/5G 无线网络、GIS 地理信息、北斗 /GPS 定位等多种技术，将人员、车辆、设施设备等诸多环卫要素融合在一个信息平台上，按照"网格化管理，监管分离"的环卫管理模式，实现对环卫基础设施、环卫车辆、责任保洁区域的监管，逐步形成对人员、车辆以及区域的系统考核与评价，实现规范作业、提档增效、精细化管理，提升环卫服务效能，建立环卫管理的长效机制。

案例 6　肖家河静脉家园垃圾投、收、运、处智慧化管理
入选单位：成都高建环境卫生服务有限公司

---

1. 单位简介

成都高建环境卫生服务有限公司成立于 1996 年 7 月，总部位于成都市高新区，是从事环卫作业市场化运作的国家高新技术企业，具有"成都市环卫行业环卫服务企业一级资质""中国清洁清洗行业国家一级资质"，荣获"中国清洁行业百强品牌"。公司系中国城市环境卫生协会理事单位、四川省市政市容协会副理事长单位、四川省环卫保洁专业委员会副会长单位、四川省企业联合会理事单位、成都市环境卫生协会副理事长单位、中国中小商业企业协会清洁行业分会常务理事单位。业务领域包含道路清扫保洁、垃圾中转清运、环卫设施维护、垃圾分类收运处置、建筑物内外清洁及市政设施、管道疏通清理、水域环境管理、市政、环保工程设计等城市综合一体化管理服务。

2. 痛点分析

（1）传统线下管理难以实现环卫作业运营中垃圾"投、收、运、处"全流程、全要素、可追溯的管理。

（2）传统线下管理难以保障信息传递的及时性和准确性。

（3）传统线下管理难以实现环卫大数据平台与政府城市智慧化管理系统对接，无法真正做到信息共享，持续创造城市管理价值。

3. 解决方案

"高建环卫智慧云"信息化管理平台，以"互联网+环卫"的方式实现对传统环卫作业的智慧化管理、调度、监控、分析。可实时、准确地提供各种分析统计报表，对垃圾溯源、分类评价、动态监管、可视化监控提供参考依据。通过数据比对、分析也可以帮助找出工作中的问题，形成一套高效且智能的垃圾分类收运管理体系，进一步帮助环卫项目达成提质、增效、降本、绿色、安全的总体目标。主要功能介绍如下：

（1）主界面、基本信息。建设"高建环卫智慧云"平台时，首先通过实地摸排调查，对肖家河街道办事处辖区150多个居民小区、80多个机关学校、企业单位建立了收运信息档案。数据分析大屏如附图2-43所示。

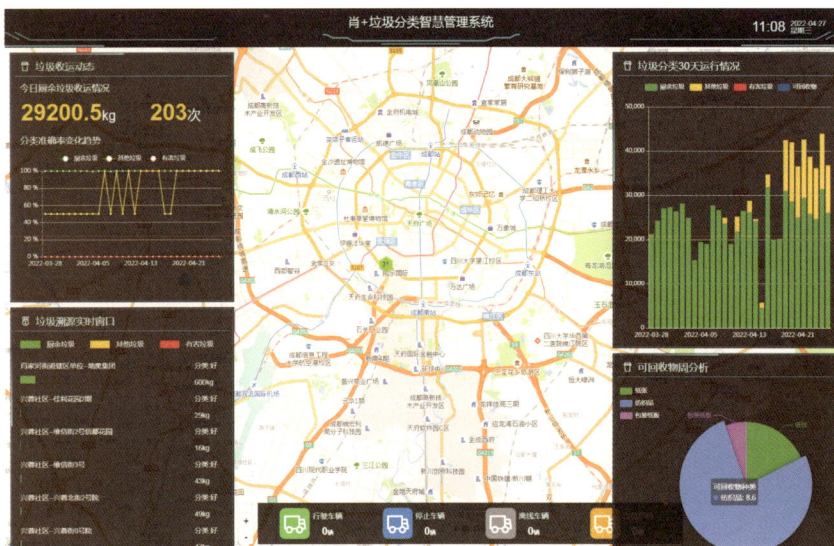

附图2-43　数据分析大屏

（2）垃圾收运员智慧 APP 界面及溯源收运过程。收运员利用安装了智慧终端 APP 的手机进行溯源收运，扫描垃圾亭的二维码获取定位、用户、垃圾桶信息，上传影像信息，形成分类准确性初评数据，可通过蓝牙智能称自动上传重量数据。收运员智慧 APP 界面如附图 2-44 所示。

（3）后台管理。平台可进行数据汇总、分析以及动态监控、可视化监管。监控中心可进行 GPS 定位调度并对量化信息进行统计分析。对可回收、有害两种不需要每日收运的垃圾还可设定收运日期规则。可回收物溯源记录如附图 2-45 所示。

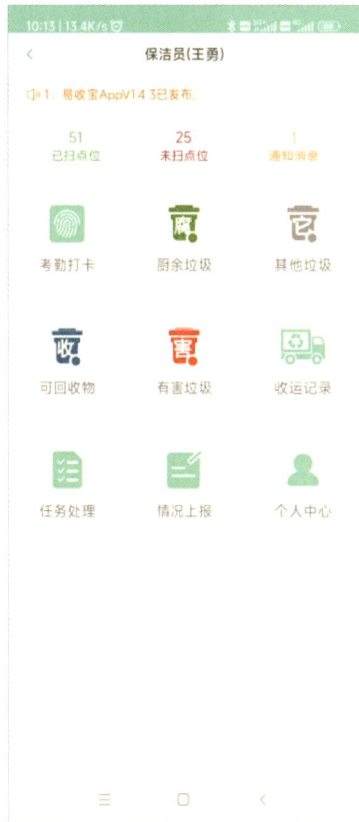

4. 成果成效

项目按照成都市垃圾四分类建设，采购"物联网 + 环卫"的数字化发展模式，从垃圾分类源头到终端处置以及运输过程中的各种链条的监管，借助高建环卫智慧化平台，采用"互联网 + 监管"的模式，运输过程使用绿色环保电动车，成为成都市垃圾分类示范项目，通过 2 年的运行，每月每个项目产生约 6000 条信息，真正实现了集绿色、环保、再生、规范为一体的垃圾分类"静脉家园"。

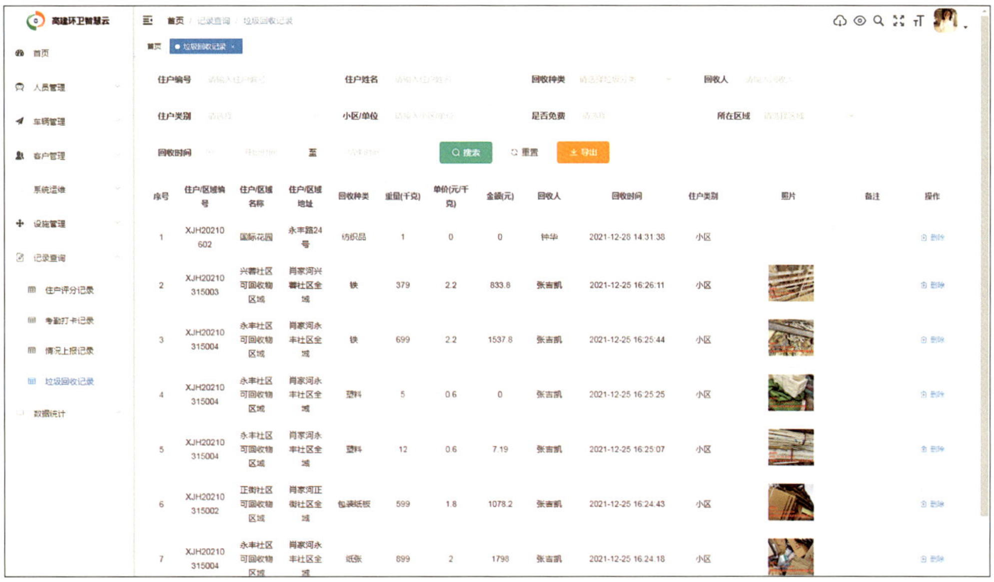

附图 2-44　收运员智慧 APP 界面

附图 2-45　可回收物溯源记录

附 2.9　双碳业务应用案例

> ## 案例 1　E 平台双碳数据中心
> ### 入选单位：青岛国真智慧科技有限公司

1. 单位简介

青岛国真智慧科技有限公司（简称"国真智慧"）是一家专业从事环境产业互联网平台开发和运营的科技创新企业，是青岛天人环境股份有限公司的全资子公司。国真智慧致力于打造服务环境领域的工业互联网平台，开发了 Eiiplat 环境产业互联网平台（简称"E 平台"），解决环境企业成本高、效率低、监管难等痛点，业务涵盖固废、污水、大气、噪声、辐射、生态修复等环境领域。从生活垃圾分类利用介入，在有机废弃物（包括厨余、餐厨、污泥等）综合利用产业链上，垂直深耕，率先实现环境产业设计、施工、运营的全生命周期智能化管控，达到提质、增效、降本、绿色和安全的目的，构建了基于环境产业平台的设备增效功能测试床，牵头编制环卫行业基础数据标准和行业报告，承担了环境行业国家工业互联网标识解析二级节点建设，在"双碳"战略背景下，国真智慧成功研发了面向环境产业的碳资产管理产品——双碳数据中心，以满足环卫企业碳核算、碳减排、碳资产管理等需求。

2. 痛点分析

在国家"双碳"战略背景下，环卫企业积极探索利用智慧化手段降碳的发展路径，其中存在着碳核算、碳减排优化、碳资产管理三方面的难点。

（1）难以摸清碳家底。企业实现降碳的前提是对自身的碳家底了解清晰，包括在明确核算边界内园区的碳排放量与碳减排量，找出二者间的差距，明确实现碳中和需要补充减排的量。对于环卫企业而言，往往缺乏有效的工具和手段来实现碳核算。

（2）碳减排优化路径难选择。不同环卫企业往往面对不同的碳排放情况，也对应着多种碳减排优化的实现路径，如优化车辆出行路径、鼓励人员绿色出行、生产工艺优化、上下游产业链协同等。环卫企业缺乏相关经验，难以选择合适的路径进行减排优化。

（3）碳资产短期收益难。在国家未强制要求的背景下，环卫企业尽管有降碳需求，但动力不足。企业实现碳减排后，由于认知和经验有限，难以将碳减排量转化为资产并通过交易获得收益，因而减排动力和投资意愿低。

3. 解决方案

国真智慧基于 E 平台和微平台，率先成功开发出面向环境产业的碳资产管理产品——双碳数据中心，科学有效地为企业实现集碳指标核算、碳足迹追踪、碳减排优化、碳资产管理、碳交易收益、碳循环与碳赋能为一体的软硬件配套的智慧化系统。下文以循环经济产业园餐厨垃圾处置厂应用场景为例说明双碳数据中心解决方案。

（1）摸清碳家底。系统内置方法学，不同场景下园区可结合实际情况进行信息填报确认，系统自动筛选出适用的方法学及对应的项目边界、基准线情况，通过对相应的参数指标进行监测，计算出园区实际的碳排放量和碳减排量。碳指标核算功能页面如附图 2-46 所示。

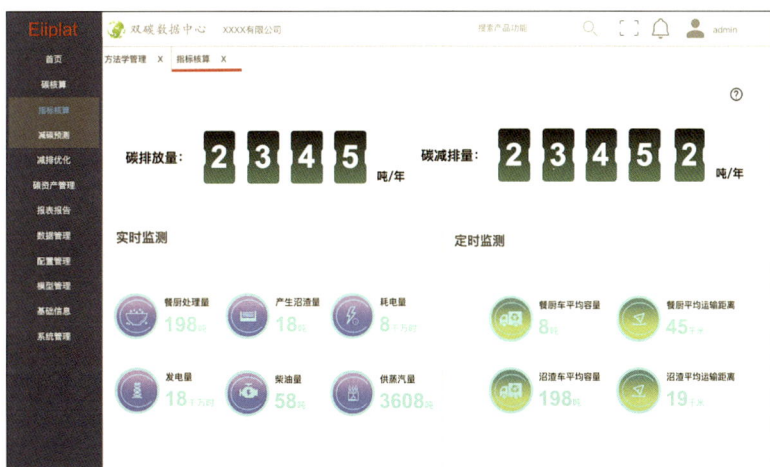

附图 2-46　碳指标核算

（2）减排优化。以减碳为目标，建立各工艺单元生产指标参数与碳排放量、碳减排量指标的关系，通过大数据分析和云计算，确定算法模型，找到碳减排优化的生产指标最优值，从而指导生产，实现减排优化。碳减排优化的功能页面如附图 2-47 所示。

（3）实现新收益。在国家核证自愿减排量申请重新开放后，帮助园区获取 CCER 碳资产，并在碳市场上交易，使园区获得新收益，同时对接碳交易平台，进行碳资产变现。

4. 成果成效

双碳数据中心聚焦环境产业碳中和，响应《2030 年碳达峰行动方案》中实施"循环

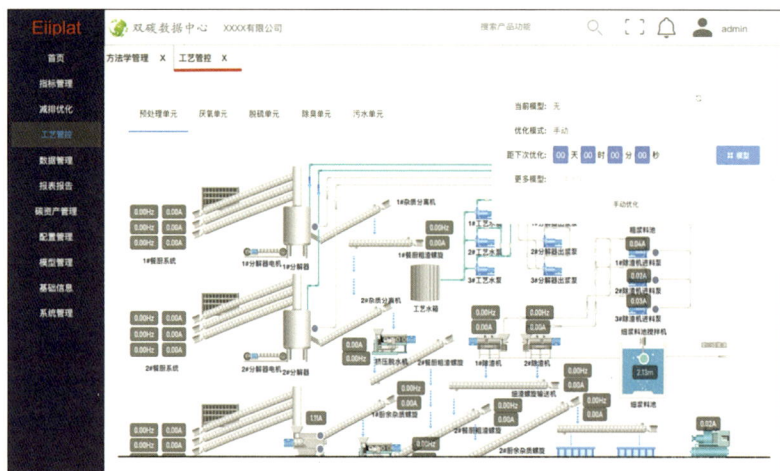

附图 2-47　碳减排优化

经济助力降碳行动"的要求，充分发挥减少资源消耗和降碳的协同作用，推动产业园区循环化发展，大力推进生活垃圾减量化、资源化。以数字技术与绿色技术融合应用推动降碳，借助大数据、云计算等技术，将降碳与工艺管控相结合进行减排优化，实现单位产值降碳 20% 以上，综合增效 20% 以上。为企业实现新的收益，以 200 吨 / 天的日处理量、沼气锅炉供蒸汽 36000 吨 / 年的餐厨垃圾处置园区为例粗略估算，年碳减排量约为 4 万吨，以 40 元 / 吨的价格估算，预计实现年收入 160 万元，企业获得收益的同时推动行业实现"双碳"目标。

附 2.10　标识解析应用案例

案例 1　基于标识解析的废弃物全流程追溯解决方案
入选单位：青岛国真智慧科技有限公司

1. 痛点分析

废弃物追溯是环卫产业实现高效监管的重要手段，由于上下游标识不统一、数据收集难度大、数据间缺乏互联，且废弃物迁移转化过程复杂难追溯，亟需标识解析赋能环境产业，通过规范标识、线性关联和精准对接的功能，实现废弃物全生命流程追溯。

2. 解决方案

（1）基于标识解析的废弃物全流程追溯解决方案。通过标识解析与E平台、企业信息系统、企业节点的对接，提供基于标识解析的废弃物全流程追溯解决方案。通过对废弃物相关的人、生产资料、机器设备、虚拟资源等进行唯一的身份标识，将不同业务及各个阶段的数据进行关联绑定，推动废弃物在产生、收运、中转、处理等所有环节的有机衔接，为政府提供完整的数据资源，实现废弃物全流程信息有效追溯。基于标识解析的废弃物全流程追溯解决方案架构如附图2-48所示。

（2）配套软件解决方案。拥有异构标识互操作和身份互识功能、标识共享和溯源全生命周期功能、资源配置智能化和全域覆盖功能、数据汇聚和赋能行业生态功能，为废弃物全流程追溯提供有力工具。

（3）配套硬件解决方案。为共性解决方案和个性化解决方案提供配套的硬件支撑，同时拥有同时高效发送和接收信息的功能、安全存储和稳定运行的功能、实时联网和主动触发链接的功能。配套硬件如附图2-49所示。

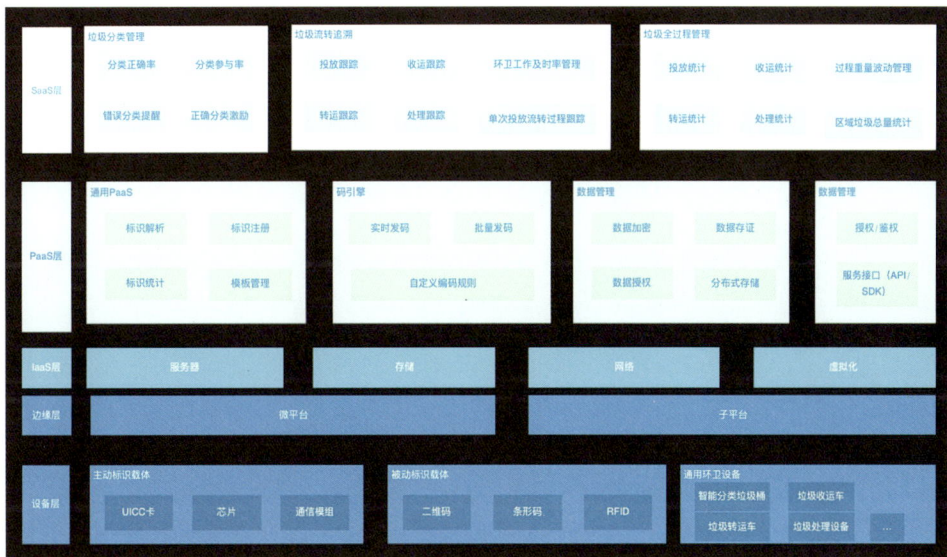

附图 2-48　基于标识解析的废弃物全流程追溯解决方案架构

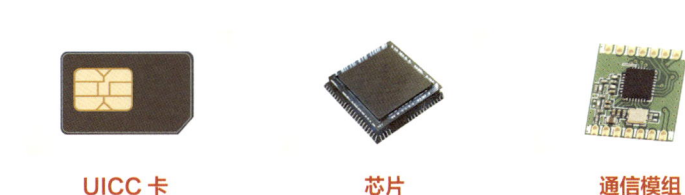

UICC 卡　　　　**芯片**　　　　**通信模组**

附图 2-49　配套硬件

3. 成果成效

依托 E 平台，联合生态伙伴，借助标识解析二级节点技术，通过与国家顶级节点对接，实现废弃物全生命周期管理和全流程追溯，降低企业间数据流转共享成本，为政府提供监管和追溯服务，提高政府监管效率和水平，减少监管效果对人力、经济的依赖，助力环卫行业建立监管一张网、一本账。

附 2.11　环卫测试床应用案例

案例 1　工业互联网测试床项目
入选单位：青岛国真智慧科技有限公司

1. 痛点分析

（1）环境企业效益低、安全差、监管难。

（2）环境产业软、硬件产品和服务良莠不齐、鱼龙混杂，急需以测试认证为抓手提高行业准入条件规范市场。

（3）人工测试成本高、效率低。

2. 解决方案

（1）测试床架构。该测试床符合 AII 工业互联网标准架构，由边缘层、IaaS 层、PaaS 层及 SaaS 层组成，同时由安全防护体系保驾护航。包括以设备增效模型、设备参数控制、设备远程监控、设备预警、设备工艺优化为核心功能的重点测试技术，建立工业互联网体系架构下的设备互联体系。测试床框架如附图 2-50 所示。

（2）测试床方案。通过 5G 技术提高边缘设备的实时数据上传速率，同时降低延时。确保后期设备数量及设备接入数据量增加时快速地进行横向扩展，在云计算、大数据、容器技术的支撑下，高效、稳定地进行海量数据的分析和存储。通过人工智能对设备安全、增效、能耗、运维等进行预测，同时引用 3D/VR 技术对设备运行状态进行实时监控。测试床虚拟环境如附图 2-51 所示。

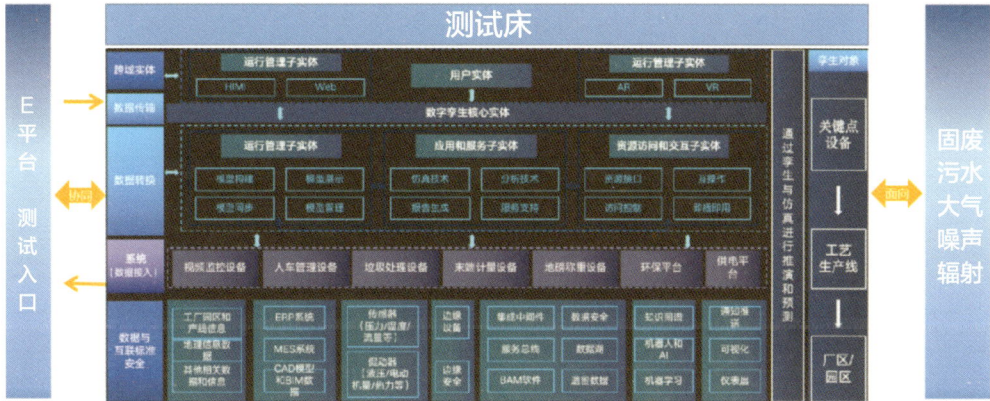

附图 2-50   测试床框架图

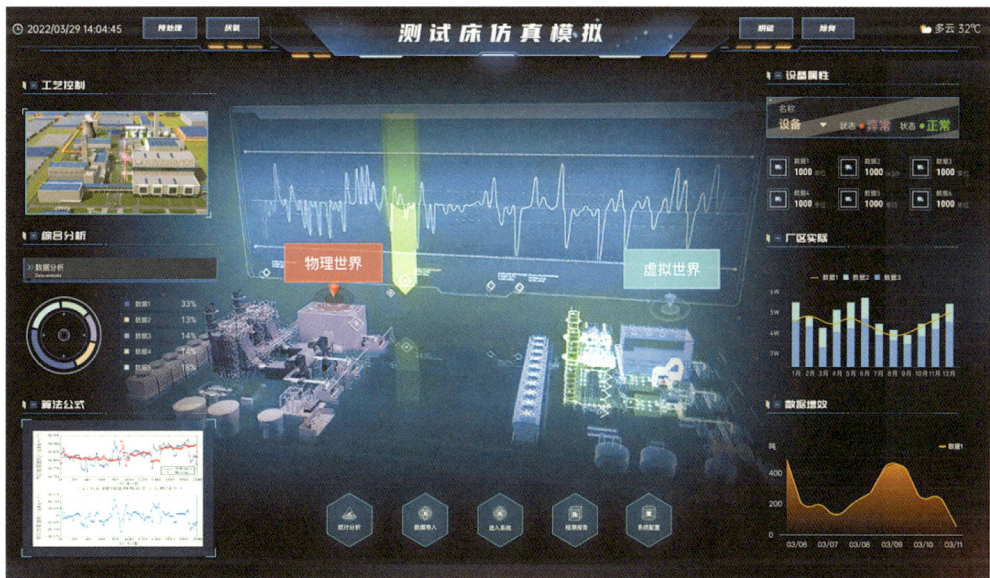

附图 2-51   测试床虚拟环境

3. 成果成效

2020 年，荣获工业互联网产业联盟颁发的"基于环境产业平台的智能管控增效系统测试床"。2021 年完成了测试床虚拟环境的搭建，并对某日处理 300 吨的餐厨垃圾处理厂智能控制产品进行了测试。测试结果表明，该厂区智能控制产品能够实现综合增效 15%，环保排放达标。测试床在固废处理领域得到了首次应用，也为规范行业产品质量提供了有效测试工具。

附2.12 智能运维平台应用案例

案例1 E厌氧智能运维平台
入选单位：青岛天人环境股份有限公司

1. 单位简介

青岛天人环境股份有限公司（简称"天人环境"）成立于1999年，是一家致力于能源环境产业的国家级高新技术企业，专业从事有机废弃物（餐厨和厨余、污泥、畜禽粪污、秸秆等）的综合利用，为生产供应生物质能提供系统的共赢服务，包括规划、可研、核心设备研发、设计、工程建设EPC总包和运营维保。天人环境拥有甲级工程设计资质、甲级工程咨询资质和1000余项可研设计、650余项工程建设的经验。通过了ISO 9001/14001双体系认证，承担了多项国家级科研课题，是生态环境部畜禽养殖污染防治工程技术中心依托单位，中国城市环境卫生协会智慧环卫专业委员会主任单位，国家人力资源与社会保障部引智示范单位和教育部科教基地。天人环境拥有多国专家组成的专家团队，和涉及环保、IT、能源、机械等多领域专业人员跨界组成的经营团队，其中博士、硕士占比50%以上，研发人员占比50%以上，率先开发并推出了3D、VR、智能化、物联网、大数据等多项先进技术，申请专利120多项，以"利他"为核心经营理念，为客户提供"增效"服务。

2. 痛点分析

（1）传统厌氧运维系统是基于项目级别设计，各平台系统之间封闭，无法重用。

（2）传统厌氧运维系统厂站、设备、工艺、运维等环节数据割裂，无法完整构建全生命周期的厌氧智能运维平台。

（3）传统厌氧运维系统扩展性与个性化存在较大矛盾，无法满足业主个性化定制需求，同时也无法与更高级别的智慧环境平台、智能城市平台无缝对接。

3. 解决方案

"E厌氧智能运维平台"运用云计算、大数据、物联网、人工智能等技术，打造实时感知、数据驱动、业务融合、可管可控的一体化厌氧智能运维平台，全面支持厂站生产管理、运营管理、移动运维管理、多平台协同配合，掌握集团、厂站生产现场的运行数据，进行统一分析、统一调度、统一监管智慧化运维，实现了厌氧处理业务"一条线"和智能管控"一张图"，在项目的全生命周期进行生产运营的运维并持续产生增效，并为"一网统管"提供垃圾厌氧处理数据。"E厌氧智能运维平台"主要功能介绍如下：

（1）多平台协同配合。"E厌氧智能运维平台"以智能管控系统为基础，将工程设计、工程施工、设备采购、智能收运系统、供应链金融系统、审计系统、标识解析平台、双碳平台等环境产业公共平台有机链接起来，实现项目全生命周期的智能化运维。

（2）全要素数字化构建。"E厌氧智能运维平台"采集传感设备变量，将设备、工艺、厂区、集团联接起来，构建智能设备、智能工艺、智能厂区，完成基于设备的全数据重构，通过平台全面了解设备运行情况，结合设备巡检、保养、维护等功能，为业主智能化运营提供完整解决方案。智能管控大屏如附图2-52所示。

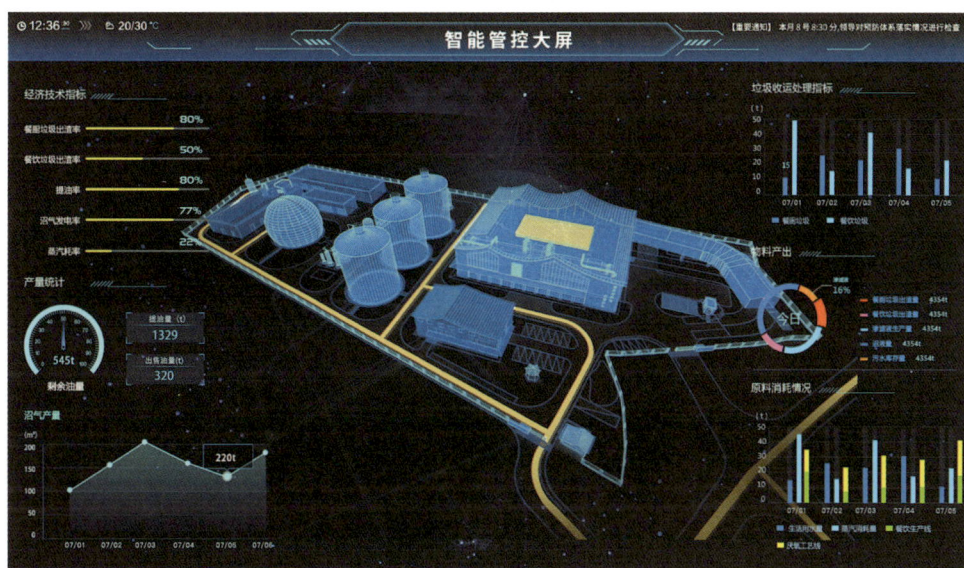

附图 2-52　智能监控大屏

（3）个性化配置。"E厌氧智能运维平台"提供数据大屏个性化配置、工艺组态画面自定义以及设备巡检、保养、维护等自主定义任务项，打造不同企业、不同厂区个性化运维、个性化展示等需求。

4. 成果成效

"E厌氧智能运维平台"应用于富阳区循环经济产业园餐厨垃圾处置智能工厂项目，

成功打造智能工厂，运营初期已实现增效 20% 以上，并具有较大的增效潜力。其中包含的"微平台"具有边缘侧智能管控、功能升级、与平台随时连接、满足个性化需求等功能，是工业互联网生态系统中的核心单元和细胞，可有效推动工业互联网的快速发展。

附录 3　《住房和城乡建设部办公厅关于全面加快建设城市运行管理服务平台的通知》

建办督〔2021〕54 号

各省、自治区住房和城乡建设厅，北京市、天津市城市管理委，上海市住房和城乡建设管委，重庆市城市管理局，新疆生产建设兵团住房和城乡建设局：

为深入贯彻习近平总书记关于提高城市科学化精细化智能化治理水平的重要指示批示精神，落实《国民经济和社会发展第十四个五年规划和2035年远景目标纲要》有关要求，我部决定在开展城市综合管理服务平台建设和联网工作的基础上，全面加快建设城市运行管理服务平台（以下简称城市运管服平台），推动城市运行管理"一网统管"。现将有关事项通知如下：

一、重要意义

习近平总书记指出，要牢牢抓住城市治理智能化的"牛鼻子"，抓好政务服务"一网通办"、城市运行"一网统管"，坚持从群众需求和城市治理突出问题出发，把分散式信息系统整合起来，做到实战中管用、基层干部爱用、群众感到受用。建设城市运管服平台，是贯彻落实习近平总书记重要指示批示精神和党中央、国务院决策部署的重要举措，是系统提升城市风险防控能力和精细化管理水平的重要途径，是运用数字技术推动城市管理手段、管理模式、管理理念创新的重要载体，对促进城市高质量发展、推进城市治理体系和治理能力现代化具有重要意义。

二、总体目标

以城市运行管理"一网统管"为目标，围绕城市运行安全高效健康、城市管理干净整洁有序、为民服务精准精细精致，以物联网、大数据、人工智能、5G 移动通信等前沿技术为支撑，整合城市运行管理服务相关信息系统，汇聚共享数据资源，加快现有信息化系统的迭代升级，全面建成城市运管服平台，加强对城市运行管理服务状况的实时监测、动态分析、统筹协调、指挥监督和综合评价，不断增强人民群众的获得感、幸福感、安全感。

2022 年底前，直辖市、省会城市、计划单列市及部分地级城市建成城市运管服平台，有条件的省、自治区建成省级城市运管服平台。2023 年底前，所有省、自治区建成省级城市运管服平台，地级以上城市基本建成城市运管服平台。2025 年底前，城市运行管理"一网统管"体制机制基本完善，城市运行效率和风险防控能力明显增强，城市科学化精细化智能化治理水平大幅提升。

三、建设内容

依据《城市运行管理服务平台技术标准》CJJ/T 312—2021、《城市运行管理服务平台数据标准》CJ/T 545—2021，建设完善国家城市运管服平台（以下简称国家平台）、省级城市运管服平台（以下简称省级平台）、市级城市运管服平台（以下简称市级平台），三级平台互联互通、数据同步、业务协同。

（一）国家平台。以现有国家平台为基础，整合对接住房和城乡建设部相关信息系统，共享国务院有关部门城市运行管理服务相关数据，汇聚全国城市运行管理服务数据资源，对全国城市运行管理服务工作开展业务指导、监督检查、监测分析和综合评价。

（二）省级平台。建设具有业务指导、监督检查、监测分析和综合评价等功能的省级平台，整合对接省级住房和城乡建设（城市管理）主管部门相关信息系统，共享省级有关部门城市运行管理服务相关数据，汇聚全省城市运行管理服务数据资源。已建有平台的省份，在现有平台基础上迭代升级。

（三）市级平台。以网格化管理为基础，综合利用城市综合管理服务系统、城市基础设施安全运行监测系统等建设成果，对接城市信息模型（CIM）基础平台，纵向联通国家平台、省级平台以及县（市、区）平台，横向整合对接市级相关部门信息系统，汇聚全市城市运行管理服务数据资源，聚焦重点领域和突出问题，开发智能化应用场景，实现对全市城市运行管理服务工作的统筹协调、指挥调度、监督考核、监测预警、分析研判和综合评价，推动城市运行管理"一网统管"。

四、工作要求

（一）强化组织领导。各省级住房和城乡建设（城市管理）主管部门要落实本地区城市运管服平台建设主体责任，建立协调推进机制，制定省级平台建设工作方案；指导推动城市政府建立协调推进机制，明确牵头部门和责任分工，制定市级平台建设工作方案，积极稳妥推进平台建设。

（二）加强工作保障。各地要积极争取财政支持，将平台建设、运营和维护等经费纳入地方财政预算管理。加强运营管理队伍和工作场地建设，创新运营管理服务模式，形成配备合理、稳定可持续的运营保障力量。

（三）统一标准规范。各地要按照《城市运行管理服务平台技术标准》CJJ/T 312—2021、《城市运行管理服务平台数据标准》CJ/T 545—2021、《城市运行管理服务平台建设指南（试行）》，严格建设方案编制评审，加快推进平台建设，把好平台验收关，确保平台功能完备、运行稳定、体验良好。

请各省级住房和城乡建设（城市管理）主管部门于 2022 年 3 月 15 日前，将省级平台建设工作方案，以及经城市人民政府同意后的省会城市和计划单列市平台建设工作方案报我部城市管理监督局。其他城市的平台建设工作方案经城市人民政府同意后于 3 月 31 日前报省级住房和城乡建设（城市管理）主管部门。我部将会同省级住房和城乡建设（城市管理）主管部门加强指导，采取专题培训、视频会议、实地检查、定期通报、典型示范、评估验收等方式，推动平台建设落地见效。

住房和城乡建设部办公厅

2021 年 12 月 17 日

附录4　新一代人工智能发展规划[①]

人工智能的迅速发展将深刻改变人类社会生活、改变世界。为抢抓人工智能发展的重大战略机遇，构筑我国人工智能发展的先发优势，加快建设创新型国家和世界科技强国，按照党中央、国务院部署要求，制定本规划。

一、战略态势

人工智能发展进入新阶段。经过60多年的演进，特别是在移动互联网、大数据、超级计算、传感网、脑科学等新理论新技术以及经济社会发展强烈需求的共同驱动下，人工智能加速发展，呈现出深度学习、跨界融合、人机协同、群智开放、自主操控等新特征。大数据驱动知识学习、跨媒体协同处理、人机协同增强智能、群体集成智能、自主智能系统成为人工智能的发展重点，受脑科学研究成果启发的类脑智能蓄势待发，芯片化硬件化平台化趋势更加明显，人工智能发展进入新阶段。当前，新一代人工智能相关学科发展、理论建模、技术创新、软硬件升级等整体推进，正在引发链式突破，推动经济社会各领域从数字化、网络化向智能化加速跃升。

人工智能成为国际竞争的新焦点。人工智能是引领未来的战略性技术，世界主要发达国家把发展人工智能作为提升国家竞争力、维护国家安全的重大战略，加紧出台规划和政策，围绕核心技术、顶尖人才、标准规范等强化部署，力图在新一轮国际科技竞争中掌握主导权。当前，我国国家安全和国际竞争形势更加复杂，必须放眼全球，把人工智能发展放在国家战略层面系统布局、主动谋划，牢牢把握人工智能发展新阶段国际竞争的战略主动，打造竞争新优势、开拓发展新空间，有效保障国家安全。

人工智能成为经济发展的新引擎。人工智能作为新一轮产业变革的核心驱动力，将进一步释放历次科技革命和产业变革积蓄的巨大能量，并创造新的强大引擎，重构生产、分配、交换、消费等经济活动各环节，形成从宏观到微观各领域的智能化新需求，催生新技术、新产品、新产业、新业态、新模式，引发经济结构重大变革，深刻改变人类生产生活方式和思维模式，实现社会生产力的整体跃升。我国经济发展进入新常态，深化供给侧结构性改革任务非常艰巨，必须加快人工智能深度应用，培育壮大人工智能产业，为我国经济发展注入新动能。

人工智能带来社会建设的新机遇。我国正处于全面建成小康社会的决胜阶段，人口

① 规划全文引自：《国务院关于印发新一代人工智能发展规划的通知》（国发〔2017〕35号）。

老龄化、资源环境约束等挑战依然严峻，人工智能在教育、医疗、养老、环境保护、城市运行、司法服务等领域广泛应用，将极大提高公共服务精准化水平，全面提升人民生活品质。人工智能技术可准确感知、预测、预警基础设施和社会安全运行的重大态势，及时把握群体认知及心理变化，主动决策反应，将显著提高社会治理的能力和水平，对有效维护社会稳定具有不可替代的作用。

人工智能发展的不确定性带来新挑战。人工智能是影响面广的颠覆性技术，可能带来改变就业结构、冲击法律与社会伦理、侵犯个人隐私、挑战国际关系准则等问题，将对政府管理、经济安全和社会稳定乃至全球治理产生深远影响。在大力发展人工智能的同时，必须高度重视可能带来的安全风险挑战，加强前瞻预防与约束引导，最大限度降低风险，确保人工智能安全、可靠、可控发展。

我国发展人工智能具有良好基础。国家部署了智能制造等国家重点研发计划重点专项，印发实施了"互联网＋"人工智能三年行动实施方案，从科技研发、应用推广和产业发展等方面提出了一系列措施。经过多年的持续积累，我国在人工智能领域取得重要进展，国际科技论文发表量和发明专利授权量已居世界第二，部分领域核心关键技术实现重要突破。语音识别、视觉识别技术世界领先，自适应自主学习、直觉感知、综合推理、混合智能和群体智能等初步具备跨越发展的能力，中文信息处理、智能监控、生物特征识别、工业机器人、服务机器人、无人驾驶逐步进入实际应用，人工智能创新创业日益活跃，一批龙头骨干企业加速成长，在国际上获得广泛关注和认可。加速积累的技术能力与海量的数据资源、巨大的应用需求、开放的市场环境有机结合，形成了我国人工智能发展的独特优势。

同时，也要清醒地看到，我国人工智能整体发展水平与发达国家相比仍存在差距，缺少重大原创成果，在基础理论、核心算法以及关键设备、高端芯片、重大产品与系统、基础材料、元器件、软件与接口等方面差距较大；科研机构和企业尚未形成具有国际影响力的生态圈和产业链，缺乏系统的超前研发布局；人工智能尖端人才远远不能满足需求；适应人工智能发展的基础设施、政策法规、标准体系亟待完善。

面对新形势新需求，必须主动求变应变，牢牢把握人工智能发展的重大历史机遇，紧扣发展、研判大势、主动谋划、把握方向、抢占先机，引领世界人工智能发展新潮流，服务经济社会发展和支撑国家安全，带动国家竞争力整体跃升和跨越式发展。

二、总体要求

（一）指导思想。

全面贯彻党的十八大和十八届三中、四中、五中、六中全会精神，深入学习贯彻习近平总书记系列重要讲话精神和治国理政新理念新思想新战略，按照"五位一体"总体布局和"四个全面"战略布局，认真落实党中央、国务院决策部署，深入实施创新驱动发展战略，以加快人工智能与经济、社会、国防深度融合为主线，以提升新一代人工智能科技创新能力为主攻方向，发展智能经济，建设智能社会，维护国家安全，构筑知识群、技术群、产业群互动融合和人才、制度、文化相互支撑的生态系统，前瞻应对风险挑战，推动以人类可持续发展为中心的智能化，全面提升社会生产力、综合国力和国家竞争力，为加快建设创新型国家和世界科技强国、实现"两个一百年"奋斗目标和中华民族伟大复兴中国梦提供强大支撑。

（二）基本原则。

科技引领。把握世界人工智能发展趋势，突出研发部署前瞻性，在重点前沿领域探索布局、长期支持，力争在理论、方法、工具、系统等方面取得变革性、颠覆性突破，全面增强人工智能原始创新能力，加速构筑先发优势，实现高端引领发展。

系统布局。根据基础研究、技术研发、产业发展和行业应用的不同特点，制定有针对性的系统发展策略。充分发挥社会主义制度集中力量办大事的优势，推进项目、基地、人才统筹布局，已部署的重大项目与新任务有机衔接，当前急需与长远发展梯次接续，创新能力建设、体制机制改革和政策环境营造协同发力。

市场主导。遵循市场规律，坚持应用导向，突出企业在技术路线选择和行业产品标准制定中的主体作用，加快人工智能科技成果商业化应用，形成竞争优势。把握好政府和市场分工，更好发挥政府在规划引导、政策支持、安全防范、市场监管、环境营造、伦理法规制定等方面的重要作用。

开源开放。倡导开源共享理念，促进产学研用各创新主体共创共享。遵循经济建设和国防建设协调发展规律，促进军民科技成果双向转化应用、军民创新资源共建共享，形成全要素、多领域、高效益的军民深度融合发展新格局。积极参与人工智能全球研发和治理，在全球范围内优化配置创新资源。

（三）战略目标。

分三步走：

第一步，到 2020 年人工智能总体技术和应用与世界先进水平同步，人工智能产业成为新的重要经济增长点，人工智能技术应用成为改善民生的新途径，有力支撑进入创新型国家行列和实现全面建成小康社会的奋斗目标。

——新一代人工智能理论和技术取得重要进展。大数据智能、跨媒体智能、群体智能、混合增强智能、自主智能系统等基础理论和核心技术实现重要进展，人工智能模型方法、核心器件、高端设备和基础软件等方面取得标志性成果。

——人工智能产业竞争力进入国际第一方阵。初步建成人工智能技术标准、服务体系和产业生态链，培育若干全球领先的人工智能骨干企业，人工智能核心产业规模超过1500 亿元，带动相关产业规模超过 1 万亿元。

——人工智能发展环境进一步优化，在重点领域全面展开创新应用，聚集起一批高水平的人才队伍和创新团队，部分领域的人工智能伦理规范和政策法规初步建立。

第二步，到 2025 年人工智能基础理论实现重大突破，部分技术与应用达到世界领先水平，人工智能成为带动我国产业升级和经济转型的主要动力，智能社会建设取得积极进展。

——新一代人工智能理论与技术体系初步建立，具有自主学习能力的人工智能取得突破，在多领域取得引领性研究成果。

——人工智能产业进入全球价值链高端。新一代人工智能在智能制造、智能医疗、智慧城市、智能农业、国防建设等领域得到广泛应用，人工智能核心产业规模超过 4000亿元，带动相关产业规模超过 5 万亿元。

——初步建立人工智能法律法规、伦理规范和政策体系，形成人工智能安全评估和管控能力。

第三步，到 2030 年人工智能理论、技术与应用总体达到世界领先水平，成为世界主要人工智能创新中心，智能经济、智能社会取得明显成效，为跻身创新型国家前列和经济强国奠定重要基础。

——形成较为成熟的新一代人工智能理论与技术体系。在类脑智能、自主智能、混合智能和群体智能等领域取得重大突破，在国际人工智能研究领域具有重要影响，占据人工智能科技制高点。

——人工智能产业竞争力达到国际领先水平。人工智能在生产生活、社会治理、国防建设各方面应用的广度深度极大拓展，形成涵盖核心技术、关键系统、支撑平台和智能应用的完备产业链和高端产业群，人工智能核心产业规模超过 1 万亿元，带动相关产业规模超过 10 万亿元。

——形成一批全球领先的人工智能科技创新和人才培养基地，建成更加完善的人工智能法律法规、伦理规范和政策体系。

（四）总体部署。

发展人工智能是一项事关全局的复杂系统工程，要按照"构建一个体系、把握双重属性、坚持三位一体、强化四大支撑"进行布局，形成人工智能健康持续发展的战略路径。

构建开放协同的人工智能科技创新体系。针对原创性理论基础薄弱、重大产品和系统缺失等重点难点问题，建立新一代人工智能基础理论和关键共性技术体系，布局建设重大科技创新基地，壮大人工智能高端人才队伍，促进创新主体协同互动，形成人工智能持续创新能力。

把握人工智能技术属性和社会属性高度融合的特征。既要加大人工智能研发和应用力度，最大程度发挥人工智能潜力；又要预判人工智能的挑战，协调产业政策、创新政策与社会政策，实现激励发展与合理规制的协调，最大限度防范风险。

坚持人工智能研发攻关、产品应用和产业培育"三位一体"推进。适应人工智能发展特点和趋势，强化创新链和产业链深度融合、技术供给和市场需求互动演进，以技术突破推动领域应用和产业升级，以应用示范推动技术和系统优化。在当前大规模推动技术应用和产业发展的同时，加强面向中长期的研发布局和攻关，实现滚动发展和持续提升，确保理论上走在前面、技术上占领制高点、应用上安全可控。

全面支撑科技、经济、社会发展和国家安全。以人工智能技术突破带动国家创新能力全面提升，引领建设世界科技强国进程；通过壮大智能产业、培育智能经济，为我国未来十几年乃至几十年经济繁荣创造一个新的增长周期；以建设智能社会促进民生福祉改善，落实以人民为中心的发展思想；以人工智能提升国防实力，保障和维护国家安全。

三、重点任务

立足国家发展全局，准确把握全球人工智能发展态势，找准突破口和主攻方向，全面增强科技创新基础能力，全面拓展重点领域应用深度广度，全面提升经济社会发展和国防应用智能化水平。

（一）构建开放协同的人工智能科技创新体系。

围绕增加人工智能创新的源头供给，从前沿基础理论、关键共性技术、基础平台、人才队伍等方面强化部署，促进开源共享，系统提升持续创新能力，确保我国人工智能科技水平跻身世界前列，为世界人工智能发展作出更多贡献。

1.建立新一代人工智能基础理论体系。

聚焦人工智能重大科学前沿问题，兼顾当前需求与长远发展，以突破人工智能应用基础理论瓶颈为重点，超前布局可能引发人工智能范式变革的基础研究，促进学科交叉融合，为人工智能持续发展与深度应用提供强大科学储备。

突破应用基础理论瓶颈。瞄准应用目标明确、有望引领人工智能技术升级的基础理论方向，加强大数据智能、跨媒体感知计算、人机混合智能、群体智能、自主协同与决策等基础理论研究。大数据智能理论重点突破无监督学习、综合深度推理等难点问题，建立数据驱动、以自然语言理解为核心的认知计算模型，形成从大数据到知识、从知识到决策的能力。跨媒体感知计算理论重点突破低成本低能耗智能感知、复杂场景主动感知、自然环境听觉与言语感知、多媒体自主学习等理论方法，实现超人感知和高动态、高维度、多模式分布式大场景感知。混合增强智能理论重点突破人机协同共融的情境理解与决策学习、直觉推理与因果模型、记忆与知识演化等理论，实现学习与思考接近或超过人类智能水平的混合增强智能。群体智能理论重点突破群体智能的组织、涌现、学习的理论与方法，建立可表达、可计算的群智激励算法和模型，形成基于互联网的群体智能理论体系。自主协同控制与优化决策理论重点突破面向自主无人系统的协同感知与交互、自主协同控制与优化决策、知识驱动的人机物三元协同与互操作等理论，形成自主智能无人系统创新性理论体系架构。

布局前沿基础理论研究。针对可能引发人工智能范式变革的方向，前瞻布局高级机器学习、类脑智能计算、量子智能计算等跨领域基础理论研究。高级机器学习理论重点突破自适应学习、自主学习等理论方法，实现具备高可解释性、强泛化能力的人工智能。类脑智能计算理论重点突破类脑的信息编码、处理、记忆、学习与推理理论，形成类脑复杂系统及类脑控制等理论与方法，建立大规模类脑智能计算的新模型和脑启发的认知计算模型。量子智能计算理论重点突破量子加速的机器学习方法，建立高性能计算与量子算法混合模型，形成高效精确自主的量子人工智能系统架构。

开展跨学科探索性研究。推动人工智能与神经科学、认知科学、量子科学、心理学、数学、经济学、社会学等相关基础学科的交叉融合，加强引领人工智能算法、模型发展的数学基础理论研究，重视人工智能法律伦理的基础理论问题研究，支持原创性强、非共识的探索性研究，鼓励科学家自由探索，勇于攻克人工智能前沿科学难题，提出更多原创理论，作出更多原创发现。

专栏 1　基础理论

1. 大数据智能理论。研究数据驱动与知识引导相结合的人工智能新方法、以自然语言理解和图像图形为核心的认知计算理论和方法、综合深度推理与创意人工智能理论与方法、非完全信息下智能决策基础理论与框架、数据驱动的通用人工智能数学模型与理论等。

2. 跨媒体感知计算理论。研究超越人类视觉能力的感知获取、面向真实世界的主动视觉感知及计算、自然声学场景的听知觉感知及计算、自然交互环境的言语感知及计算、面向异步序列的类人感知及计算、面向媒体智能感知的自主学习、城市全维度智能感知推理引擎。

3. 混合增强智能理论。研究"人在回路"的混合增强智能、人机智能共生的行为增强与脑机协同、机器直觉推理与因果模型、联想记忆模型与知识演化方法、复杂数据和任务的混合增强智能学习方法、云机器人协同计算方法、真实世界环境下的情境理解及人机群组协同。

4.群体智能理论。研究群体智能结构理论与组织方法、群体智能激励机制与涌现机理、群体智能学习理论与方法、群体智能通用计算范式与模型。

5.自主协同控制与优化决策理论。研究面向自主无人系统的协同感知与交互,面向自主无人系统的协同控制与优化决策,知识驱动的人机物三元协同与互操作等理论。

6.高级机器学习理论。研究统计学习基础理论、不确定性推理与决策、分布式学习与交互、隐私保护学习、小样本学习、深度强化学习、无监督学习、半监督学习、主动学习等学习理论和高效模型。

7.类脑智能计算理论。研究类脑感知、类脑学习、类脑记忆机制与计算融合、类脑复杂系统、类脑控制等理论与方法。

8.量子智能计算理论。探索脑认知的量子模式与内在机制,研究高效的量子智能模型和算法、高性能高比特的量子人工智能处理器、可与外界环境交互信息的实时量子人工智能系统等。

2.建立新一代人工智能关键共性技术体系。

围绕提升我国人工智能国际竞争力的迫切需求,新一代人工智能关键共性技术的研发部署要以算法为核心,以数据和硬件为基础,以提升感知识别、知识计算、认知推理、运动执行、人机交互能力为重点,形成开放兼容、稳定成熟的技术体系。

知识计算引擎与知识服务技术。重点突破知识加工、深度搜索和可视交互核心技术,实现对知识持续增量的自动获取,具备概念识别、实体发现、属性预测、知识演化建模和关系挖掘能力,形成涵盖数十亿实体规模的多源、多学科和多数据类型的跨媒体知识图谱。

跨媒体分析推理技术。重点突破跨媒体统一表征、关联理解与知识挖掘、知识图谱构建与学习、知识演化与推理、智能描述与生成等技术,实现跨媒体知识表征、分析、挖掘、推理、演化和利用,构建分析推理引擎。

群体智能关键技术。重点突破基于互联网的大众化协同、大规模协作的知识资源管理与开放式共享等技术,建立群智知识表示框架,实现基于群智感知的知识获取和开放动态环境下的群智融合与增强,支撑覆盖全国的千万级规模群体感知、协同与演化。

混合增强智能新架构与新技术。重点突破人机协同的感知与执行一体化模型、智能计算前移的新型传感器件、通用混合计算架构等核心技术,构建自主适应环境的混合增强智能系统、人机群组混合增强智能系统及支撑环境。

自主无人系统的智能技术。重点突破自主无人系统计算架构、复杂动态场景感知与理解、实时精准定位、面向复杂环境的适应性智能导航等共性技术,无人机自主控制以及汽车、船舶和轨道交通自动驾驶等智能技术,服务机器人、特种机器人等核心技术,支撑无人系统应用和产业发展。

虚拟现实智能建模技术。重点突破虚拟对象智能行为建模技术，提升虚拟现实中智能对象行为的社会性、多样性和交互逼真性，实现虚拟现实、增强现实等技术与人工智能的有机结合和高效互动。

智能计算芯片与系统。重点突破高能效、可重构类脑计算芯片和具有计算成像功能的类脑视觉传感器技术，研发具有自主学习能力的高效能类脑神经网络架构和硬件系统，实现具有多媒体感知信息理解和智能增长、常识推理能力的类脑智能系统。

自然语言处理技术。重点突破自然语言的语法逻辑、字符概念表征和深度语义分析的核心技术，推进人类与机器的有效沟通和自由交互，实现多风格多语言多领域的自然语言智能理解和自动生成。

专栏 2　关键共性技术

1. 知识计算引擎与知识服务技术。研究知识计算和可视交互引擎，研究创新设计、数字创意和以可视媒体为核心的商业智能等知识服务技术，开展大规模生物数据的知识发现。

2. 跨媒体分析推理技术。研究跨媒体统一表征、关联理解与知识挖掘、知识图谱构建与学习、知识演化与推理、智能描述与生成等技术，开发跨媒体分析推理引擎与验证系统。

3. 群体智能关键技术。开展群体智能的主动感知与发现、知识获取与生成、协同与共享、评估与演化、人机整合与增强、自我维持与安全交互等关键技术研究，构建群智空间的服务体系结构，研究移动群体智能的协同决策与控制技术。

4. 混合增强智能新架构和新技术。研究混合增强智能核心技术、认知计算框架，新型混合计算架构，人机共驾、在线智能学习技术，平行管理与控制的混合增强智能框架。

5. 自主无人系统的智能技术。研究无人机自主控制和汽车、船舶、轨道交通自动驾驶等智能技术，服务机器人、空间机器人、海洋机器人、极地机器人技术，无人车间 / 智能工厂智能技术，高端智能控制技术和自主无人操作系统。研究复杂环境下基于计算机视觉的定位、导航、识别等机器人及机械手臂自主控制技术。

6. 虚拟现实智能建模技术。研究虚拟对象智能行为的数学表达与建模方法，虚拟对象与虚拟环境和用户之间进行自然、持续、深入交互等问题，智能对象建模的技术与方法体系。

7. 智能计算芯片与系统。研发神经网络处理器以及高能效、可重构类脑计算芯片等，新型感知芯片与系统、智能计算体系结构与系统，人工智能操作系统。研究适合人工智能的混合计算架构等。

8. 自然语言处理技术。研究短文本的计算与分析技术，跨语言文本挖掘技术和面向机器认知智能的语义理解技术，多媒体信息理解的人机对话系统。

3.统筹布局人工智能创新平台。

建设布局人工智能创新平台，强化对人工智能研发应用的基础支撑。人工智能开源软硬件基础平台重点建设支持知识推理、概率统计、深度学习等人工智能范式的统一计算框架平台，形成促进人工智能软件、硬件和智能云之间相互协同的生态链。群体智能服务平台重点建设基于互联网大规模协作的知识资源管理与开放式共享工具，形成面向产学研用创新环节的群智众创平台和服务环境。混合增强智能支撑平台重点建设支持大规模训练的异构实时计算引擎和新型计算集群，为复杂智能计算提供服务化、系统化平台和解决方案。自主无人系统支撑平台重点建设面向自主无人系统复杂环境下环境感知、自主协同控制、智能决策等人工智能共性核心技术的支撑系统，形成开放式、模块化、可重构的自主无人系统开发与试验环境。人工智能基础数据与安全检测平台重点建设面向人工智能的公共数据资源库、标准测试数据集、云服务平台等，形成人工智能算法与平台安全性测试评估的方法、技术、规范和工具集。促进各类通用软件和技术平台的开源开放。各类平台要按照军民深度融合的要求和相关规定，推进军民共享共用。

专栏 3　基础支撑平台

1.人工智能开源软硬件基础平台。建立大数据人工智能开源软件基础平台、终端与云端协同的人工智能云服务平台、新型多元智能传感器件与集成平台、基于人工智能硬件的新产品设计平台、未来网络中的大数据智能化服务平台等。

2.群体智能服务平台。建立群智众创计算支撑平台、科技众创服务系统、群智软件开发与验证自动化系统、群智软件学习与创新系统、开放环境的群智决策系统、群智共享经济服务系统。

3.混合增强智能支撑平台。建立人工智能超级计算中心、大规模超级智能计算支撑环境、在线智能教育平台、"人在回路"驾驶脑、产业发展复杂性分析与风险评估的智能平台、支撑核电安全运营的智能保障平台、人机共驾技术研发与测试平台等。

4.自主无人系统支撑平台。建立自主无人系统共性核心技术支撑平台，无人机自主控制以及汽车、船舶和轨道交通自动驾驶支撑平台，服务机器人、空间机器人、海洋机器人、极地机器人支撑平台，智能工厂与智能控制装备技术支撑平台等。

5.人工智能基础数据与安全检测平台。建设面向人工智能的公共数据资源库、标准测试数据集、云服务平台，建立人工智能算法与平台安全性测试模型及评估模型，研发人工智能算法与平台安全性测评工具集。

4. 加快培养聚集人工智能高端人才。

把高端人才队伍建设作为人工智能发展的重中之重，坚持培养和引进相结合，完善人工智能教育体系，加强人才储备和梯队建设，特别是加快引进全球顶尖人才和青年人才，形成我国人工智能人才高地。

培育高水平人工智能创新人才和团队。支持和培养具有发展潜力的人工智能领军人才，加强人工智能基础研究、应用研究、运行维护等方面专业技术人才培养。重视复合型人才培养，重点培养贯通人工智能理论、方法、技术、产品与应用等的纵向复合型人才，以及掌握"人工智能+"经济、社会、管理、标准、法律等的横向复合型人才。通过重大研发任务和基地平台建设，汇聚人工智能高端人才，在若干人工智能重点领域形成一批高水平创新团队。鼓励和引导国内创新人才、团队加强与全球顶尖人工智能研究机构合作互动。

加大高端人工智能人才引进力度。开辟专门渠道，实行特殊政策，实现人工智能高端人才精准引进。重点引进神经认知、机器学习、自动驾驶、智能机器人等国际顶尖科学家和高水平创新团队。鼓励采取项目合作、技术咨询等方式柔性引进人工智能人才。统筹利用"千人计划"等现有人才计划，加强人工智能领域优秀人才特别是优秀青年人才引进工作。完善企业人力资本成本核算相关政策，激励企业、科研机构引进人工智能人才。

建设人工智能学科。完善人工智能领域学科布局，设立人工智能专业，推动人工智能领域一级学科建设，尽快在试点院校建立人工智能学院，增加人工智能相关学科方向的博士、硕士招生名额。鼓励高校在原有基础上拓宽人工智能专业教育内容，形成"人工智能+X"复合专业培养新模式，重视人工智能与数学、计算机科学、物理学、生物学、心理学、社会学、法学等学科专业教育的交叉融合。加强产学研合作，鼓励高校、科研院所与企业等机构合作开展人工智能学科建设。

（二）培育高端高效的智能经济。

加快培育具有重大引领带动作用的人工智能产业，促进人工智能与各产业领域深度融合，形成数据驱动、人机协同、跨界融合、共创分享的智能经济形态。数据和知识成为经济增长的第一要素，人机协同成为主流生产和服务方式，跨界融合成为重要经济模式，共创分享成为经济生态基本特征，个性化需求与定制成为消费新潮流，生产率大幅提升，引领产业向价值链高端迈进，有力支撑实体经济发展，全面提升经济发展质量和效益。

1. 大力发展人工智能新兴产业。

加快人工智能关键技术转化应用，促进技术集成与商业模式创新，推动重点领域智能产品创新，积极培育人工智能新兴业态，布局产业链高端，打造具有国际竞争力的人工智能产业集群。

智能软硬件。开发面向人工智能的操作系统、数据库、中间件、开发工具等关键基础软件，突破图形处理器等核心硬件，研究图像识别、语音识别、机器翻译、智能交互、知识处理、控制决策等智能系统解决方案，培育壮大面向人工智能应用的基础软硬件产业。

智能机器人。攻克智能机器人核心零部件、专用传感器，完善智能机器人硬件接口标准、软件接口协议标准以及安全使用标准。研制智能工业机器人、智能服务机器人，实现大规模应用并进入国际市场。研制和推广空间机器人、海洋机器人、极地机器人等特种智能机器人。建立智能机器人标准体系和安全规则。

智能运载工具。发展自动驾驶汽车和轨道交通系统，加强车载感知、自动驾驶、车联网、物联网等技术集成和配套，开发交通智能感知系统，形成我国自主的自动驾驶平台技术体系和产品总成能力，探索自动驾驶汽车共享模式。发展消费类和商用类无人机、无人船，建立试验鉴定、测试、竞技等专业化服务体系，完善空域、水域管理措施。

虚拟现实与增强现实。突破高性能软件建模、内容拍摄生成、增强现实与人机交互、集成环境与工具等关键技术，研制虚拟显示器件、光学器件、高性能真三维显示器、开发引擎等产品，建立虚拟现实与增强现实的技术、产品、服务标准和评价体系，推动重点行业融合应用。

智能终端。加快智能终端核心技术和产品研发，发展新一代智能手机、车载智能终端等移动智能终端产品和设备，鼓励开发智能手表、智能耳机、智能眼镜等可穿戴终端产品，拓展产品形态和应用服务。

物联网基础器件。发展支撑新一代物联网的高灵敏度、高可靠性智能传感器件和芯片，攻克射频识别、近距离机器通信等物联网核心技术和低功耗处理器等关键器件。

2.加快推进产业智能化升级。

推动人工智能与各行业融合创新，在制造、农业、物流、金融、商务、家居等重点行业和领域开展人工智能应用试点示范，推动人工智能规模化应用，全面提升产业发展智能化水平。

智能制造。围绕制造强国重大需求，推进智能制造关键技术装备、核心支撑软件、工业互联网等系统集成应用，研发智能产品及智能互联产品、智能制造使能工具与系统、智能制造云服务平台，推广流程智能制造、离散智能制造、网络化协同制造、远程诊断与运维服务等新型制造模式，建立智能制造标准体系，推进制造全生命周期活动智能化。

智能农业。研制农业智能传感与控制系统、智能化农业装备、农机田间作业自主系统等。建立完善天空地一体化的智能农业信息遥感监测网络。建立典型农业大数据智能决策分析系统，开展智能农场、智能化植物工厂、智能牧场、智能渔场、智能果园、农产品加工智能车间、农产品绿色智能供应链等集成应用示范。

智能物流。加强智能化装卸搬运、分拣包装、加工配送等智能物流装备研发和推广应用，建设深度感知智能仓储系统，提升仓储运营管理水平和效率。完善智能物流公共信息平台和指挥系统、产品质量认证及追溯系统、智能配货调度体系等。

智能金融。建立金融大数据系统，提升金融多媒体数据处理与理解能力。创新智能金融产品和服务，发展金融新业态。鼓励金融行业应用智能客服、智能监控等技术和装备。建立金融风险智能预警与防控系统。

智能商务。鼓励跨媒体分析与推理、知识计算引擎与知识服务等新技术在商务领域应用，推广基于人工智能的新型商务服务与决策系统。建设涵盖地理位置、网络媒体和城市基础数据等跨媒体大数据平台，支撑企业开展智能商务。鼓励围绕个人需求、企业管理提供定制化商务智能决策服务。

智能家居。加强人工智能技术与家居建筑系统的融合应用，提升建筑设备及家居产品的智能化水平。研发适应不同应用场景的家庭互联互通协议、接口标准，提升家电、耐用品等家居产品感知和联通能力。支持智能家居企业创新服务模式，提供互联共享解决方案。

3. 大力发展智能企业。

大规模推动企业智能化升级。支持和引导企业在设计、生产、管理、物流和营销等核心业务环节应用人工智能新技术，构建新型企业组织结构和运营方式，形成制造与服务、金融智能化融合的业态模式，发展个性化定制，扩大智能产品供给。鼓励大型互联网企业建设云制造平台和服务平台，面向制造企业在线提供关键工业软件和模型库，开展制造能力外包服务，推动中小企业智能化发展。

推广应用智能工厂。加强智能工厂关键技术和体系方法的应用示范，重点推广生产线重构与动态智能调度、生产装备智能物联与云化数据采集、多维人机物协同与互操作等技术，鼓励和引导企业建设工厂大数据系统、网络化分布式生产设施等，实现生产设备网络化、生产数据可视化、生产过程透明化、生产现场无人化，提升工厂运营管理智能化水平。

加快培育人工智能产业领军企业。在无人机、语音识别、图像识别等优势领域加快打造人工智能全球领军企业和品牌。在智能机器人、智能汽车、可穿戴设备、虚拟现实等新兴领域加快培育一批龙头企业。支持人工智能企业加强专利布局，牵头或参与国际标准制定。推动国内优势企业、行业组织、科研机构、高校等联合组建中国人工智能产业技术创新联盟。支持龙头骨干企业构建开源硬件工厂、开源软件平台，形成集聚各类资源的创新生态，促进人工智能中小微企业发展和各领域应用。支持各类机构和平台面向人工智能企业提供专业化服务。

4. 打造人工智能创新高地。

结合各地区基础和优势，按人工智能应用领域分门别类进行相关产业布局。鼓励地方围绕人工智能产业链和创新链，集聚高端要素、高端企业、高端人才，打造人工智能产业集群和创新高地。

开展人工智能创新应用试点示范。在人工智能基础较好、发展潜力较大的地区，组织开展国家人工智能创新试验，探索体制机制、政策法规、人才培育等方面的重大改革，推动人工智能成果转化、重大产品集成创新和示范应用，形成可复制、可推广的经验，引领带动智能经济和智能社会发展。

建设国家人工智能产业园。依托国家自主创新示范区和国家高新技术产业开发区等创新载体，加强科技、人才、金融、政策等要素的优化配置和组合，加快培育建设人工智能产业创新集群。

建设国家人工智能众创基地。依托从事人工智能研究的高校、科研院所集中地区，搭建人工智能领域专业化创新平台等新型创业服务机构，建设一批低成本、便利化、全要素、开放式的人工智能众创空间，完善孵化服务体系，推进人工智能科技成果转移转化，支持人工智能创新创业。

（三）建设安全便捷的智能社会。

围绕提高人民生活水平和质量的目标，加快人工智能深度应用，形成无时不有、无处不在的智能化环境，全社会的智能化水平大幅提升。越来越多的简单性、重复性、危险性任务由人工智能完成，个体创造力得到极大发挥，形成更多高质量和高舒适度的就业岗位；精准化智能服务更加丰富多样，人们能够最大限度享受高质量服务和便捷生活；社会治理智能化水平大幅提升，社会运行更加安全高效。

1. 发展便捷高效的智能服务。

围绕教育、医疗、养老等迫切民生需求，加快人工智能创新应用，为公众提供个性化、多元化、高品质服务。

智能教育。利用智能技术加快推动人才培养模式、教学方法改革，构建包含智能学习、交互式学习的新型教育体系。开展智能校园建设，推动人工智能在教学、管理、资源建设等全流程应用。开发立体综合教学场、基于大数据智能的在线学习教育平台。开发智能教育助理，建立智能、快速、全面的教育分析系统。建立以学习者为中心的教育环境，提供精准推送的教育服务，实现日常教育和终身教育定制化。

智能医疗。推广应用人工智能治疗新模式新手段，建立快速精准的智能医疗体系。探索智慧医院建设，开发人机协同的手术机器人、智能诊疗助手，研发柔性可穿戴、生物兼容的生理监测系统，研发人机协同临床智能诊疗方案，实现智能影像识别、病理分型和智能多学科会诊。基于人工智能开展大规模基因组识别、蛋白组学、代谢组学等研究和新药研发，推进医药监管智能化。加强流行病智能监测和防控。

智能健康和养老。加强群体智能健康管理，突破健康大数据分析、物联网等关键技术，研发健康管理可穿戴设备和家庭智能健康检测监测设备，推动健康管理实现从点状监测向连续监测、从短流程管理向长流程管理转变。建设智能养老社区和机构，构建安全便捷的智能化养老基础设施体系。加强老年人产品智能化和智能产品适老化，开发视听辅助设备、物理辅助设备等智能家居养老设备，拓展老年人活动空间。开发面向老年人的移动社交和服务平台、情感陪护助手，提升老年人生活质量。

2. 推进社会治理智能化。

围绕行政管理、司法管理、城市管理、环境保护等社会治理的热点难点问题，促进人工智能技术应用，推动社会治理现代化。

智能政务。开发适于政府服务与决策的人工智能平台，研制面向开放环境的决策引擎，在复杂社会问题研判、政策评估、风险预警、应急处置等重大战略决策方面推广应用。加强政务信息资源整合和公共需求精准预测，畅通政府与公众的交互渠道。

智慧法庭。建设集审判、人员、数据应用、司法公开和动态监控于一体的智慧法庭数据平台，促进人工智能在证据收集、案例分析、法律文件阅读与分析中的应用，实现法院审判体系和审判能力智能化。

智慧城市。构建城市智能化基础设施，发展智能建筑，推动地下管廊等市政基础设施智能化改造升级；建设城市大数据平台，构建多元异构数据融合的城市运行管理体系，实现对城市基础设施和城市绿地、湿地等重要生态要素的全面感知以及对城市复杂系统运行的深度认知；研发构建社区公共服务信息系统，促进社区服务系统与居民智能家庭系统协同；推进城市规划、建设、管理、运营全生命周期智能化。

智能交通。研究建立营运车辆自动驾驶与车路协同的技术体系。研发复杂场景下的多维交通信息综合大数据应用平台，实现智能化交通疏导和综合运行协调指挥，建成覆盖地面、轨道、低空和海上的智能交通监控、管理和服务系统。

智能环保。建立涵盖大气、水、土壤等环境领域的智能监控大数据平台体系，建成陆海统筹、天地一体、上下协同、信息共享的智能环境监测网络和服务平台。研发资源能源消耗、环境污染物排放智能预测模型方法和预警方案。加强京津冀、长江经济带等国家重大战略区域环境保护和突发环境事件智能防控体系建设。

3. 利用人工智能提升公共安全保障能力。

促进人工智能在公共安全领域的深度应用，推动构建公共安全智能化监测预警与控制体系。围绕社会综合治理、新型犯罪侦查、反恐等迫切需求，研发集成多种探测传感技术、视频图像信息分析识别技术、生物特征识别技术的智能安防与警用产品，建立智能化监测平台。加强对重点公共区域安防设备的智能化改造升级，支持有条件的社区或城市开展基于人工智能的公共安防区域示范。强化人工智能对食品安全的保障，围绕食品分类、预警等级、食品安全隐患及评估等，建立智能化食品安全预警系统。加强人工智能对自然灾害的有效监测，围绕地震灾害、地质灾害、气象灾害、水旱灾害和海洋灾害等重大自然灾害，构建智能化监测预警与综合应对平台。

4. 促进社会交往共享互信。

充分发挥人工智能技术在增强社会互动、促进可信交流中的作用。加强下一代社交网络研发，加快增强现实、虚拟现实等技术推广应用，促进虚拟环境和实体环境协同融合，满足个人感知、分析、判断与决策等实时信息需求，实现在工作、学习、生活、娱乐等不同场景下的流畅切换。针对改善人际沟通障碍的需求，开发具有情感交互功能、能准确理解人的需求的智能助理产品，实现情感交流和需求满足的良性循环。促进区块链技术与人工智能的融合，建立新型社会信用体系，最大限度降低人际交往成本和风险。

（四）加强人工智能领域军民融合。

深入贯彻落实军民融合发展战略，推动形成全要素、多领域、高效益的人工智能军民融合格局。以军民共享共用为导向部署新一代人工智能基础理论和关键共性技术研发，建立科研院所、高校、企业和军工单位的常态化沟通协调机制。促进人工智能技术军民双向转化，强化新一代人工智能技术对指挥决策、军事推演、国防装备等的有力支撑，引导国防领域人工智能科技成果向民用领域转化应用。鼓励优势民口科研力量参与国防领域人工智能重大科技创新任务，推动各类人工智能技术快速嵌入国防创新领域。加强军民人工智能技术通用标准体系建设，推进科技创新平台基地的统筹布局和开放共享。

（五）构建泛在安全高效的智能化基础设施体系。

大力推动智能化信息基础设施建设，提升传统基础设施的智能化水平，形成适应智能经济、智能社会和国防建设需要的基础设施体系。加快推动以信息传输为核心的数字化、网络化信息基础设施，向集融合感知、传输、存储、计算、处理于一体的智能化信息基础设施转变。优化升级网络基础设施，研发布局第五代移动通信（5G）系统，完善物联网基础设施，加快天地一体化信息网络建设，提高低时延、高通量的传输能力。统筹利用大数据基础设施，强化数据安全与隐私保护，为人工智能研发和广泛应用提供海量数据支撑。建设高效能计算基础设施，提升超级计算中心对人工智能应用的服务支撑能力。建设分布式高效能源互联网，形成支撑多能源协调互补、及时有效接入的新型能源网络，推广智能储能设施、智能用电设施，实现能源供需信息的实时匹配和智能化响应。

专栏 4　智能化基础设施

---

1. 网络基础设施。加快布局实时协同人工智能的 5G 增强技术研发及应用，建设面向空间协同人工智能的高精度导航定位网络，加强智能感知物联网核心技术攻关和关键设施建设，发展支撑智能化的工业互联网、面向无人驾驶的车联网等，研究智能化网络安全架构。加快建设天地一体化信息网络，推进天基信息网、未来互联网、移动通信网的全面融合。

2. 大数据基础设施。依托国家数据共享交换平台、数据开放平台等公共基础设施，建设政府治理、公共服务、产业发展、技术研发等领域大数据基础信息数据库，支撑开展国家治理大数据应用。整合社会各类数据平台和数据中心资源，形成覆盖全国、布局合理、链接畅通的一体化服务能力。

3. 高效能计算基础设施。继续加强超级计算基础设施、分布式计算基础设施和云计算中心建设，构建可持续发展的高性能计算应用生态环境。推进下一代超级计算机研发应用。

（六）前瞻布局新一代人工智能重大科技项目。

针对我国人工智能发展的迫切需求和薄弱环节，设立新一代人工智能重大科技项目。加强整体统筹，明确任务边界和研发重点，形成以新一代人工智能重大科技项目为核心、现有研发布局为支撑的"1+N"人工智能项目群。

"1"是指新一代人工智能重大科技项目，聚焦基础理论和关键共性技术的前瞻布局，包括研究大数据智能、跨媒体感知计算、混合增强智能、群体智能、自主协同控制与决策等理论，研究知识计算引擎与知识服务技术、跨媒体分析推理技术、群体智能关键技术、混合增强智能新架构与新技术、自主无人控制技术等，开源共享人工智能基础理论和共性技术。持续开展人工智能发展的预测和研判，加强人工智能对经济社会综合影响及对策研究。

"N"是指国家相关规划计划中部署的人工智能研发项目，重点是加强与新一代人工智能重大科技项目的衔接，协同推进人工智能的理论研究、技术突破和产品研发应用。加强与国家科技重大专项的衔接，在"核高基"（核心电子器件、高端通用芯片、基础软件）、集成电路装备等国家科技重大专项中支持人工智能软硬件发展。加强与其他"科技创新 2030—重大项目"的相互支撑，加快脑科学与类脑计算、量子信息与量子计算、智能制造与机器人、大数据等研究，为人工智能重大技术突破提供支撑。国家重点研发计划继续推进高性能计算等重点专项实施，加大对人工智能相关技术研发和应用的支持；国家自然科学基金加强对人工智能前沿领域交叉学科研究和自由探索的支持。在深海空间站、健康保障等重大项目，以及智慧城市、智能农机装备等国家重点研发计划重点专项部署中，加强人工智能技术的应用示范。其他各类科技计划支持的人工智能相关基础理论和共性技术研究成果应开放共享。

创新新一代人工智能重大科技项目组织实施模式，坚持集中力量办大事、重点突破的原则，充分发挥市场机制作用，调动部门、地方、企业和社会各方面力量共同推进实施。明确管理责任，定期开展评估，加强动态调整，提高管理效率。

四、资源配置

充分利用已有资金、基地等存量资源，统筹配置国际国内创新资源，发挥好财政投入、政策激励的引导作用和市场配置资源的主导作用，撬动企业、社会加大投入，形成财政资金、金融资本、社会资本多方支持的新格局。

（一）建立财政引导、市场主导的资金支持机制。

统筹政府和市场多渠道资金投入，加大财政资金支持力度，盘活现有资源，对人工智能基础前沿研究、关键共性技术攻关、成果转移转化、基地平台建设、创新应用示范等提供支持。利用现有政府投资基金支持符合条件的人工智能项目，鼓励龙头骨干企业、产业创新联盟牵头成立市场化的人工智能发展基金。利用天使投资、风险投资、创业投资基金及资本市场融资等多种渠道，引导社会资本支持人工智能发展。积极运用政府和社会资本合作等模式，引导社会资本参与人工智能重大项目实施和科技成果转化应用。

（二）优化布局建设人工智能创新基地。

按照国家级科技创新基地布局和框架，统筹推进人工智能领域建设若干国际领先的创新基地。引导现有与人工智能相关的国家重点实验室、企业国家重点实验室、国家工程实验室等基地，聚焦新一代人工智能的前沿方向开展研究。按规定程序，以企业为主体、产学研合作组建人工智能领域的相关技术和产业创新基地，发挥龙头骨干企业技术创新示范带动作用。发展人工智能领域的专业化众创空间，促进最新技术成果和资源、服务的精准对接。充分发挥各类创新基地聚集人才、资金等创新资源的作用，突破人工智能基础前沿理论和关键共性技术，开展应用示范。

（三）统筹国际国内创新资源。

支持国内人工智能企业与国际人工智能领先高校、科研院所、团队合作。鼓励国内人工智能企业"走出去"，为有实力的人工智能企业开展海外并购、股权投资、创业投资和建立海外研发中心等提供便利和服务。鼓励国外人工智能企业、科研机构在华设立研发中心。依托"一带一路"战略，推动建设人工智能国际科技合作基地、联合研究中心等，加快人工智能技术在"一带一路"沿线国家推广应用。推动成立人工智能国际组织，共同制定相关国际标准。支持相关行业协会、联盟及服务机构搭建面向人工智能企业的全球化服务平台。

五、保障措施

围绕推动我国人工智能健康快速发展的现实要求，妥善应对人工智能可能带来的挑战，形成适应人工智能发展的制度安排，构建开放包容的国际化环境，夯实人工智能发展的社会基础。

（一）制定促进人工智能发展的法律法规和伦理规范。

加强人工智能相关法律、伦理和社会问题研究，建立保障人工智能健康发展的法律法规和伦理道德框架。开展与人工智能应用相关的民事与刑事责任确认、隐私和产权保护、信息安全利用等法律问题研究，建立追溯和问责制度，明确人工智能法律主体以及相关权利、义务和责任等。重点围绕自动驾驶、服务机器人等应用基础较好的细分领域，加快研究制定相关安全管理法规，为新技术的快速应用奠定法律基础。开展人工智能行为科学和伦理等问题研究，建立伦理道德多层次判断结构及人机协作的伦理框架。制定人工智能产品研发设计人员的道德规范和行为守则，加强对人工智能潜在危害与收益的评估，构建人工智能复杂场景下突发事件的解决方案。积极参与人工智能全球治理，加强机器人异化和安全监管等人工智能重大国际共性问题研究，深化在人工智能法律法规、国际规则等方面的国际合作，共同应对全球性挑战。

（二）完善支持人工智能发展的重点政策。

落实对人工智能中小企业和初创企业的财税优惠政策，通过高新技术企业税收优惠和研发费用加计扣除等政策支持人工智能企业发展。完善落实数据开放与保护相关政策，开展公共数据开放利用改革试点，支持公众和企业充分挖掘公共数据的商业价值，促进人工智能应用创新。研究完善适应人工智能的教育、医疗、保险、社会救助等政策体系，有效应对人工智能带来的社会问题。

（三）建立人工智能技术标准和知识产权体系。

加强人工智能标准框架体系研究。坚持安全性、可用性、互操作性、可追溯性原则，逐步建立并完善人工智能基础共性、互联互通、行业应用、网络安全、隐私保护等技术标准。加快推动无人驾驶、服务机器人等细分应用领域的行业协会和联盟制定相关标准。鼓励人工智能企业参与或主导制定国际标准，以技术标准"走出去"带动人工智能产品和服务在海外推广应用。加强人工智能领域的知识产权保护，健全人工智能领域技术创新、专利保护与标准化互动支撑机制，促进人工智能创新成果的知识产权化。建立人工智能公共专利池，促进人工智能新技术的利用与扩散。

（四）建立人工智能安全监管和评估体系。

加强人工智能对国家安全和保密领域影响的研究与评估，完善人、技、物、管配套的安全防护体系，构建人工智能安全监测预警机制。加强对人工智能技术发展的预测、研判和跟踪研究，坚持问题导向，准确把握技术和产业发展趋势。增强风险意识，重视风险评估和防控，强化前瞻预防和约束引导，近期重点关注对就业的影响，远期重点考虑对社会伦理的影响，确保把人工智能发展规制在安全可控范围内。建立健全公开透明的人工智能监管体系，实行设计问责和应用监督并重的双层监管结构，实现对人工智能算法设计、产品开发和成果应用等的全流程监管。促进人工智能行业和企业自律，切实加强管理，加大对数据滥用、侵犯个人隐私、违背道德伦理等行为的惩戒力度。加强人工智能网络安全技术研发，强化人工智能产品和系统网络安全防护。构建动态的人工智能研发应用评估评价机制，围绕人工智能设计、产品和系统的复杂性、风险性、不确定性、可解释性、潜在经济影响等问题，开发系统性的测试方法和指标体系，建设跨领域的人工智能测试平台，推动人工智能安全认证，评估人工智能产品和系统的关键性能。

（五）大力加强人工智能劳动力培训。

加快研究人工智能带来的就业结构、就业方式转变以及新型职业和工作岗位的技能需求，建立适应智能经济和智能社会需要的终身学习和就业培训体系，支持高等院校、职业学校和社会化培训机构等开展人工智能技能培训，大幅提升就业人员专业技能，满足我国人工智能发展带来的高技能高质量就业岗位需要。鼓励企业和各类机构为员工提供人工智能技能培训。加强职工再就业培训和指导，确保从事简单重复性工作的劳动力和因人工智能失业的人员顺利转岗。

（六）广泛开展人工智能科普活动。

支持开展形式多样的人工智能科普活动，鼓励广大科技工作者投身人工智能的科普与推广，全面提高全社会对人工智能的整体认知和应用水平。实施全民智能教育项目，在中小学阶段设置人工智能相关课程，逐步推广编程教育，鼓励社会力量参与寓教于乐的编程教学软件、游戏的开发和推广。建设和完善人工智能科普基础设施，充分发挥各类人工智能创新基地平台等的科普作用，鼓励人工智能企业、科研机构搭建开源平台，面向公众开放人工智能研发平台、生产设施或展馆等。支持开展人工智能竞赛，鼓励进行形式多样的人工智能科普创作。鼓励科学家参与人工智能科普。

六、组织实施

新一代人工智能发展规划是关系全局和长远的前瞻谋划。必须加强组织领导，健全机制，瞄准目标，紧盯任务，以钉钉子的精神切实抓好落实，一张蓝图干到底。

（一）组织领导。

按照党中央、国务院统一部署，由国家科技体制改革和创新体系建设领导小组牵头统筹协调，审议重大任务、重大政策、重大问题和重点工作安排，推动人工智能相关法律法规建设，指导、协调和督促有关部门做好规划任务的部署实施。依托国家科技计划（专项、基金等）管理部际联席会议，科技部会同有关部门负责推进新一代人工智能重大科技项目实施，加强与其他计划任务的衔接协调。成立人工智能规划推进办公室，办公室设在科技部，具体负责推进规划实施。成立人工智能战略咨询委员会，研究人工智能前瞻性、战略性重大问题，对人工智能重大决策提供咨询评估。推进人工智能智库建设，支持各类智库开展人工智能重大问题研究，为人工智能发展提供强大智力支持。

（二）保障落实。

加强规划任务分解，明确责任单位和进度安排，制定年度和阶段性实施计划。建立年度评估、中期评估等规划实施情况的监测评估机制。适应人工智能快速发展的特点，根据任务进展情况、阶段目标完成情况、技术发展新动向等，加强对规划和项目的动态调整。

（三）试点示范。

对人工智能重大任务和重点政策措施，要制定具体方案，开展试点示范。加强对各部门、各地方试点示范的统筹指导，及时总结推广可复制的经验和做法。通过试点先行、示范引领，推进人工智能健康有序发展。

（四）舆论引导。

充分利用各种传统媒体和新兴媒体，及时宣传人工智能新进展、新成效，让人工智能健康发展成为全社会共识，调动全社会参与支持人工智能发展的积极性。及时做好舆论引导，更好应对人工智能发展可能带来的社会、伦理和法律等挑战。

参考文献

[1] 中华人民共和国中央人民政府.中华人民共和国国民经济和社会发展第十四个五年规划和2035年远景目标纲要 [N/OL]. 新华社 2021(2021-03-13)[2021-12-31]. http://www.gov.cn/xinwen/2021-03/13/content_5592681.htm?pc.

[2] 国家发展改革委,住房城乡建设部.国家发展改革委员 住房城乡建设部关于印发《"十四五"城镇生活垃圾分类和处理设施发展规划》的通知:发改环资〔2021〕642号 [EB/OL].（2021-05-06）[2021-12-31]. https://www.ndrc.gov.cn/xxgk/zcfb/tz/202105/t20210513_1279763_ext.html.

[3] 全国人民代表大会常务委员会.中华人民共和国安全生产法 [Z/OL].（2021-06-10）[2021-12-31].http://www.mohrss.gov.cn/SYrlzyhshbzb/dongtaixinwen/shizhengyaowen/202205/t20220513_448176.html.

[4] 生态环境部,国家发展和改革委员会,工业和信息化部,等.关于印发《"十四五"时期"无废城市"建设工作方案》的通知:环固体〔2021〕114号 [EB/OL].（2021-12-10）[2021-12-31].https://www.mee.gov.cn/xxgk2018/xxgk/xxgk03/202112/t20211215_964275.html.

[5] 田琦,肖志雄,黄麟雅,等."互联网+"背景下智慧环卫管控体系发展现状与优化 [J]. 企业科技与发展,2019(5).

[6] 葛涵涛,王立群,曹玥,等.智慧环卫发展现状与问题分析 [J]. 信息通信技术与政策,2019(10).

[7] 核音智言.智慧环卫-让城市更"干净"[Z/OL].（2021-11-23）[2021-12-31].https://baijiahao.baidu.com/s?id=1717203714970689392&wfr=spider&for=pc.

[8] 苗艳青,陈文晶.国家间环境卫生管理体制比较研究 [M]. 北京:社会科学文献出版社,2016.

[9] 甘志伟,李丛珊.浅析城市治理"一网统管"的政策及趋势 [J]. 产业创新研究,2021（16）.

[10] 工业互联网产业联盟.工业互联网 安全总体要求:AII/003-2018[S/OL].（2018-02-02）[2021-12-31].http://www.aii-alliance.org/upload/202003/0303_111739_787.pdf.

[11] 环境司南.环境司南2021年度环卫市场化发展报告 [R].2022.

[12] 环境司南.2021年度TOP10环卫项目出炉 [Z/OL].（2022-01-05）[2022-01-05].https://mp.weixin.qq.com/s/PDM3iGFA3qAvqovAH5VTsA.

[13] 银河证券研究院.环卫装备业绩承压，环卫服务稳定增长具有可持续性 [R/OL].（2022-04-12）[2021-12-31].https://pdf.dfcfw.com/pdf/H3_AP202204131559038045_1.pdf?1649872260000.pdf.

[14] 太平洋证券.太平洋证券股份有限公司证券研究报告：十四五环卫装备、服务市场空间大，公司一体化优势明显 [R/OL].（2021-03-18）[2021-12-31].https://max.book118.com/html/2021/0320/8002077000003063.shtm.

[15] 华经产业研究院.2021-2026 年中国环卫服务行业发展监测及投资战略规划研究报告 [R].2021.

[16] 住房和城乡建设部办公厅.住房和城乡建设部办公厅关于全面加快建设城市运行管理服务平台的通知 [EB/OL].（2021-12-17）[2021-12-31].https://www.mohurd.gov.cn/gongkai/fdzdgknr/zfhcxjsbwj/202203/20220328_765364.html.

[17] 住房和城乡建设部.住房和城乡建设部关于发布行业标准《城市运行管理服务平台技术标准》的公告：中华人民共和国住房和城乡建设部公告 2021 年第 204 号 [EB/OL].（2021-12-06）[2021-12-31]https://www.mohurd.gov.cn/gongkai/fdzdgknr/zfhcxjsbwj/202112/20211216_763467.html.

[18] 宁夏建设工程质量信息网.智慧城市的五种运营模式及利弊分析 [Z/OL].（2019-09-03）[2021-12-31].http://www.nxgczl.com.cn/hangye/8813.html.